医学临床"三基"训练技能图解

护士分册

全新彩版

U0364491

主　　编：吴钟琪

副 主 编：陈　嘉　李映兰　安如俊　丁四清

主编助理：黄佩刚

编委名单：（按姓氏笔画为序）

丁四清　王平宝　王曙红　文冬生　刘绍辉

刘　敏　安如俊　李现红　李映兰　李海平

吴　松　吴钟琪　陈　嘉　易军晖　易琦峰

贺连香　高红梅　唐红英　黄佩刚　黄　辉

秘　　书：刘思思　彭志刚　彭　媛

湖南科学技术出版社

医学临床"三基"训练技能图解
护士分册
全新彩版

作者名单：（按姓氏笔画为序）

丁四清	卜平元	于平平	万亚军	王　佳	王平宝
王红红	王曙红	文冬生	邓云龙	石　柯	朱双罗
向亚平	刘　敏	刘　飞	刘　清	刘绍辉	刘玉媛
安如俊	阳　萍	严　谨	李　君	李　丽	李　玲
李现红	李海平	李雪兵	李晨玲	李映兰	杨　驰
杨明施	肖　岚	肖平田	肖际东	吴　松	吴　尉
吴　莹	吴钟琪	吴致德	吴泓光	张　翼	张毕奎
陈　伟	陈　嘉	陈北方	易军晖	易宜芳	易琦峰
岳丽青	段丽萍	姚　欣	贺连香	贺爱兰	夏妙娟
倪　虹	徐德宝	高红梅	唐红英	唐湘波	陶子荣
黄　辉	黄　健	黄佩刚	黄兆民	龚玲芝	盛晓原
康丽阳	彭　斌	彭　浩	彭慧平	彭争荣	喻　晃
虞玲丽	谭国林	霍　刚			

主编简介

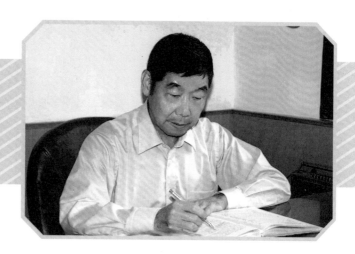

吴钟琪，教授，硕士生导师。1938年生，河北人，中国共产党党员。1962年毕业于湖南医学院（现中南大学湘雅医学院），曾任湘雅医院高压氧科主任、湘雅医院医务科科长、湘雅三医院副院长等，1988年赴澳大利亚弗灵顿大学考察医院管理及高压氧医学，1992～1999年任湖南医科大学副校长，享受国务院政府特殊津贴。

吴钟琪为我国高压氧医学学术带头人之一，历任中华医学会高压氧医学分会副主任委员、卫生部医政司医用高压氧岗位培训中心主任、湖南省医学会高压氧专业委员会主任委员。1992年起先后担任湖南省医院管理协会副会长、湖南省医院分级管理委员会副主任、湖南省卫生事业管理学会副主任委员、湖南省老年卫生工作者协会副主任委员等。

吴钟琪教授主编了《医学临床"三基"训练系列丛书》，畅销近30年，受到全国医学界的好评；此外，还主编了《现代诊疗新技术》《医学精粹丛书》《中国农村医师全书》《高压氧医学》《高压氧临床医学》《高压氧在儿科及产科的应用》《中国高压氧医学论文集》《全科医师临床药物学》《国家执业医师资格考试系列丛书》《临床医学试题精集》《临床症状鉴别及诊疗》等著作，共5000万字以上。此外还参编和翻译了《腹部外科手术学》《医院感染学》《实用内科学》等多部著作，并担任《现代医学》杂志常务编委及《当代护士》《中国航海医学与高压氧医学》等杂志的编委。

吴钟琪教授先后入选《中国当代医药界名人录》《中国科技名人录》《中华科技精英大典》及《当代中国科学家学术思想精粹》等。

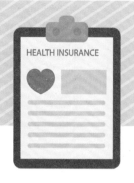

序

　　中国医疗界向来就有"北协和、南湘雅"之说，这表明同行对于这两家医院水平、声誉的认同和赞誉。而实践也证明，这种说法实而不虚。"三基""三严"是协和医风和治院之道的升华、总结及高度概括，是西方发达国家医院的某些合理的、科学的因素接种到中国文化、智慧的土壤上，培育出来的具有独特中国文化与炎黄子孙四维气息的医院管理经验和模式，是我国医疗界行医、治学、管理的无形资产与精神财富。吴钟琪教授率领湘雅的学者、专家多年来以编辑出版《医学临床"三基"训练系列丛书》的形式，将这种无形的精神，变为可读、可视的有形文字、图片，传播到全国，对推动我国医院的科学管理以及提高其内涵的"含金量"起到了重要作用。

　　由于湘雅弟子们的这种努力，又加上其他积极因素的共同作用，"三基""三严"的实质更加看得见、摸得着，并不断被同道们重复、总结和提高。"北协和、南湘雅"的说法，已由彰显两院的医德、医风、治院之道和医院文化，扩展成为全国的医院文化和管理特色的高度概括。

　　现在湘雅又推出图文并茂的《医学临床"三基"训练技能图解》，对其作用和意义，我深感远远超出了这一百几十万文字、图片的作用，尤其是在当今的现实情况下。近些年来某些消极因素对医疗界的干扰和影响，使我们不少涵盖在"三基""三严"实质里金子般闪光的精髓已经丧失或变质，"科技兴院""人才战略"经过数年的不断重复，已是医疗界耳熟能详的谋求竞争、生存和发展的战略口号。这不是不对，对！但是，至今其实际效果并不佳，医疗界在社会上，在人们心中的地位、形象已降到了"最底线"，令人心痛至极！这套丛书的及时出版，使我不由得想起影视节目里的话，现将其意思引申在这里："当今拿什么拯救医院？唯有'三基''三严'！"那么就让这套丛书传达这样的信息吧。

读者朋友们，医学同道们，将源自协和的"三基""三严"强调到任何程度都不会过分！因为它是中国的行医之道，也就是治院、兴院之道。

是为序。

原卫生部医政司司长
原中华医院管理学会副会长
原卫生部医院管理研究所名誉所长

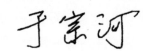

前言

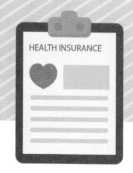

　　《医学临床"三基"训练技能图解》包括医师分册、护士分册和医技分册，是《医学临床"三基"训练系列丛书》的重要组成部分。该丛书首版发行于2007年，受到读者的普遍欢迎。

　　该丛书在初版发行后的十余年间，医学科技迅猛发展，进入了网络化、信息化和智能化的高科技发展阶段，全新的诊断、治疗和护理新理论、新知识和新技术不断涌现，初版书的内容已完全不能适应当前临床的实际情况，亟需进行更新。为适应当前我国医院分级管理评审的发展形势，适应医院临床"三基"培训工作和医学教育的需要，我们重编该丛书，对各分册的内容进行了全面更新，并以全彩版印刷，以满足广大读者的需求。

　　现就新编彩版《医学临床"三基"训练技能图解》的相关问题说明如下。

一、指导原则

　　1.《医学临床"三基"训练技能图解》的编写，以我国卫生政策法规为基本指导，以卫生行政部门颁布的《医院分级管理评审标准》和全国医学高等院校规划教材为依据，并结合我国医疗卫生事业发展现状，精心编写成书。

　　2.《医学临床"三基"训练技能图解》的编写，坚持以医学临床"三基"（基本理论、基本知识和基本技能）为基本内容。

3.《医学临床"三基"训练技能图解》的编写，力求能较全面地反映现代医学的发展、进步和最新成就，力求做到具有一定的前瞻性和易读、易懂的特点。

4.《医学临床"三基"训练技能图解》的内容，力求适应医院分级管理的要求，为各级医院的"三基"培训工作提供实用的参考资料。

二、丛书特点

（一）内容新

《医学临床"三基"训练技能图解》文字内容全部进行了重新编写，大幅度提高了涵盖内容，更新和扩充了大量医学新理论、新知识和新技能，加强了各分册内容的系统性和完整性。

（二）版式新

《医学临床"三基"训练技能图解》几乎更新了初版的全部图片。为提高丛书的可读性和易懂性，丛书采用了全彩色印刷，使许多艰深、难懂的理论和技术一目了然，直观地呈现给读者，而且还会极大地提高读者的阅读兴趣。

（三）信息新

《医学临床"三基"训练技能图解》较全面地反映了医学科技发展的最新成就，包含大量的医学最新信息。例如，PET/磁共振、2017年版"高血压指南"规定的血压新标准、机器人手术、基因诊断技术等，丛书都进行了介绍。

三、各分册内容简介

（一）医师分册

本分册内容不仅包括传统的医学临床"三基"内容，还重点介绍了基因诊断、微创手术、介入医学、急诊医学、重症监护医学、预防医学、肿瘤学，以及实验医学、影像医学等。

近十余年来，我国的临床医学取得了巨大的发展和进步，诊断学、治疗学、手术学和肿瘤学等专科医学面貌一新；学科间的融合发展已成为医学发展的新趋势，并已取得明显成果，介入医学目前几乎渗透到所有临床学科，成为临床医学的三大支柱之一；急诊医学2015年版的心肺复苏技术更新发展，提高了心搏骤停救治的成活率；微创手术和显微手术正在逐步取代传统的手术治疗方法；肿瘤早期诊断和治疗使肿瘤治疗的疗效明显改善，基因诊断和基因治疗正在和必将带来临床医学发展的新局面。

（二）护士分册

本分册不仅包括了传统的护理"三基"内容，还重点介绍了国内外护理发展现状、医院护理、护理礼仪、基础护理、饮食与营养、静脉输液与输血，以及预防和控制医院感染、手卫生、消毒与灭菌、无菌技术、隔离技术、最新的心肺复苏技术和临床监护技术等。

近十余年来，护理学科在我国迅猛发展，护理理论不断发展，护理技能日新月异，临床护理工作面貌发生了深刻变化，已进入"以健康为中心"的护理新阶段。基础护理的设备和方法全面更新换代，检测脉搏、血压、血糖等的设备和方法发生了革命性的变化，临床检验标本采集的方法也已全部更新。在护理技能方面，自动化临床监护技术、胃肠外营养技术、静脉留置针和经外周中心静脉置管（PICC）输液技术、成分输血技术及各种最新的急救技术普遍推广应用。

（三）医技分册

本分册内容涉及实验医学、影像医学、核医学、病理学、内镜学、心电图学、介入医学和高压氧医学等众多学科。此外，本分册还编入了与上述学科相关的一些内容，如医院感染、隔离技术、无菌技术及心肺复苏等内容。

近十余年来，医技学科在我国获得迅猛发展，新理论、新知识、新技能层出不穷。例如，实验医学彻底颠覆了传统的、以手工操作为主的实验方法，而被全新的自动化设备和检查方法所取代；自动化细菌培养技术与计算机技术结合，使快速细菌培养和自动化药敏鉴定得以实现；影像医学彻底告别了胶片冲印的时代，计算机X线成像代替了普通X线成像，多层螺旋CT极大地提高了CT检查的质量和效率，影像重组技术为影像医学的发展开辟了广阔的前景；PET/CT、PET/磁共振和四维B超技术的问世，展现了影像医学发展的巨大潜力；自动化病理制片技术与计算机技术相结合，实现了人们远程病理会诊的夙愿；电子内镜、胶囊内镜、染色内镜的出现，使内镜检查的质量和效率大为提高。对上述各种新技术，本分册都进行了图文并茂的详细介绍。

四、读者对象

1.《医学临床"三基"训练技能图解》针对性地适用于二级和三级医院的医学临床"三基"培训，是《医学临床"三基"训练系列丛书》的重要组成部分，是医院分级管理达标培训的必备参考书。

2.《医学临床"三基"训练技能图解》非常适合本科医疗、护理和医技各专业学科的教师和学生使用。

3.《医学临床"三基"训练技能图解》是医学继续教育的重要参考读物，对各级在职的医护人员及进行规范化培训的住院医师和护士，医疗、护理、医技各专业的进修人员，以及参与全科医学培训的人员均有重要参考价值。

由于《医学临床"三基"训练技能图解》的内容涉及许多艰深的理论内容、复杂的诊疗技术以及网络和计算机技术等，虽然编者尽了很大的努力，但一定还存在诸多缺点、错误和不足，诚望广大读者不吝赐正。

最后，借此机会向多年来长期支持、关心《医学临床"三基"训练系列丛书》的读者们致以真诚的谢意。

吴钟琪

于中南大学

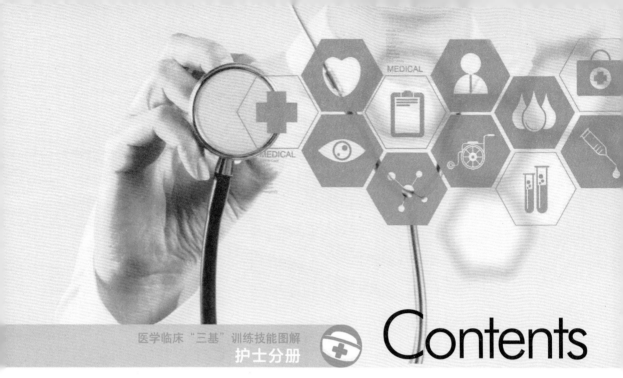

医学临床"三基"训练技能图解
护士分册

Contents

目　录

护理概述

　　护理学是研究维护、促进、恢复人类健康的护理理论、知识、技能及其发展规律的综合性应用科学，是医学科学中的一门独立学科。护理学包含了自然科学和人文科学等多方面的知识。护理是在护理学指导下的临床实践，直接为病人的健康服务。

▶▶ 现代护理发展历程 ◀◀

　　现代护理学的发展可分为南丁格尔时期和现代护理时期两大阶段（图1-1）。

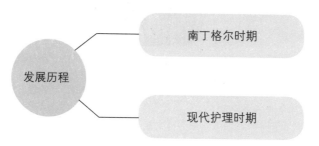

图1-1　现代护理发展历程

（一）南丁格尔时期

　　1. 南丁格尔简介：弗洛伦斯·南丁格尔（Florence Nightingale，1820—1910）出生于英国，1854～1856参加克里米亚战争，从事战地护理工作。她对伤病员进行精心的护理，使伤病员的死亡率从50%降到2.2%；先后发表了《医院札记》和《护理札记》等著作，被誉为近代护理学的创始人（图1-2）。

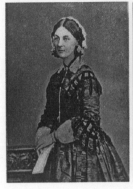
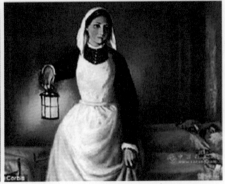
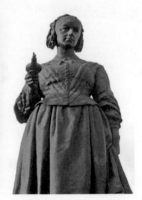

图1-2　南丁格尔（提灯女神）

2．南丁格尔的主要贡献：南丁格尔的一生是伟大的一生，她不仅奠定了护理学发展的基础，创立了护理制度，而且还著书立说、开展医学教育，立下了显著功勋（图1-3）。

为护理向正规的科学化方向发展提供了基础		创立了一整套护理制度
著书立说，阐述其基本护理思想	致力于创办护士学校	提出护理伦理及人道主义护理观念等

图1-3　南丁格尔的贡献

3．纪念南丁格尔

（1）建立护士节：为了纪念和发扬南丁格尔不畏艰险、甘于奉献、救死扶伤和勇于献身的人道主义精神，1912年人们将南丁格尔的出生日期5月12日定为"国际护士节"（图1-4）。

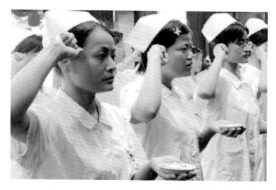

南丁格尔誓言

余谨以至诚，于上帝及会众面前宣誓：

终身纯洁，忠贞职守，
尽力提高护理专业标准，
勿为有损之事，
勿取服或故用有害之药，
慎守病人及家务之秘密，
竭诚协助医师之诊治，
务谋病者之福利。

谨誓

图 1-4　南丁格尔誓言

（2）设立南丁格尔奖：1912 年国际红十字大会正式确定颁发"南丁格尔奖章"，用以表彰世界各国优秀的护理工作者。截至 2013 年，先后有 68 名优秀护理工作者获此殊荣，中国已有多位护理人员获奖，首位获奖人是王琇瑛（图 1-5）。

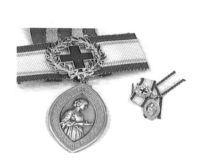
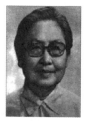
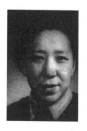
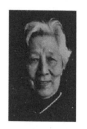

王琇瑛
1983 年获南丁格尔奖章，是中国第一位获此殊荣的护理工作者

陈路得
1987 年底获南丁格尔奖章

林菊英
1989 年获南丁格尔奖章

图 1-5　南丁格尔奖章及中国获奖者

（二）现代护理时期

现代护理是为人类健康服务的、自然科学与社会科学相结合的综合性应用学科，它是科学、艺术和人道主义结合的医学服务模式。

现代临床护理的发展可分为以疾病为中心、以病人为中心和以人的健康为中心 3 个阶段（图 1-6、表 1-1）。

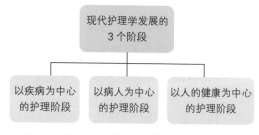

图 1-6　现代护理发展阶段

现代护理学发展的
3 个阶段

以疾病为中心的护理阶段

以病人为中心的护理阶段

以人的健康为中心的护理阶段

3

表 1-1　现代护理发展 3 个阶段比较

项　目	以疾病为中心 （1860 年至 20 世纪 40 年代）	以病人为中心 （20 世纪 40～70 年代）	以人的健康为中心 （20 世纪 70 年代至今）
护理	职业	专业	独立学科
医护关系	助手	合作伙伴	合作、角色多元
中心	疾病	病人	健康
对象、场所	住院病人、医院	住院病人、医院	全人类家庭、社区、医院
护理教育	内容少	以病人为中心教育模式	

1. 以疾病为中心发展阶段（1860～1940 年代）：本阶段将"健康"视为"无病"，将护理工作定义为"协助医师诊疗，消除身体的疾患，恢复正常的功能"，而忽视了人的整体性（图 1-7）。

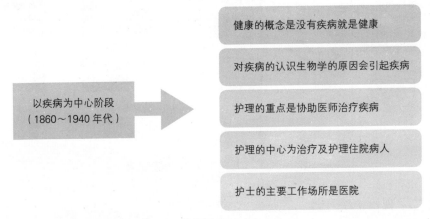

图 1-7　以疾病为中心护理阶段

2. 以病人为中心发展阶段（1940～1970 年代）：在这一发展阶段人们对疾病与健康的概念发生了变化，开始重视心理和社会环境对健康的影响。1948 年 WHO 提出"健康不但是没有疾病或缺陷，而且是身体、精神和社会的完好适应状态"；1955 年美国学者提出责任制护理的概念。自此，护理工作逐步进入以病人为中心的"整体护理"阶段（图 1-8）。

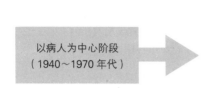

以病人为中心阶段
（1940～1970 年代）

奥立维尔：护理是照顾过程

克瑞特：护理是让病人获得舒适的过程

韩德森：护理是保持健康、恢复健康、安宁死亡的一种活动

约翰森：压力产生疾病，护理作用是消除压力

图 1-8　以病人为中心护理阶段

3．以人的健康为中心发展阶段（1970 年至今）：1973 年，国际护士学会
（ICN）提出护理是帮助健康的人或患病的人保持或恢复健康（或平静地死去）；
1978 年 WHO 提出"2000 年人人享有卫生保健"，成为护理专业发展的指导方向。
自此，护理学进入了以人的健康为中心的发展新阶段。这一阶段的护理服务范围
扩展到从健康到疾病全过程的护理；护理对象从个体护理扩展到群体护理；护理
场地也从医院发展到家庭、社区（图 1-9）。

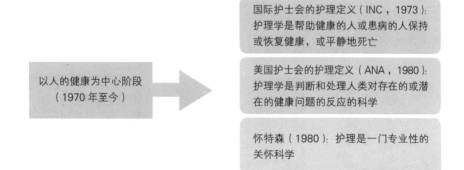

以人的健康为中心阶段
（1970 年至今）

国际护士会的护理定义（INC，1973）：护理学是帮助健康的人或患病的人保持或恢复健康，或平静地死亡

美国护士会的护理定义（ANA，1980）：护理学是判断和处理人类对存在的或潜在的健康问题的反应的科学

怀特森（1980）：护理是一门专业性的关怀科学

图 1-9　以人的健康为中心护理阶段

▶▶ **中国现代护理发展历程** ◀◀

我国现代护理的形成和发展，在很大程度上受到西方护理的影响，随西医和
宗教的传入开始。

（一）中国现代护理年谱

1. 1888 年，美国人约翰逊在福州成立了我国第一所护士学校。

2. 1904 年，国际红十字会上海分会成立，1911 年改称中国红十字会，后更名为中华护士学会，1964 更名为中华护理学会（图 1-10、图 1-11）。

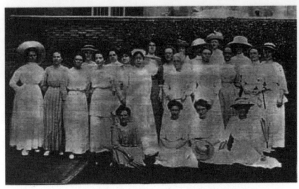
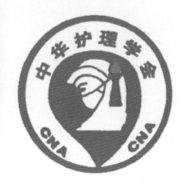

图 1-10　中华护士代表大会成员（1914）　　　图 1-11　中华护理学会会徽

3. 1931 年，开办红色护士学校，1941 年、1942 年护士节，毛泽东先后题词"护士工作有很大的政治重要性"和"尊重护士，爱护护士"（图 1-12）。

4. 1954 年创刊《护理杂志》，1981 年更名为《中华护理杂志》。此前，1920年曾发行过《中国护士季刊》（图 1-13、图 1-14）。

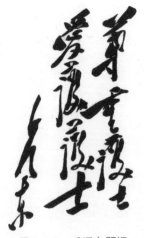
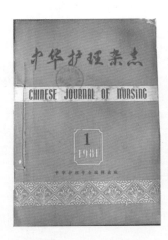
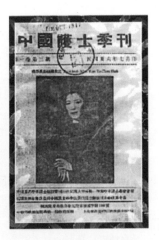

图 1-12　毛泽东题词　　　图 1-13　《中华护理杂志》　　　图 1-14　《中国护士季刊》

（二）中国护理队伍的发展

1949 年，我国共有 183 所护士学校和 3 万多名护士，2017 年执业护士人数已达 350 多万。

（三）中国护理教育的发展

1. 教育层次的发展：包括扩大高等护理教育规模、提高护理教育层次和增加护理教育的多样性形式等。

（1）中等教育：1950 年护理教育被列为中等专业教育之一，但只有中等护理教育。

（2）高等教育：1983 年天津医学院开办护理系，至今全国所有省份均已设立了学士学位的护理教育。

（3）研究生教育：1992 年北京医科大学护理系开设护理硕士教育，现已推广至全国所有省区，还有多所护理学院开展了博士学位教育。

2. 知识体系的发展：护理知识包括基础知识和专业知识，目前我国已建立了完整的护理教材体系，本科护理学专业教材已近 50 种（图 1-15、图 1-16）。

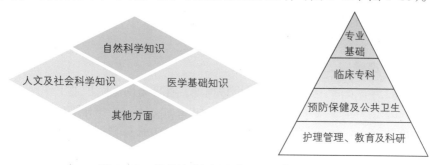

图 1-15　护理基础知识和专业知识体系示意图

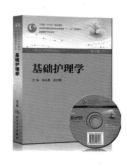 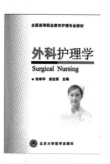 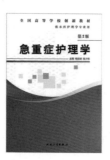 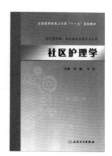

图 1-16　本科护理学专业教材示例

（四）护理科研的发展

护理学的发展需要护理科研的支持和推动。护理学研究的内容包括护理理论的构建，护理教育理论与护理实践的研究，护理技术、方法的改进，护理设备、护理工具的改革，护理管理模式的建立等。

目前我国护理研究正处于深入和快速发展阶段，研究水平逐年提高，护理杂志种类和论文发表数量逐年大幅度增加（图1-17）。

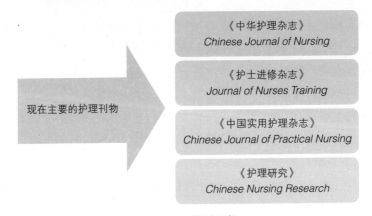

图 1-17　护理刊物

（五）护理管理体制的发展

1. 1982年原国家卫生部医政司设护理处，管理全国医院护理工作。

2. 1993年原国家卫生部颁布《中华人民共和国护士管理办法》。

3. 1995年正式实施护士执业考试和执业护士注册制度（图1-18）。

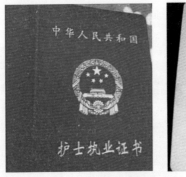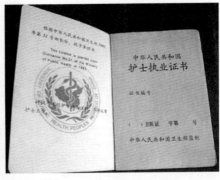

图 1-18　护士执业证书

医院护理

护理工作是医院工作的重要组成部分,护理工作水平的高低对医院整体服务质量具有重要影响。护理服务水平体现在服务意识、服务技能、服务态度、服务效率、服务艺术、服务气氛等诸多方面。护理工作应将现代服务理念贯穿于护理服务的全过程。

▶▶ 现代护理服务的理念 ◀◀

以病人为中心,在护理工作中为病人提供精神的、文化的、情感的服务,使尊重病人、关爱病人、方便病人和服务病人的人文精神在护理工作中体现。

▶▶ 医院护理原则和目标 ◀◀

1. 医院护理原则:坚持以人为本和"以病人为中心"的服务理念,切实转变"重专业、轻基础,重技术、轻服务"的观念,夯实基础护理,丰富服务内涵,提高护理质量,推进护理工作贴近病人、贴近临床、贴近社会,为病人提供安全、有效、方便、满意的护理服务,增进护患和谐。

2. 医院护理目标:让病人满意,使病人健康,是医院护理工作的最终目标。

▶▶ 医院护理基本内容 ◀◀

医院护理的基本内容包括基础护理、专科护理和特殊护理,现分述如下。

(一)基础护理

基础护理是临床各项护理工作的前提和基础,是满足病人生理和安全需要的重要途径，也是评价医院护理质量的重要标志，包括为病人提供良好的就医环境、生活服务、心理疏导、健康教育和完成常规治疗等。基础护理工作的质量可反映出医院护理水平的高低和医院护理工作质量的优劣（图2-1、表2-1）。

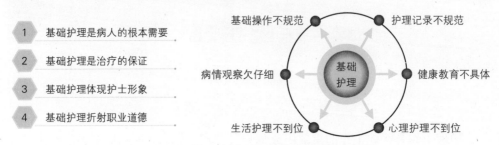

1	基础护理是病人的根本需要
2	基础护理是治疗的保证
3	基础护理体现护士形象
4	基础护理折射职业道德

基础操作不规范　　护理记录不规范
病情观察欠仔细　　基础护理　　健康教育不具体
生活护理不到位　　心理护理不到位

图 2-1　基础护理的意义和基础护理缺陷示意图

表 2-1　健康教育计划表

姓名＿＿＿＿＿　科别＿＿＿＿＿　病室＿＿＿＿＿　床号＿＿＿＿＿　住院号＿＿＿＿＿

健康教育项目	日期时间	教育对象		教育方式		效果评价					签名
		病人	家属	讲解	示范	能复述	能解释	能模仿	能操作	行为改变	

（二）专科护理

结合临床各专科的特点，应用专科护理理论和护理技术，为专科病人提供针对性的服务，包括内、外、妇、儿等各专科病人的护理，以及对危重病人的监护和对烧伤、显微外科、脏器移植、手术前后等特殊病人的专科护理（图2-2）。

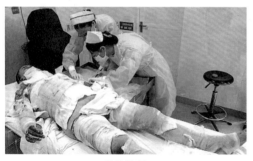
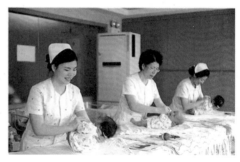

烧伤护理　　　　　　　　　　　　　　　　　　新生儿护理

图 2-2　专科护理

（三）特殊护理

特殊护理是一种护理方式，用于病情危重需随时观察情况的病人，如手术室护理、ICU 护理、早产儿护理、介入医学护理等。对特殊护理要求做到以下几点（图 2-3）。

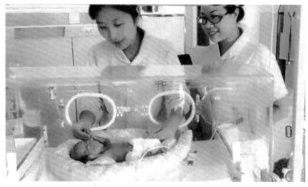

图 2-3　特殊护理（早产儿）

1. 安排 24 小时专人护理，严密观察病情及生命体征变化。

2. 制订护理计划，严格执行各项诊疗及护理措施，及时准确逐项填写特别护理记录。

3. 备好急救所需药品和用物。

4. 做好基础护理，严防并发症，确保病人安全。

▶▶ 护理分级 ◀◀

依据病人病情和自理能力 BI 指数评分，护理可分为特级护理、一级护理、二级护理和三级护理 4 个层次（表 2-2、表 2-3）。

表 2-2　自理能力 BI 评分表

序号	项　　目	完全独立	需部分帮助	需极大帮助	完全依赖
1	进食	10	5	0	—
2	洗澡	5	0	—	—
3	修饰	5	0	—	—
4	穿衣	10	5	0	—
5	控制大便	10	5	0	—
6	控制小便	10	5	0	—
7	如厕	10	5	0	—
8	床椅转移	15	10	5	0
9	平地行走	15	10	5	0
10	上下楼梯	10	5	0	—

BI 指数总分：＿＿＿＿＿＿＿＿＿＿分

　　注：根据病人的实际情况，在每个项目对应的得分上画"√"。

表 2-3　自理能力评分与护理分级表

护理等级	自理能力等级	等级划分标准	需要照护程度
特级	重度依赖	总分 ≤ 40 分	全部需要他人照护
一级	中度依赖	总分 41～60 分	大部分需他人照护
二级	轻度依赖	总分 61～99 分	少部分需他人照护
三级	无须依赖	总分 100 分	无须他人照护

▶▶ **医院护理工作程序** ◀◀

　　护理程序是以促进和恢复护理对象的健康为目标所进行的一系列有目的、有计划的护理活动，是一种系统地解决问题的方法。护理程序的具体内容包括护理评估、护理诊断、护理计划、护理目标、护理实施和评价等（图 2-4、表 2-4、表 2-5）。

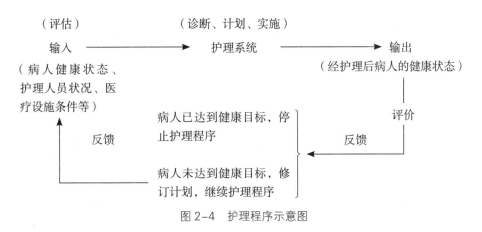

图 2-4　护理程序示意图

表 2-4　护理诊断与医疗诊断的区别

项　目	护理诊断	医疗诊断
临床判断的对象	对个人、家庭、社区现存的或潜在的健康问题的临床判断	对个体健康状态及疾病本质的临床判断
侧重点	疾病的反应	疾病的本质
决策者	护理人员	医疗人员
职责范围	在护理职责范围内进行	在医疗职责范围内进行
变化情况	随病情变化而改变	相对稳定
数目	可存在多个	一般情况下只有一个
举例	① 高热　② 昏迷	中暑（热射病）

表 2-5　护理计划单

姓名_____科别_____病室_____床号_____住院号_____

开始日期	护理诊断	护理目标	护理措施	签　名	效果评价	停止日期	签　名

▶▶ **医院护理的管理** ◀◀

医院护理的管理，是指运用科学的方法组织、实施临床护理工作，为病人创造优美的休养环境，建立良好的护患关系，有效地提高护理质量等，具体内容包括人员管理、制度管理、设备和药品管理、医疗护理环境管理、护理安全管理、护理质量管理等。

（一）人员管理

我国多数综合性医院实行的是护理部主任、片区护士长和护理单元（如病房、手术室、ICU 等）护士长三级管理体制。医院护理人员的配备应以满足病人需求为原则（图 2-5）。

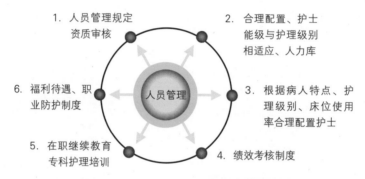

图 2-5　医院护理人员配备与管理示意图

（二）制度管理

要求建立并严格执行国家、地区和医院各级的护理工作制度（图 2-6）。

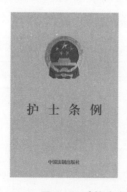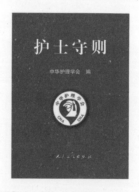

图 2-6　《护士条例》与《护士守则》

（三）设备和药品管理

要随时保持设备的完好性；要做好各类药品数量、质量和药物安全性管理，特别是对毒、麻药品和精神药品的管理（图2-7、图2-8、图2-9）。

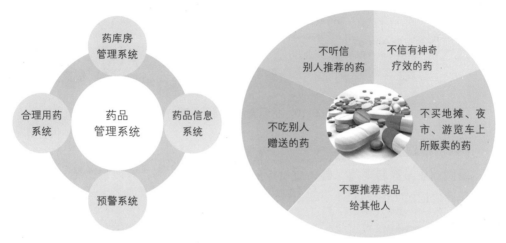

图 2-7　药品管理系统示意图　　　　　图 2-8　安全用药提醒

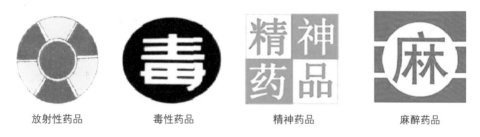

放射性药品　　　　　毒性药品　　　　　精神药品　　　　　麻醉药品

图 2-9　特殊管理的药品及其标识

（四）医疗护理环境管理

要求做到医疗护理环境整洁、安静、舒适、安全，实现陈设规范化、管理制度化、工作秩序化。

（五）护理安全管理

包括病人的安全和护理人员自身的安全管理，护理安全管理的内容与方法如下（图2-10）。

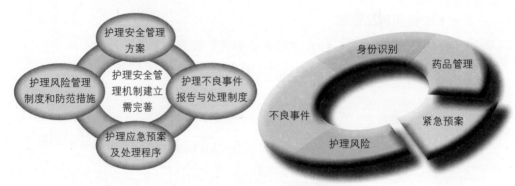

图 2-10　护理安全管理示意图

（六）护理质量管理

要做到质量控制规范完善，质量控制有措施、有监测，有改进措施，有评价标准和评价记录（图 2-11）。

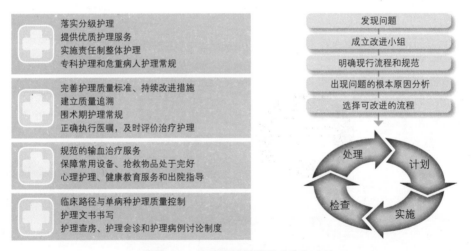

图 2-11　护理质量管理的内容与方法

护理单元

护理单元是指特定的护理场所、设施、设备和实现护理职能的护理群体的总称，如综合病室、专科病室、手术室、急诊室、重症加强监护病房（ICU）、新生儿室等均可称为护理单元。

▶▶ **综合医院的布局** ◀◀

综合医院总体布局包括办公区、门诊区、急诊室、住院区、医技检查区、手术室等。护理单元通常设于住院部和急诊室内（图3-1）。

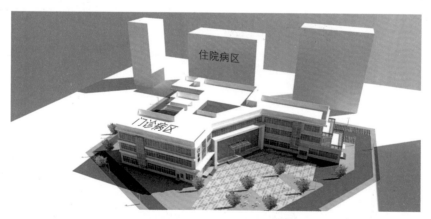

图3-1 综合医院总体布局示意图

▶▶ **护理单元的分类** ◀◀

护理单元可分为普通护理单元和特殊护理单元两大类。

（一）普通护理单元

包括综合性护理单元和专科护理单元。普通护理单元的规模为 30~50 张床，一般为 40 张床，传染病科应单独设置护理单元（图 3-2）。

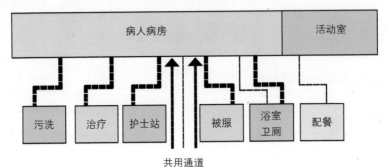

图 3-2　普通护理单元布局示意图

普通护理单元通常设有护士站、病房、浴厕、污洗室、治疗室、医师办公室、男女更衣室、值班室、库房、配餐室等（图 3-3、图 3-4）。

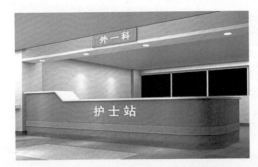
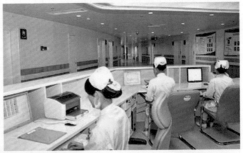

图 3-3　护士站

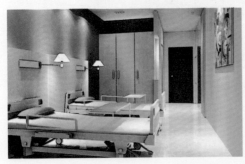
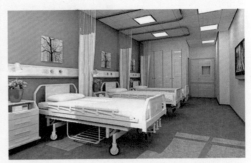

图 3-4　普通护理单元

（二）特殊护理单元

加强监护病房（ICU）、早产儿护理单元、手术室等均属特殊护理单元，现以ICU为例介绍如下。

1. ICU的设置与分类：ICU是将危重病人集中起来，在人力、物力和技术上给予最佳保障，以期得到良好的救治效果。ICU病床数一般为医院总床位数的3%～5%。目前国内二级以上医院均设有ICU。

ICU又分综合ICU和专科ICU（如烧伤ICU、心血管外科ICU、新生儿ICU等）。CCU是专科ICU中的一种，是专门为重症冠心病而设的（图3-5）。

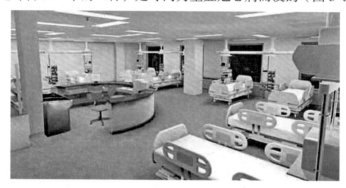

图3-5　加强监护病房（ICU）

2. ICU的结构与功能：ICU设有中心监护站，直接观察所有监护的病床。每床位的占地面积为15～18 m²，床位间用玻璃或布帘相隔。ICU的设备必须配有床边监护仪、中心监护仪、多功能呼吸治疗机、麻醉机、心电图机、除颤仪、起搏器、输液泵、微量注射器、处于备用状态的吸氧装置、气管插管及气管切开所需器材。在条件较好的医院，还配有血气分析仪、微型电子计算机、脑电图机、B超机、床旁X线机、血液透析器、动脉内气囊反搏器、血尿常规分析仪、血液生化分析仪等（图3-6、图3-7）。

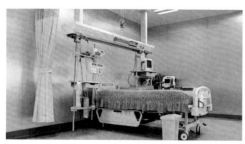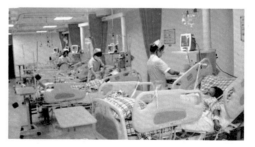

图3-6　ICU的结构与功能

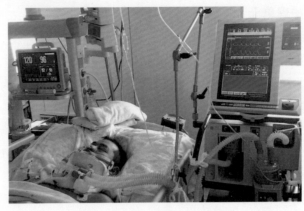

图 3-7　ICU 监护及治疗设备

▶▶ **护理单元的管理** ◀◀

护理单元是以一定数量的医师、护士、卫生员和病人组成的病区，以全员参与、通力协作的方式开展有目标的医疗护理活动，完成医疗、教学、科研三大任务的过程。护理单元的管理主要包括以下内容（图 3-8）。

（一）护理组织管理

护理组织管理内容包括人才培训和护理团队建设，以及日常护理工作的安排（如护士排班）等。

（二）护理业务管理

护理业务管理内容包括基础护理、专科护理和开展新业务技术的护理。

（三）护理质量管理

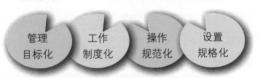

图 3-8　护理单元管理的内容和要求

护理质量管理内容主要包括护理工作满意度、基础护理质量、危重病人护理质量、急救药品药材管理情况、护理文件书写质量和无菌物品的管理情况等。

护理礼仪

　　护士作为医院重要的组成人员，对医院的发展和建设起到重要作用。护理礼仪是护理人员在护理工作中所应遵循的尊重病人、尊重病人家属及其他工作人员的基本要求，对改善护患关系和提高护理质量具有重要意义。

▶▶ 名词概念 ◀◀

　　1. 礼仪：是在人际交往中约定俗成的行为规范与准则，是对礼貌、礼节、仪表、仪式等具体形式的统称。

　　2. 护理礼仪：属职业礼仪范畴，是护理工作者在进行医疗护理和健康服务过程中形成的、被大家公认的和自觉遵守的行为规范和准则，既是护理工作者素质修养的外在表现，也是护理人员职业道德的具体表现。

▶▶ 礼仪的意义 ◀◀

　　1. 满足病人心理需求：病人需要护士的理解、关心、体贴和照顾，护士应尽力满足病人的各种心理需求（图4-1）。

　　2. 协调医护、护患关系：良好的医护和护患关系是圆满完成医疗任务的重要保证（图4-2）。

　　3. 强化护理行为：各项护理行为应做到准确、细致、及时，这样才能获得最佳护理效果（图4-3）。

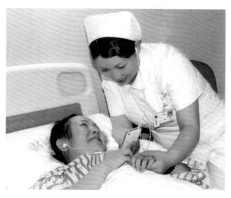

图4-1　满足病人心理需求

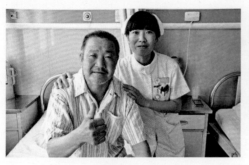

图 4-2　建立良好护患关系　　　　　图 4-3　强化护理行为

4. 培养护士良好素质和修养，树立护士良好专业形象。

▶▶ **护理礼仪的内容** ◀◀

护理礼仪的内容主要包括基础礼仪、操作礼仪和护患礼仪 3 方面，具体礼仪内容如下（图 4-4）。

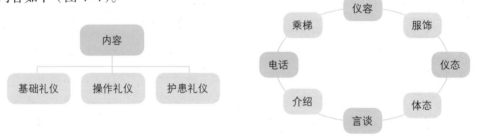

图 4-4　护理礼仪的基本内容

1. 仪容礼仪：是指护士的仪容应具有的风范，它与美学、修养、价值观等关系密切，包括素质表现、体型风度、服饰、手势等内容。护士工作时可以化淡妆提高颜值，但不允许佩戴饰物，不提倡留披肩发（图 4-5）。

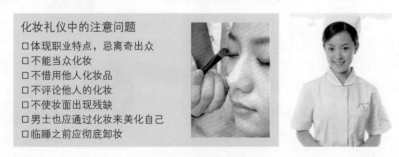

图 4-5　仪容礼仪

2. 着装礼仪：护士着装要求整洁、得体、舒适、实用和规范（图 4-6）。

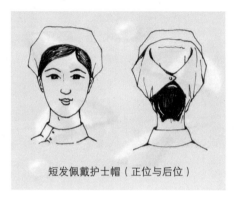
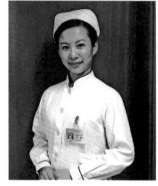
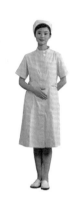

短发佩戴护士帽（正位与后位）

图 4-6 护士着装礼仪

3. 举止礼仪：是护士在日常工作和交往中应遵守的举止规范，包括静态礼仪和动态礼仪（图 4-7）。

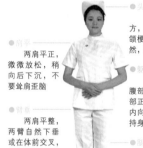

●头正
两眼平视前方，嘴微闭，收颌梗颈，表情自然，稍带微笑

●肩平
两肩平正，微微放松，稍向后下沉，不要耸肩歪脑

●躯挺
胸部前挺、腹部往里收，腰部正直，臀部向内向上收紧，保持身体端正

●臂垂
两肩平整，两臂自然下垂或在体前交叉，右手放于左手上，这个姿势是随时可以提供服务的姿态

●腿并
两腿立直，贴紧，脚跟靠拢，两脚夹角呈60°。站累了，双脚可暂作稍息状，但上半身仍要保持端正

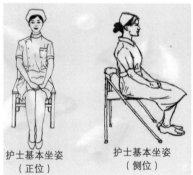

护士基本坐姿（正位）　　护士基本坐姿（侧位）

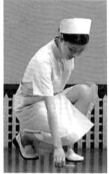

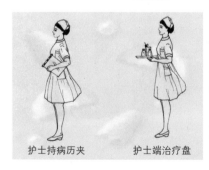

护士持病历夹　　护士端治疗盘

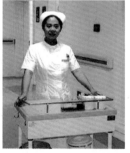

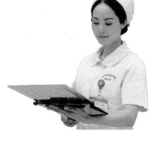

图 4-7 护士举止礼仪

23

4. 语言礼仪：护士的语言应规范、礼貌、诚恳和轻声，应表现出对病人的爱心、礼貌和关怀。护士常用的礼仪语言有礼貌性语言、保护性语言、解释性语言、安慰性语言等，同时不应使用粗俗性语言和刺激性语言（图4-8）。

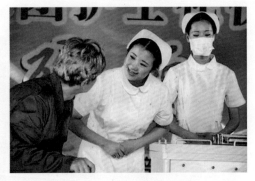

图4-8　护士的语言礼仪

5. 操作礼仪：护士的护理操作应规范、细致、耐心，护理操作应尽量减少病人痛苦，操作前应向病人说明操作的目的，操作后要观察操作效果，并向病人说明注意事项（图4-9）。

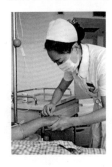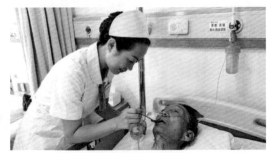

图4-9　护士的操作礼仪

6. 服务礼仪：护士在照料病人时，应做到真诚、细致、和蔼，急病人之所急、想病人之所想，全心全意为病人服务（图4-10）。

7. 涉外礼仪：不同的国家和民族具有各自的礼仪特点，护理人员应予尊重（图4-11）。

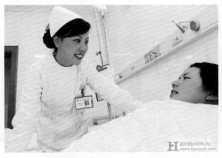

仪表美，微笑甜
问候多，言语暖
查房勤，观察细
业务精，行为轻
帮助广，亲情浓

图4-10　护士服务礼仪十大要点

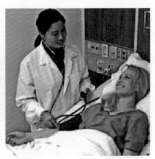

图4-11　涉外礼仪

▶▶ 礼仪特点 ◀◀

1. 规范性和自律性：护士应自觉地遵守护理礼仪的各项原则和规定。

2. 普遍性和差异性：护理礼仪要求适用于所有病人，但不同民族、不同信仰、不同年龄的病人又各有其礼仪特点和要求，应予尊重、理解和配合。

3. 中国礼仪特点：敬老爱幼，亲情至上，谦虚含蓄，善于自制，注重人情，礼尚往来。

▶▶ 护理礼仪的原则 ◀◀

1. 平等原则：平等是礼仪的核心，应尊重交往对象、以礼相待，对任何交往对象都应该一视同仁。

2. 敬人原则：要敬人之心常存，不可伤害病人的尊严，不可侮辱病人人格，还需注意保护病人隐私（图4-12）。

3. 真诚原则：要做到诚信无欺，言行一致，表里如一。

4. 宽容原则：要严于律己，宽以待人；要充分理解病情各异的病人心态，对他们的某些过激言行应予宽容。

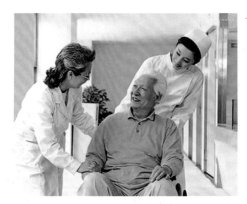

图4-12　尊重病人

5. 自律原则：这是礼仪的基础和出发点，待人接物最重要的就是要有自我要求，要做到自我约束，严于律己、宽以待人。

6. 适度原则：应用礼仪时要注意做到把握分寸，认真得体。护士的语言和行为既要彬彬有礼，又要不失尊严；既要热情大方，又要不失庄重。

7. 从俗原则：要尊重不同种族、民族和国籍的病人，尊重其礼仪特点和生活方式。

▶▶ 礼仪培训 ◀◀

开展礼仪培训是医院文明建设的重要组成部分，各医院应将礼仪培训的工作制度化、正规化。

1．利用培训教材：除护理统编教材有关护理礼仪的论述外，尚有多种护理礼仪辅助培训教材可供参考（图4-13）。

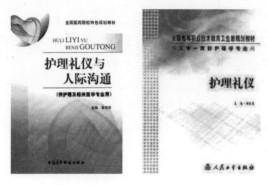

图 4-13　护理礼仪培训教材

2．培训方法：要充分发挥培训人员的主观能动性，采取示范、表演、竞赛等多种形式进行培训（图4-14）。

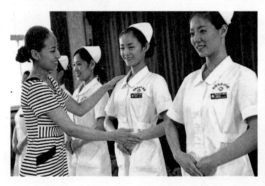
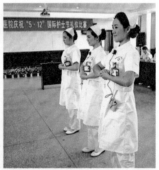

图 4-14　护理礼仪培训与竞赛

预防和控制医院感染

医院感染伴随着医院的建立而产生，20 世纪 80 年代开始引起关注，现已成为各级医疗机构面临的突出的公共卫生问题。医院感染的发生率是评价医疗护理质量和医院管理水平的一个重要指标，积极预防和控制医院感染已成为医务界的共识。

医院环境中，人员密集、病原体种类繁多且耐药性强，由于病人的免疫功能存在不同程度的下降或缺陷，增加了医院感染的机会。医院感染的发生严重影响病人安全，制约医疗护理质量的提升，所以应提高医务人员对医院感染的认识，健全医院感染管理机构和管理制度，加强对医院感染的监测、控制和预防。

▶▶ 医院感染的概念 ◀◀

医院感染主要是指住院病人在医院内获得的感染，包括在住院期间发生的感染和在医院内获得、出院后发病的感染，但不包括入院前已开始或者入院时已处于潜伏期的感染；医院工作人员在医院内获得的感染也属医院感染（图 5-1）。

> 1. 发生地点：医院内
> 2. 感染对象：住院病人和医院工作人员
> 3. 表现：出现感染的症状

图 5-1 医院感染的概念

▶▶ 医院感染的现状 ◀◀

医院感染不仅使住院病人病死率升高，而且消耗了大量医疗卫生资源。

1. 世界卫生组织（WHO）统计，全世界任何时候都平均有 140 万名医院感染病人。美国医院感染每年造成 4.8 万人死亡，为控制医院感染每年增加开支近 100 亿美元；英国每年约 5000 名病人死于医院感染。

2．我国每年约有 400 万名病人发生医院感染，导致的直接经济损失达 200 亿元以上。

3．世界各地医院感染事件屡见不鲜，并常造成十分严重的后果。2002 年首发于我国广东省顺德地区的严重急性呼吸综合征（SARS，俗称非典）连续在我国肆虐近半年，导致全国 917 名医务人员发生医院感染，全国病死者达 224 人。

►► 医院感染分类 ◄◄

（一）按感染部位分类

全身各器官、各部位都可能发生医院感染，可分为呼吸系统医院感染、手术部位医院感染、泌尿系统医院感染、血液系统医院感染、皮肤软组织医院感染等。

（二）按病原体分类

可将医院感染分为细菌感染、病毒感染、真菌感染、支原体感染、衣原体感染及原虫感染等，其中细菌感染最常见。每一类感染又可根据病原体的具体名称分类，如柯萨奇病毒感染、铜绿假单胞菌感染、金黄色葡萄球菌感染等。

（三）按病原体来源分类

1．内源性感染：又称自身感染，是病人在医院内遭受自身携带的病原体侵袭而发生的医院感染。病原体通常为寄居在病人体内的正常菌群或条件致病菌。

2．外源性感染：又称交叉感染，是指各种原因引起的病人在医院内遭受非自身携带的病原体侵袭而发生的感染。病原体来自病人身体以外的个体、环境及诊疗用品等，包括从个体到个体的直接传播和通过物品、环境而引起的间接感染（图 5-2、图 5-3）。

外源性感染（交叉感染）
●致病菌来自于环境或其他疾病病人

内源性感染（自身感染）
●病原体来自于病人自身携带

图 5-2　医院感染的分类

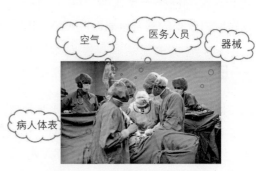

空气　医务人员　器械

病人体表

图 5-3　外源性医院感染示意图

▶▶ 医院感染的发生 ◀◀

任何医院感染都是致病微生物与宿主在一定条件下相互作用而发生的一种病理过程。医院感染的发生必须具备完整的传染链，即传染源、传播途径和易感宿主（图5-4）。

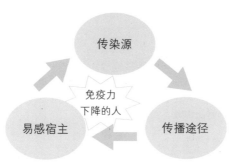

图 5-4　医院感染的发生条件（传染链）

（一）传染源

1. 已感染者及病原携带者：包括病人周围的病人、医院工作人员及病人接触的其他人员。

2. 病人自身的正常菌群及条件致病菌。

3. 医院环境中的致病菌。

4. 医疗用品上所附着的致病菌：包括各种医疗器械、消毒不彻底的医疗器械及物品、药物及血液制品，以及食品及生活用物等（图5-5）。

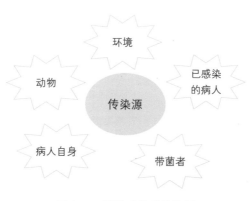

图 5-5　医院感染的传染源

（二）传播途径

除接触传播、空气传播、消化道传播外，各种侵入性诊疗操作也构成医院感染的传播途径，包括注射、输液输血、介入诊疗等（图5-6）。

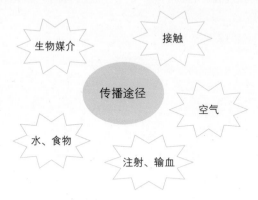

图 5-6　医院感染的传播途径

（三）易感宿主

医院感染的易感宿主主要是指住院病人和医院工作人员。

▶▶ 医院感染的促发因素 ◀◀

医院感染的促发因素很多，可分为主观因素和客观因素两大类（图5-7）。

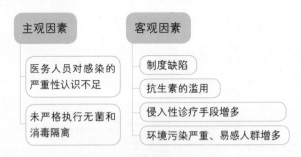

图 5-7　医院感染促发因素

（一）主观因素

1. 医务人员对医院感染认识不足：医务人员不能严格地执行无菌操作技术和消毒隔离制度，医院规章制度不全，致使感染源传播。此外，缺乏对消毒灭菌效果的有效监测等，均可导致不能有效地控制医院感染的发生。

2. 住院病人抵抗力低下：随着医疗技术的进步，住院病人中慢性疾病、恶性疾病、老年病人所占比例增加，而这些病人对感染的抵抗力是相当低的，导致医院感染增加。

（二）客观因素

1. 环境因素：医院环境复杂，病人集聚且流动性很强，因此易于发生医院内交叉感染。

2. 侵入性诊疗操作增多：如动静脉插管、泌尿系导管、气管切开、气管插管、吸入装置、监控仪器探头等，在诊治疾病的同时，还把外界的微生物导入体内，同时损伤了机体的防御屏障，使病原体容易侵入机体。

3. 病人免疫功能下降：激素或免疫抑制剂的大量使用，接受化疗、放疗后，以及病人所患疾病的病理影响，均可导致病人免疫功能下降，成为易感者。

4. 不合理使用抗生素：使病人体内正常菌群失调，耐药菌株增加，致使感染机会增多。2010年发现一种能抵御所有抗生素的"超级"细菌，并不断有新发病例报道。世界卫生组织预言，抗菌药滥用造成的危害比艾滋病更为严重，人类将面临无药可用的境地。目前我国各级医院滥用抗生素的现象十分严重，90%左右在二级和三级医院的住院病人都使用了抗生素，较世界平均水平高出30%以上。

▶▶ 医院感染的诊断标准 ◀◀

1. 无明确潜伏期的感染，入院48小时后发生的感染。
2. 有明确潜伏期的感染，住院时超过平均潜伏期后发生的感染。
3. 本次感染直接与上次住院有关。
4. 在原有感染基础上出现其他部位新的感染（慢性感染的迁徙病灶除外），或在已知病原体基础上又分离出新的病原体。
5. 新生儿在分娩过程中和产后获得的感染。
6. 由于诊疗操作激活的潜在性感染，如疱疹病毒、结核分枝杆菌等的感染。
7. 医务人员在医院工作期间获得的感染。

▶▶ 医院感染控制预防措施 ◀◀

医院感染的控制与预防是医院工作中的一项系统工程，需要医院全体工作人员和病人的全面配合，方可取得良好效果。医院感染控制与预防的主要措施包括以下几方面（图5-8）。

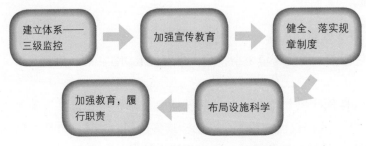

图 5-8 医院感染控制与预防的主要措施

（一）建立医院感染管理机构，加强三级监控体系

1. 医院的三级管理体系：住院床位总数在 100 张以上的医院通常设置三级管理组织，即医院感染管理委员会、医院感染管理科和各科室的医院感染管理小组。

2. 护理与三级管理体系：即病区护士长、科护士长和护理部主任的医院感染三级监控体制。

（二）健全落实各项医院感染管理和监测制度

1. 管理制度：如清洁卫生制度、消毒隔离制度、病人分诊制度、一次性医疗用品管理制度、探视与陪护制度、医院垃圾处理制度，以及医院感染管理报告制度等。

2. 监测制度：包括对灭菌效果、消毒剂使用效果、一次性医疗器材及门急诊常用器械的监测；对医院感染高危科室，如手术室、供应室、分娩室、换药室、监护室（ICU）、血液透析室等的消毒的管理和监测。

（三）人员控制

主要是控制感染源和易感人群，特别是易感病人。

（四）合理使用抗生素

制订抗生素使用规范，严格掌握抗生素使用指征，严格控制预防性使用抗生素（图5-9）。

《抗菌药物临床应用管理办法》（卫生部令第 84 号）

中华人民共和国国家卫生和计划生育委员会

第 84 号

《抗菌药物临床应用管理办法》已于 2012 年 2 月 13 日经卫生部部务会审议通过，现予以发布，自 2012 年 8 月 1 日起施行。

部　长　陈竺

二〇一二年四月二十四日

图 5-9　卫生部令第 84 号

（五）加强医院感染知识的教育

加强教育，提高全体人员的理论技术水平，增强预防和控制医院内感染的自觉性。

§6

手卫生

手卫生是医务人员洗手、卫生手消毒和外科手消毒的总称。在临床实践中，各种诊疗、护理工作都离不开医务人员的双手，如不加强手卫生就会直接或间接地导致医院感染的发生。为保障病人安全，提高医疗质量，防止交叉感染，医院应加强医务人员手卫生的规范化管理，提高医务人员对手卫生的依从性。

§6.1 卫生洗手(七步洗手)

卫生洗手简称洗手，是指医务人员用肥皂（或皂液）和流动水洗手，去除手部皮肤污垢、碎屑和部分致病菌的过程。医务人员在进行各项护理与治疗前均应洗手。有效的洗手可清除手上99%以上的各种暂住菌。

▶▶ 目的 ◀◀

通过洗手清除致病性微生物，预防感染与交叉感染，避免污染无菌物品和清洁物品。

▶▶ 适用范围 ◀◀

医务人员在下列情况下必须进行卫生洗手。
1. 实施侵入性操作前。
2. 诊断、护理、治疗免疫力低下的病人或新生儿前。
3. 接触血液、体液和分泌物后。
4. 接触被致病性微生物污染的物品后。

5. 护理每例传染病病人和多重耐药菌株定植或感染者之后。

▶▶ 准备 ◀◀

1. 操作者准备：衣帽整洁，修剪指甲，取下手表，卷袖过肘，洗手。
2. 备洗手设备：如无洗手池设备，可备皂液（或肥皂）和清水各一盆及干手物品如小毛巾、避污纸等。

▶▶ 实施 ◀◀

卫生洗手法又称七步洗手法，具体操作步骤如下（图6-1）。

1. 掌心相对，手指并拢，相互揉搓。
2. 掌心对手背沿指缝相互揉搓，交换进行。
3. 掌心相对，双手交叉指缝相互揉搓。
4. 弯曲手指使关节在另一手掌心旋转揉搓，交换进行。
5. 一手握另一手大拇指旋转揉搓，交换进行。
6. 将5个手指尖并拢放在另一手掌心旋转揉搓，交换进行。
7. 一手握住另一手的手腕进行揉搓清洗，交换进行。

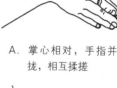

A. 掌心相对，手指并拢，相互揉搓

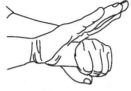

B. 掌心对手背沿指缝相互揉搓，交换进行

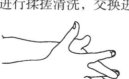

C. 掌心相对，双手交叉指缝相互揉搓

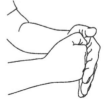

D. 弯曲手指使关节在另一掌心旋转揉搓，交换进行

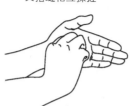

E. 一手握另一手大拇指旋转揉搓，交换进行

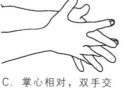

F. 5个手指尖并拢在另一掌心中旋转揉搓，交换进行

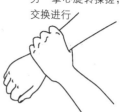

G. 握住手腕回旋摩擦，交换进行

图6-1 七步卫生洗手法（A～G）

▶▶ 注意事项 ◀◀

1. 洗手操作应在流动水下进行，最好用感应水龙头和抗菌洗手液，避免用手关闭阀门，防止再次污染。

2. 七步洗手法操作完成后，双手下垂，充分流动水清洗。

3. 每个步骤最少进行 10 次，时间不少于 15 秒。

§6.2 卫生手消毒

卫生手消毒指医务人员用手消毒剂揉搓双手，以减少手部暂居菌的过程。卫生手消毒可达到比洗手更好的除菌效果。

▶▶ 目的 ◀◀

清除双手致病性微生物，预防感染与交叉感染，避免污染无菌物品和清洁物品。

▶▶ 适用范围 ◀◀

医务人员接触污染物品或感染病人后，手常被大量细菌污染，仅通过卫生洗手尚不能达到预防交叉感染的要求，必须进行卫生手消毒。卫生手消毒的适用范围如下：

1. 接触病人的血液、体液和分泌物后。

2. 接触被传染性致病微生物污染的物品后。

3. 直接为传染病病人进行检查、治疗、护理后。

4. 处理传染病病人污物之后。

▶▶ 准备 ◀◀

1. 护士准备：衣帽整洁、修剪指甲，取下手表、饰物，卷袖过肘。

2. 用物准备：

（1）流动水洗手设施及干手物品等（图6-2）。

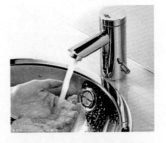

图 6-2 流动水洗手设施

（2）手消毒剂：手消毒剂主要是用于手部皮肤消毒，以减少手部皮肤细菌的消毒剂，其主要成分为乙醇、异丙醇、氯己定、聚维酮碘（碘伏）和护肤成分等，有水剂、凝胶和泡沫等不同剂型。手消毒剂可分为普通手消毒剂、速干手消毒剂和免冲洗手消毒剂（图6-3）。

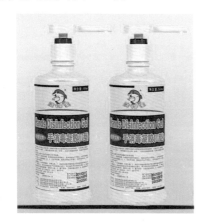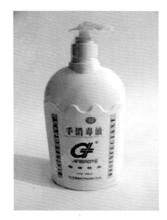

图 6-3　手消毒剂

▶▶ **实施** ◀◀

1. 洗手：按七步洗手法洗手并保持手的干燥。
2. 喷涂手消毒剂：将手消毒剂3～5 mL喷涂于掌心、双手表面及手指间，必要时延至手腕及腕上10 cm（图6-4）。
3. 揉搓：按照七步洗手法揉搓双手，直至手部干燥。

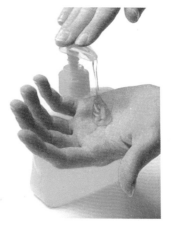

▶▶ **注意事项** ◀◀

图 6-4　喷涂手消毒剂

1. 卫生手消毒前先洗手并保持手部干燥，遵循洗手的注意事项。
2. 速干手消毒剂揉搓双手时方法要正确，注意手的各个部位都需揉搓到。
3. 勿将手消毒剂与肥皂等碱性洗涤用品混合使用。

§6.3　外科手消毒（外科洗手）

为避免手术感染，减少医院感染，外科手术前凡参加手术的医务人员必须进行外科手消毒。

▶▶ 目的 ◀◀

1. 避免手术中造成病人感染。
2. 避免手术中发生交叉感染。

▶▶ 适用范围 ◀◀

1. 凡直接参加手术的医师和护士，术前必须进行外科手消毒。
2. 不同病人手术之间、手套破损或手被污染等情况下，应重新进行外科手消毒。

▶▶ 准备 ◀◀

1. 人员准备：洗手前更换手术室专用衣、裤、鞋，戴好消毒口罩、帽子，口罩必须遮住口与鼻孔，帽子应完全遮住头发；修剪指甲，长度不应超过指尖；取下手表、饰物。
2. 用物准备：洗手池、皂液、外科手消毒剂、干手物品、计时装置、洗手流程及说明图等（图6-5）。

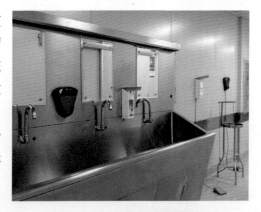

图6-5　外科洗手池及相关物品

▶▶ 实施 ◀◀

1. 洗手：调节水流，湿润双手，取5 mL左右的清洁剂于掌心，用海绵块或毛刷依次刷洗双手、前臂和上臂下1/3段（图6-6）。

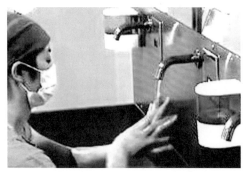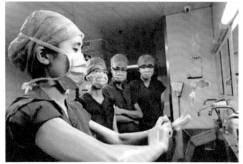

图 6-6　用清洁剂洗手、刷手

2.　冲净：流动水冲洗双手、前臂和上臂下 1/3 段。冲洗时，双手靠拢并抬至胸前，使水沿肘部流下，切勿向手部倒流（图 6-7）。

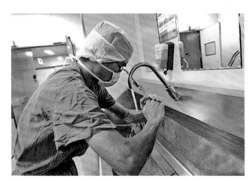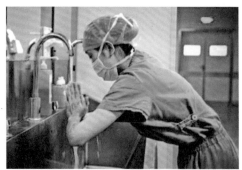

图 6-7　流动水冲洗

3.　干手：使用干手物品擦干双手、前臂和上臂下 1/3 段（图 6-8）。

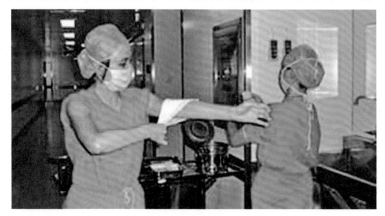

图 6-8　无菌巾擦干手

4. 消毒：外科手消毒使用的消毒液分冲洗手消毒液和免冲洗手消毒液两大类，产品种类繁多，可酌情选用。

（1）冲洗手消毒法：取适量的冲洗手消毒剂（如盐酸环丙沙星手消毒剂）涂抹至双手的每个部位、前臂和上臂下 1/3，认真揉搓 2~6 分钟，流水冲净双手、前臂和上臂下 1/3，然后用无菌巾彻底擦干双手、前臂和上臂下 1/3。

（2）免冲洗手消毒法：将适量的免冲洗手消毒剂涂抹于双手的每个部位、前臂和上臂下 1/3，认真揉搓直至消毒剂干燥。临床常用的聚维酮碘消毒液即为免冲洗手消毒液（图 6-9）。

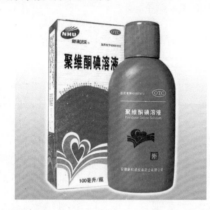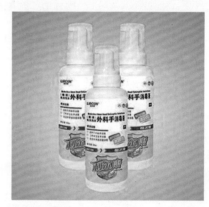

图 6-9 免冲洗外科手消毒剂

▶▶ **注意事项** ◀◀

1. 外科手消毒应遵循先洗手、后消毒的原则。

2. 在整个手消毒过程中始终保持双手位于胸前并高于肘部；涂抹消毒剂并揉搓、流水冲洗、无菌巾擦干等都应从手部开始，然后再向前臂、上臂下 1/3 进行。

3. 用后的清洁指甲用具，揉搓用品如海绵、手刷等，应放在指定的容器中；揉搓用品应每人使用后消毒或者一次性使用；清洁指甲用品应每天清洁与消毒。

4. 术后摘除外科手套后，应用肥皂（皂液）清洁双手。

5. 手臂皮肤破损或有化脓性感染者不宜进行外科洗手。

消毒与灭菌

清洁、消毒、灭菌是预防和控制医院感染与提高医疗质量、保障医疗安全的重要手段，也是控制传染病传播的重要方法之一，它包括社会环境、食品及饮用水消毒灭菌，医院内外环境的清洁、消毒，诊疗用具、器械、药物的消毒灭菌，以及传染病病人的消毒隔离和终末消毒等。

§7.1 概 述

▶▶ **基本概念** ◀◀

消毒与灭菌是两个不同的概念。灭菌可包括消毒，而消毒却不能代替灭菌。消毒多用于卫生防疫方面，灭菌则主要用于医疗护理。

1. 清洁：用水洗、机械去污或使用去污剂等物理方法消除污染物表面的有机物和污迹、尘埃。

2. 消毒：是指杀灭或清除传播媒介上的病原微生物，使之达到无害化的处理。根据有无已知的传染源可分为预防性消毒和疫源性消毒；根据消毒的时间可分为随时消毒和终末消毒。

3. 灭菌：是指杀灭或清除传播媒介上的所有微生物（包括芽孢），使之达到无菌程度。经过灭菌的物品称"无菌物品"。用于需进入人体内部，包括进入血管、组织、体腔的医用器材如手术器械、注射用具、引流管等，要求绝对无菌。

▶▶ 消毒、灭菌的原则 ◀◀

1. 明确消毒的主要对象：应具体分析引起感染的途径、涉及的媒介物及病原微生物的种类，有针对性地使用消毒剂。

2. 采取适当的消毒方法：根据消毒对象选择简便、有效、不损坏物品、来源丰富、价格适中的消毒方法。对医疗工作用的高危器材、中危器材和低危器材应选用不同的消毒灭菌法。

▶▶ 医用器材分类 ◀◀

1. 高危器材：高危器材系指穿过皮肤、黏膜而进入无菌的组织或器官内部，或与破损的皮肤黏膜密切接触的器材，如手术器械、注射器、心脏起搏器等，必须选用高效消毒法（灭菌）。

2. 中危器材：中危器材系指仅与皮肤、黏膜密切接触，而不进入无菌组织内的器材，如内镜、体温计、氧气管、呼吸机及所属器械、麻醉器械等。应选用中效消毒法，应杀灭除芽孢以外的各种微生物。

3. 低危器材：低危器材系指不进入人体组织，不接触黏膜，仅直接或间接地与健康无损的皮肤接触的器材。如果没有足够数量的病原微生物污染，一般并无危害，如口罩、衣被、药杯等，应选用低效消毒法或只作一般卫生处理，只要求去除一般细菌繁殖体和亲脂病毒。

▶▶ 消毒灭菌等级 ◀◀

消毒灭菌可分为灭菌、高水平消毒、中水平消毒和低水平消毒等 4 个等级（表 7-1）。

表 7-1　灭菌与消毒水平等级

灭　菌	高水平消毒	中水平消毒	低水平消毒
杀灭一切微生物（包括细菌芽孢），使微生物的成活概率 $<10^{-6}$	杀灭各种微生物，对细菌芽孢杀灭达到消毒效果的方法	杀灭和去除细菌芽孢以外的各种病原微生物的消毒方法	只要求杀灭细菌繁殖体（分枝杆菌除外）及亲脂性病毒

续表

灭 菌	高水平消毒	中水平消毒	低水平消毒
物理方法：高压蒸汽灭菌，电离辐射灭菌，等离子体灭菌	物理方法：紫外线消毒	物理方法：超声波消毒	物理方法：通风换气，冲洗
化学方法：甲醛，戊二醛，环氧乙烷，过氧乙酸等	化学方法：含氯消毒剂，含溴消毒剂，臭氧，二氧化氯等	化学方法：碘类、醇类和氯己定的复方，醇类和季铵盐类的复方，酚类	化学方法：单链季铵盐类（苯扎溴铵等），双胍类（如氯己定），植物类消毒剂，汞，银，铜等金属离子消毒剂

►► 影响消毒灭菌效果的因素 ◄◄

影响消毒、灭菌效果的因素包括微生物的种类、数量，消毒灭菌的温度和湿度，以及消毒灭菌的方法和消毒灭菌药物的种类和浓度。

（一）微生物的种类

不同类型的病原微生物对消毒剂抵抗力不同，因此，进行消毒时必须区别对待（表7-2）。

表7-2 细菌、芽孢、病毒比较表

比较项目	细 菌（含芽孢）	病 毒
大小与结构	微米	纳米
	单细胞结构	非细胞型
核酸组成	有 DNA 和 RNA	DNA 或 RNA
增殖方式	二分裂为主	复制方式
培养特性	人工无生命培养基	专性活细胞寄生
抵抗力	芽孢抵抗力强，繁殖体弱	耐寒不耐热
敏感药物	对抗生素敏感	对多数抗生素不敏感 对干扰素敏感

1. 细菌：在正常情况下，细菌以繁殖体的状态存在，进行分裂繁殖；在不利于细菌生长繁殖的情况下，有些细菌会形成芽孢进行休眠。

（1）细菌繁殖体：易被消毒剂消灭，一般革兰氏阳性细菌对消毒剂较敏感，革兰氏阴性杆菌则常有较强的抵抗力。繁殖体对热敏感，消毒方法以热力消毒为主。

（2）细菌芽孢：有些细菌（多为杆菌）在一定条件下，细胞质高度浓缩脱水，形成一种抗逆性很强的球形或椭圆形的休眠体，称为芽孢。芽孢对消毒因子耐力最强，杀灭细菌芽孢最可靠的方法是热力灭菌，电离辐射和环氧乙烷熏蒸法。在化学消毒剂中，戊二醛、过氧乙酸能杀灭芽孢，但可靠性不如热力灭菌法（图7-1）。

2. 病毒：对消毒因子的耐力因种类不同而有很大差异，亲水病毒的耐力较亲脂病毒强（图7-2）。

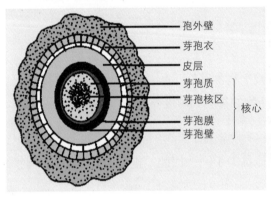

图 7-1　细菌芽孢模式图　　　　　图 7-2　病　毒

3. 真菌：对干燥、日光、紫外线以及多数化学药物耐力较强，但不耐热（图7-3）。

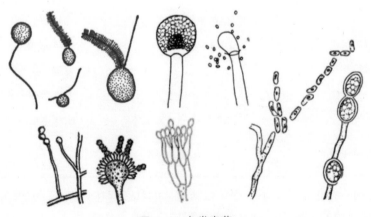

图 7-3　各类真菌

（二）微生物的数量

污染的微生物数量越多需要消毒的时间就越长，剂量越大。

（三）温度和湿度

随着温度的升高，杀菌作用增强；但湿度的变化对各种消毒剂影响不同，如甲醛、戊二醛、环氧乙烷的湿度升高 1 倍时，杀菌效果可增加 10 倍；而酚类和乙醇受湿度影响小。

▶▶ 消毒灭菌方法 ◀◀

消毒灭菌技术在环境保护、制药工业及医学领域均有广泛应用。消毒灭菌方法基本分为三大类，即物理消毒法，化学消毒法和生物消毒法，生物消毒法在医院较少应用（图 7-4）。

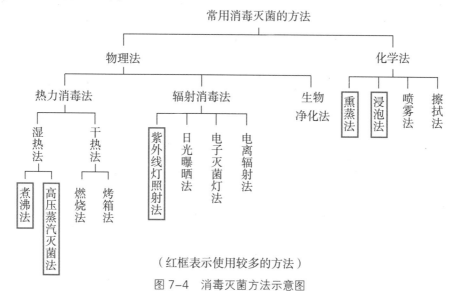

（红框表示使用较多的方法）

图 7-4　消毒灭菌方法示意图

§7.2　医院常用消毒灭菌法

医院常用的消毒灭菌法主要是物理消毒灭菌法和化学消毒灭菌法，生物消毒灭菌法偶有应用。

➤➤ 物理消毒灭菌法 ◀◀

医院常用的物理消毒灭菌法包括干热消毒灭菌法、湿热消毒灭菌法和紫外线消毒法，其中又以高压蒸汽灭菌和紫外线消毒应用最多，燃烧灭菌法主要用于废弃物的焚烧和医学标本采集过程中的消毒灭菌（图7-5）。

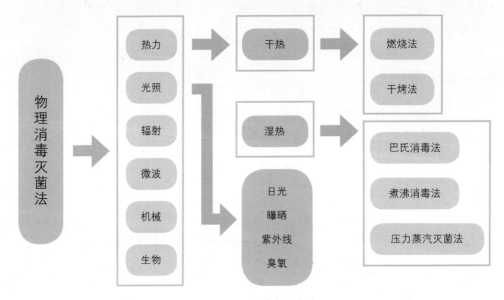

图 7-5 物理消毒灭菌法

（一）压力蒸汽灭菌法

压力蒸汽灭菌法是一种湿热灭菌方法，当压力达到 103.4 kPa、温度达到 121.3 ℃并维持 15～20 分钟时，可杀死包括芽孢在内的所有微生物，是医院应用最多且最有效的灭菌方法。

1. 应用范围：适用于耐高温、高压，不怕潮湿的物品，如敷料、手术器械、药品、细菌培养基等。医院常用的各类无菌包，如胸腔穿刺包、导尿包、清创手术包、无菌操作包等，也都是采用该法灭菌。

2. 灭菌设备：医用高压蒸汽灭菌设备种类繁多，包括便携和固定安装的、大小不同的多种产品，适用于各级医院的不同需要，而且目前已有全自动控制的高压蒸汽消毒设备供应市场（图7-6）。

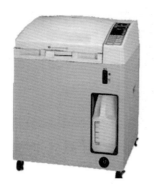
下排式高压蒸汽灭菌器

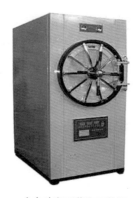
全自动高压蒸汽灭菌器

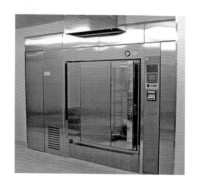
大型高压蒸汽灭菌装置

图 7-6　各类高压蒸汽灭菌设备

3．灭菌效果监测：现有多种方法监测高压灭菌的效果，介绍如下。

（1）工艺监测：根据安装在灭菌器上的压力表、温度表、计时表、报警器等，判断灭菌设备工作正常与否。此法能迅速指示出灭菌器的工作状态，但不能准确判定待灭菌物品是否达到灭菌要求（图 7-7）。

（2）化学指示监测卡（条）：利用化学指示剂在一定温度与一定作用时间下变色或变形的原理，判断是否达到灭菌的要求（图 7-8）。

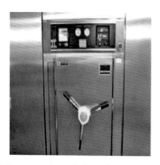

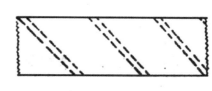
消毒前

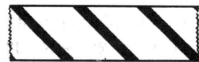
消毒后

图 7-7　高压蒸汽灭菌工艺监测　　图 7-8　化学指示监测卡（条）

（3）监测指示胶带：胶带上印有斜形白色指示线条图案，是一种贴在待灭菌的无菌包外的特制变色胶纸。其粘贴面可牢固地封闭敷料包、金属盒或玻璃物品。在 121 ℃下经 20 分钟，或在 130 ℃下经 4 分钟，胶带 100％变色，条纹图案即显现为黑色（图 7-9）。

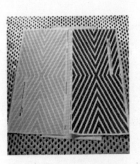
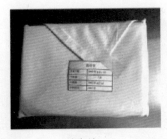
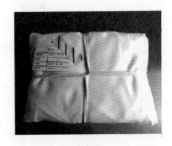

消毒前 消毒后

图7-9 高压蒸汽灭菌效果监测指示胶带

4．高压蒸汽灭菌注意事项：

（1）无菌包不宜过大（小于50 cm×30 cm×30 cm），不宜过紧，各包裹之间要有间隙，使蒸汽能对流，易渗透到包裹中央。

（2）布类物品应放在金属类物品上面，否则蒸汽遇冷凝聚成水珠，使包布受潮。

（3）定期检查灭菌效果：经高压蒸汽灭菌的无菌物品有效保存期限为1～2周。

（二）煮沸消毒灭菌法

将水煮沸并保持5～10分钟可杀灭繁殖体，保持1～3小时可杀灭芽孢。此法适用于不怕潮湿且耐高温的搪瓷、金属、玻璃、橡胶类物品。由于一次性医疗器械的广泛使用，该法现逐渐少用（图7-10、图7-11）。

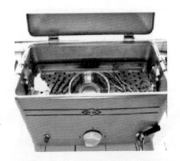
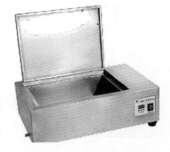

图7-10 煮沸消毒灭菌法 图7-11 煮沸消毒灭菌器

（三）紫外线消毒法

紫外线消毒是辐射消毒的一种，是物理消毒方法之一。

1．消毒原理：在一定剂量的紫外线直接照射下，可引起细胞成分，特别是核酸、原浆蛋白和酶发生变化，导致微生物死亡。由于紫外线穿透力较弱，很难使有遮盖的物体达到消毒的目的。

2．紫外线消毒设备：医院最常用的是紫外线灯管，常用的紫外线灯管有15W、20W、30W、40W 4种，可采用悬吊式，移动式灯架照射，或用紫外线消毒箱内照射（图7-12）。

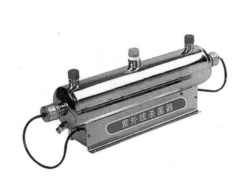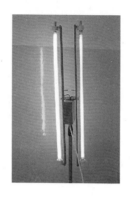

图 7-12　紫外线消毒设备

3．紫外线消毒方法：用于物品消毒时，如选用30W紫外线灯管，有效照射距离为 25～60 cm，时间为 20～30 分钟（物品要摊开或挂起，扩大照射面）；用于空气消毒时，室内每 10 m² 安装 30W 紫外线灯管 1 支，有效距离不超过 2 m，照射时间为 30～60 分钟，照射时关闭门窗，停止人员走动。

4．紫外线消毒注意事项：

（1）紫外线对眼睛和皮肤有刺激作用，应注意保护，必要时应戴防护墨镜或穿防护衣。如病人不宜搬动，可用纱布遮盖双眼、用被单遮盖肢体，以免引起眼炎或皮肤红斑。

（2）紫外线灯管要保持清洁透亮。灯管要轻拿轻放。关灯后应间隔 3～4 分钟后才能再次开启，一次可连续使用 4 小时。

（3）定期监测消毒效果：紫外线的杀菌力取决于紫外线输出量的大小和灯管的输出强度，日常消毒多采用紫外线强度计或化学指示卡进行监测。紫外线灯管会逐渐老化，需要定期监测灯管照射强度，监测值低于 70 μW/cm² 者必须更换灯管。作为质量控制手段，还应定期进行空气细菌培养，以检查杀菌效果。

（四）空气过滤除菌

空气过滤除菌是医院空气净化措施中采取的现代化设备和技术，就是使空气通过孔隙小于 0.2 μm 的高效过滤器，利用物理阻留、静电吸附等原理除去介质中的微生物。近些年，空气过滤除菌技术已用于建立生物洁净手术室和生物洁净治疗室，为器官移植、骨髓移植、白血病治疗、早产儿护理等创造了良好的条件（图7-13）。

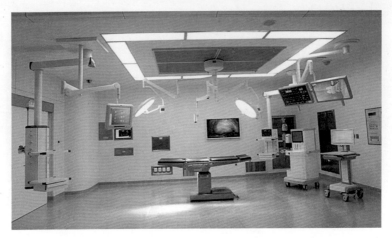

图 7-13　生物洁净手术室

▶▶ 化学消毒灭菌方法 ◀◀

利用化学药物渗透进细菌的体内，使菌体蛋白凝固变性，破坏其生理功能，从而起到消毒灭菌作用，所用的药物称化学消毒剂。

（一）化学消毒剂种类

化学消毒剂种类繁多，可按多种方法分类，列表简介如下（表7-3）。

表 7-3　医院常用化学消毒剂

类　型	名　称	作用原理	应用范围
醇类	70%～75%乙醇	脱水、蛋白质变性	皮肤、器皿
醛类	0.5%～10%甲醛 2%戊二醛（pH=8）	蛋白质变性	房间、物品消毒（不适合食品厂）
酚类	3%～5%苯酚（石炭酸） 2%甲酚皂（来苏儿） 3%～5%甲酚皂	破坏细胞膜、蛋白质变性	地面、器具 皮肤 地面、器具

续表

类 型	名 称	作用原理	应用范围
氧化剂	0.1%高锰酸钾 3%过氧化氢 0.2%~0.5%过氧乙酸	氧化蛋白质活性基团，酶失活	皮肤、水果、蔬菜 皮肤、物品表面 水果、蔬菜、塑料等
重金属盐类	0.05%~0.1%升汞 2%红汞 0.1%~1%硝酸银 0.1%~0.5%硫酸铜	蛋白质变性、酶失活 变性、沉淀蛋白 蛋白质变性、酶失活	非金属器皿、体温计 皮肤、黏膜、伤口 皮肤、新生儿眼睛 防治植物病害
表面活性剂	0.05%~0.1%苯扎溴铵 （新洁尔灭） 0.05%~0.1%杜灭芬	蛋白质变性、破坏细胞膜	皮肤、黏膜、器械 皮肤、金属、棉织品、塑料
卤素及其化合物	0.2~0.5 mg/L氯气 10%~20%漂白粉 0.5%~1%漂白粉 2.5%碘酊	破坏细胞膜、蛋白质	饮水、游泳池水 地面 水、空气等 皮肤
染料	2%~4%甲紫	与蛋白质的羧基结合	皮肤、伤口
酸类	0.1%苯甲酸 0.1%山梨酸		食品防腐 食品防腐

（二）化学消毒剂消毒原理

化学消毒剂主要是使微生物的蛋白发生凝固、溶解或氧化，从而杀灭微生物。

1．凝固蛋白质消毒剂：

（1）酚类：主要有甲酚皂（来苏儿）、六氯酚等，因具有特殊气味且杀菌力有限，目前已少用，可用于医院环境消毒。

（2）酸类：如盐酸、乳酸等，一般用于环境消毒。

（3）醇类：75%的乙醇广泛用于皮肤消毒和水银体温剂消毒等。

2．溶解蛋白质消毒剂：主要为碱性药物，常用的有氢氧化钠、石灰等。

3．氧化蛋白质类消毒剂：

（1）含氯消毒剂：该类消毒剂有强大的氧化作用，漂白粉、优氯净、百合兴等均有较广泛的应用（图 7-14）。

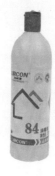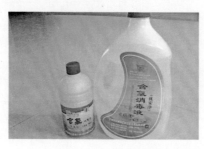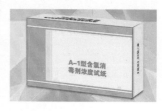

图 7-14　含氯消毒剂及氯浓度试纸

（2）过氧化物类消毒剂：过氧化物类消毒剂多依靠其强大的氧化能力杀灭微生物。主要有过氧乙酸、过氧化氢溶液（双氧水）等。过氧乙酸是一种广谱、高效、低毒的消毒灭菌剂，常以浸泡、擦拭、喷雾、熏蒸等方法在医院使用。过氧乙酸原液浓度为 18%，需加水稀释后方可使用（图 7-15、图 7-16）。

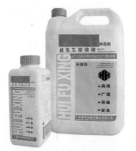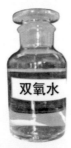

浸泡：加盖，繁殖体 0.1% 15 分钟，肝炎、结核 0.5% 30 分钟，芽孢 1% 5 分钟，灭菌 30 分钟

擦拭：0.1%～0.4% 15～30 分钟

喷雾：0.3%～0.5%，作用 30 分钟以上

熏蒸：1～3 g/m³，作用 30 分钟以上

图 7-15　过氧化物类消毒剂　　　　图 7-16　过氧乙酸消毒方法

（三）化学消毒剂应用范围

凡不适于物理消毒灭菌而能够耐潮湿的物品，如锐利的金属、刀、剪、缝针和光学仪器（胃镜、膀胱镜等）及皮肤、黏膜，以及病人的分泌物、排泄物、病室空气等均可采用化学消毒灭菌法。

（四）化学消毒剂的消毒水平

化学消毒剂可分为高效消毒剂、中效消毒剂和低效消毒剂。

1. 高效消毒剂：杀菌谱广，可杀灭一切微生物，消毒方法多样，如环氧乙烷、过氧乙酸、甲醛、戊二醛、含氯消毒剂（漂白粉、三合一、次氯酸钠、优氯净等）。高效消毒剂性质不稳定，需现用现配。

2．中效消毒剂：可杀灭细菌繁殖体、结核分枝杆菌、病毒，不能杀灭芽孢。其特点是溶解度好、性质稳定、能长期储存，但不能作灭菌剂。如碘伏、碘酊、乙醇、甲酚皂、高锰酸钾等。

3．低效消毒剂：可杀灭细菌繁殖体、真菌，不能杀灭芽孢和病毒，性质稳定、能长期储存，无异味，无刺激性，但杀菌谱窄，对芽胞只有抑制作用，如季铵盐类（苯扎溴铵、杜灭芬、消毒净）、氯己定（洗必泰）等。

（五）化学消毒灭菌剂的使用原则

1．根据物品的性能及病原体的特性，选择合适的消毒剂。

2．严格掌握消毒剂的有效浓度、消毒时间和使用方法。

3．需消毒的物品应洗净擦干，然后将物品浸没于溶液里。

4．消毒剂应定期更换。挥发剂应加盖并定期测定比重，及时调整浓度。

5．浸泡过的物品，使用前需用无菌等渗盐水冲洗，以免消毒剂刺激人体组织。

（六）化学消毒灭菌的方法

1．浸泡法：选用杀菌谱广、腐蚀性弱、水溶性消毒剂，将物品浸没于消毒剂内，在标准的浓度和时间内，达到消毒灭菌目的，如0.1%过氧乙酸浸泡消毒可杀灭肝炎病毒。

2．擦拭法：选用易溶于水、穿透性强的消毒剂擦拭物品表面，在标准的浓度和时间里达到消毒灭菌目的，如用1:50的含氯消毒剂擦拭消毒病室桌面等（图7-17）。

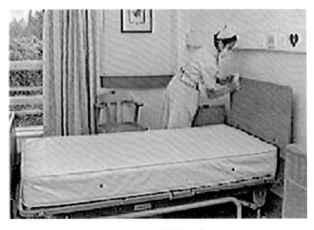

图 7-17　擦拭消毒

3. 熏蒸法：将化学消毒剂加热或加入氧化剂，使消毒剂呈气体，在标准的浓度和时间里达到消毒灭菌目的。该法适用于室内物品及空气消毒、精密贵重仪器消毒和不能蒸、煮、浸泡的物品（血压计、听诊器等）消毒。医院常用的有纯乳酸熏蒸消毒（如手术室消毒）、食醋熏蒸消毒（如病室空气消毒）、过氧乙酸熏蒸灭菌和环氧乙烷气体灭菌等。

（1）环氧乙烷气体灭菌法：环氧乙烷是一种广谱气体杀菌剂，能杀灭细菌繁殖体及芽孢，以及真菌和病毒等，是继甲醛之后最有效的第二代杀菌剂。该灭菌法是将环氧乙烷气体和待消毒物品置于密闭容器内，在标准的浓度、湿度和时间条件下进行灭菌，主要用于贵重设备的灭菌处理（图 7-18、图 7-19）。

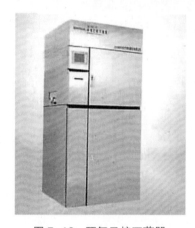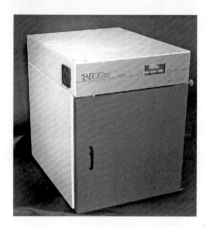

图 7-18　环氧乙烷灭菌器　　　　图 7-19　微型环氧乙烷灭菌器

必须强调的是，环氧乙烷虽有高效、不损伤金属等优点，但也是一种易燃易爆、有致癌作用的有害气体。因此该灭菌法必须在密闭容器内进行，操作人员必须经过培训并遵守严格的操作规程。

（2）纯乳酸熏蒸消毒：常用于手术室和病室空气消毒。每 100m2 空间用乳酸 12mL 加等量水，放入治疗碗内，密闭门窗，加热熏蒸，待蒸发完毕，移去热源，继续封闭 2 小时，随后开窗通风换气。

（3）食醋熏蒸消毒：食醋 5～10 mL/m^3 加热水 1～2 L，闭门加热熏蒸到食醋蒸发完为止。因食醋含 5％醋酸可改变细菌酸碱环境而有抑菌作用，可对病室的空气进行消毒。

4. 喷雾消毒法：借助普通喷雾器或气溶胶喷雾器，使消毒剂产生微粒气雾弥散在空间，进行空气和物品表面的消毒。如用 1％漂白粉澄清液或 0.2％过氧乙酸溶液作空气喷雾。对细菌芽孢污染的表面，每立方米喷雾 2% 过氧乙酸溶液 8 mL，经 30 分钟，在 18℃ 以上的室温下，可达 99.9% 杀灭率（图 7-20）。

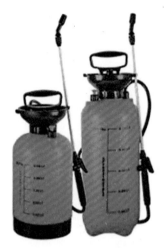

图 7-20　手动喷雾器

▶▶ 化学消毒剂浓度稀释配制计算法 ◀◀

消毒剂原液和加工剂型一般浓度较高，在实际应用中，必须根据消毒的对象和目的加稀释液，配制成适宜浓度使用，才能收到良好的消毒灭菌效果。

1. 稀释配制计算公式：$C_1 \cdot V_1 = C_2 \cdot V_2$

式中：C_1—稀释前溶液浓度；C_2—稀释后溶液浓度；V_1—稀释前溶液体积；V_2—稀释后溶液体积。

2. 举例：计算配制 0.1% 苯扎溴铵溶液 3000 mL，需用多少 5% 苯扎溴铵溶液。

代入公式：$5\% \times x = 0.1\% \times 3000$

$x = 60$ mL（即需用 5% 苯扎溴铵 60 mL）。

无菌技术

无菌技术是指在诊疗、护理操作中，防止一切微生物侵入人体和防止无菌物品、无菌区域被污染的操作技术。

在医疗护理中，控制致病微生物、避免发生感染的最好办法是无菌技术。通过无菌技术的应用，可以减少病人感染的发生，提高医疗护理服务的质量。无菌技术是控制医院感染中的重要环节，具有十分重要的意义。

§8.1 无菌技术基本操作

无菌技术基本操作的内容包括无菌持物钳使用法、无菌包使用法、铺无菌盘法、无菌容器使用法、取无菌溶液法和戴无菌手套法等内容。

▶ 基本概念 ◀

1. 无菌物品：经过物理或化学方法灭菌后，未被污染的物品称无菌物品。
2. 无菌区域：经过灭菌处理而未被污染的区域，称无菌区域。
3. 非无菌物品或区域：未经灭菌或经灭菌后又被污染的物品或区域，称非无菌物品或区域。

▶ 无菌操作目的 ◀

1. 熟练掌握无菌技术基本操作方法。
2. 保证已灭菌的无菌物品处于无菌状态。

3. 保证无菌物品、无菌溶液和无菌区域不被污染。

4. 熟练掌握无菌手套的使用方法。

▶▶ 无菌技术实施原则 ◀◀

1. 操作中保持无菌：进行无菌操作时，应首先明确无菌区与非无菌区，操作者身体应与无菌区保持一定距离（>20 cm），手臂应保持在腰部或治疗台面以上，不可面对无菌区讲话、咳嗽、打喷嚏。

2. 取无菌物品时须用无菌持物钳，面向无菌区。

3. 一套无菌物品，只能供一个病人使用，以免发生交叉感染。

4. 无菌物品一经取出，即使未用，也不可放回无菌包或无菌容器内。

5. 无菌物品已被污染或疑有污染，均不可再用，应重新灭菌。

▶▶ 无菌物品的保管 ◀◀

无菌物品与非无菌物品应分别放置。灭菌物品应存放在无菌物品存放间的存放架或存放柜内，应距地面 20～25 cm，距墙壁 5～10 cm，距天花板 50 cm。存放架或存放柜应便于清洁，不易生锈；保存环境应清洁、明亮、通风或有空气净化装置，照明光线充足；温度低于 24 ℃，湿度低于 70 ％（图 8-1）。

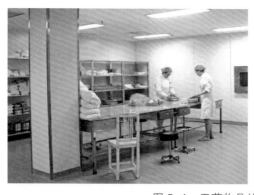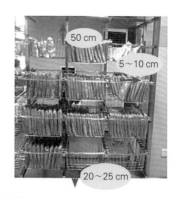

图 8-1 无菌物品的保管

▶▶ 无菌操作前准备 ◀◀

1. 环境准备：环境要清洁，进行无菌技术操作前半小时须停止清扫地面等工作，避免不必要的人群流动以降低室内空气中的尘埃。治疗室每天应用紫外线灯照射消毒一次（图 8-2）。

2．人员准备：进行无菌操作的医务人员应衣帽穿戴整洁，帽子要把全部头发遮盖，口罩须遮住口鼻，修剪指甲，洗手。必要时应穿无菌衣、戴无菌手套（图 8-3）。

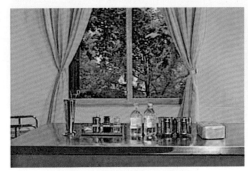 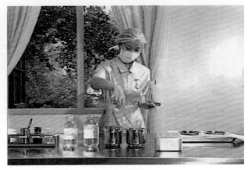

图 8-2　无菌操作环境准备　　　　图 8-3　无菌操作人员准备

▶▶ 无菌操作主要内容 ◀◀

（一）无菌持物钳使用法

1．无菌持物钳应浸泡在盛有消毒液的大口容器内，溶液应浸没钳轴关节以上 2~3 cm，每个容器只能放 1 把无菌持物钳（图 8-4）。

2．取放无菌持物钳时，应将钳端闭合，不可触及容器边缘或液面以上的容器内壁。使用持物钳时应保持钳端向下，用后立即放回容器中，并松开关节，将钳端打开（图 8-5）。

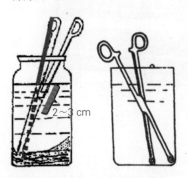 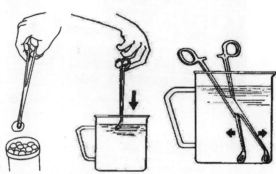

图 8-4　消毒液浸泡无菌持物钳　　　图 8-5　无菌持物钳使用法

3. 取用无菌物品必须使用无菌持物钳，无菌持物钳只能用来夹取无菌物品，不能触碰非无菌物品，也不能用于换药或消毒皮肤。无菌物品一经取出，即使未使用，也不可放回无菌容器内或无菌包中。无菌容器一经开盖，24小时内有效（图8-6）。

4. 为避免持物钳在空气中暴露过久，如欲到远处取物时应连同容器一起搬移，就地取出持物钳使用（图8-7）。

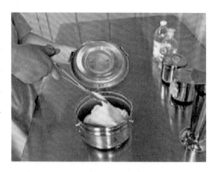

图 8-6　用无菌持物钳取无菌物品

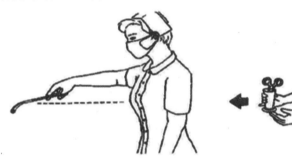

图 8-7　持物钳远距离移送

5. 无菌持物钳及其浸泡消毒容器，应每周清洁消毒两次，并更换消毒溶液及纱布。门诊换药室或使用较多的部门，应每天清洁消毒一次。

（二）无菌容器使用法

使用无菌容器时，不可污染容器盖的内面，不可用手接触容器边缘及内面。无菌容器应每周消毒灭菌一次。

1. 打开无菌容器盖：盖的内面朝上，平放于桌上，夹取无菌物品后立即由近侧向对侧盖严（图8-8）。

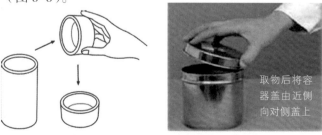

取物后将容器盖由近侧向对侧盖上

图 8-8　无菌容器使用法

2. 手持无菌容器：手托无菌容器底部，不触及容器内面及边缘（图 8-9）。

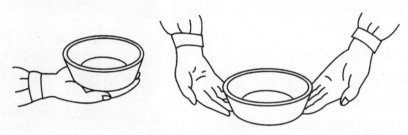

图 8-9　手持无菌容器

（三）取无菌溶液法

1. 用纱布擦净无菌液体瓶，仔细检查核对溶液后，撬去铝盖，用拇指将橡胶瓶盖边缘向上翻起松动，示指和中指套住皮塞拉出，手不能触及瓶口及盖的内面。（图 8-10）。

2. 用无菌持物钳在无菌储槽内夹取无菌治疗碗，放置于预定位置，手不能触及其内侧及治疗碗的边缘。

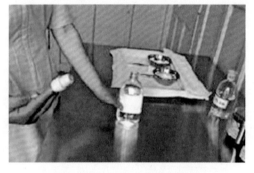

图 8-10　开启无菌液体瓶盖

3. 手握瓶签，先倒出少许溶液冲洗瓶口（倒入弯盘内），再由原处将溶液倒入无菌容器内（图 8-11）。

4. 如有剩余液体，常规消毒后将橡胶瓶塞塞紧并下翻、盖严，不可用无菌敷料堵塞瓶口，不可用棉签等直接伸入溶液瓶内蘸液，以免污染剩余的溶液。

5. 在瓶签上注明开瓶日期与时间，开封后的无菌溶液有效期为 24 小时。

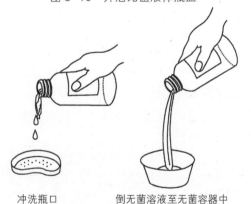

冲洗瓶口　　　　倒无菌溶液至无菌容器中

图 8-11　倒取无菌溶液

（四）无菌包及其使用

1. 无菌包：为使医疗护理用品便于消毒、保存和使用，须将各类物品用布类包裹、扎紧，此即称为无菌包。无菌包内根据需要放置不同物品，如无菌巾、医用敷料、手术衣、手术台布类用品、医疗器械、成套组合设备（如导尿设备、胸穿设备）等，无菌包外面贴有记录卡和灭菌效果检测条（图8-12）。

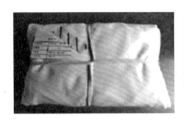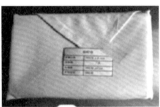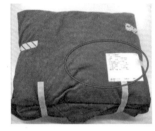

图 8-12　无菌包

标签内容包括物品名称、包装/复核者、灭菌日期、失效日期、炉号炉次、消毒员等项目信息

2. 包扎无菌包：待灭菌物品须用双层致密的厚棉布包扎打包，并在包外贴上标签和监测条，然后进行灭菌处理，灭菌后的无菌包存放备用。无菌包的包扎方法图示如下（图8-13）。

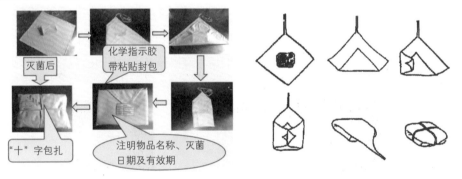

图 8-13　无菌包包扎法

3. 无菌包的保管：无菌包应注明物品名称、消毒灭菌日期，并按日期先后顺序摆放保存，以便取用。无菌包在未被污染的情况下，可保存 7～14 天，过期应重新灭菌（图8-14）。

4. 取用无菌包：取用无菌包时，应检查包外标签

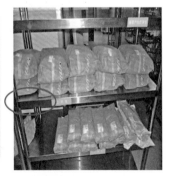

无菌物品应分类放置，严格定位、标记清楚，按灭菌日期顺序使用，物品排列整齐，以左进右出、下进上出为原则。

摆放无菌物品时应按照有效期限依次摆放，有效期标志醒目，临近过期的物品放在方便取用位置；一次性使用无菌用品应一个批次用完再放入下一批次，或将剩余少量未完批次物品放在上层

图 8-14　无菌包分类放置保存

（物品名称、灭菌日期），指示胶带是否变色，包布是否干燥等。

（1）打开无菌包：手只能接触包布外面，依次揭开包布四角逐层打开无菌包（图8-15）。

（2）取出无菌物品：将包内无菌物品抛置于已铺好的无菌盘中，或用无菌钳夹取所需物品，并放置在预定位置（图8-16）。

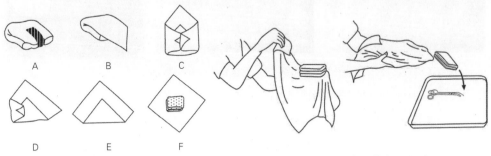

图8-15　打开无菌包顺序　　　　　　图8-16　取出无菌物品方法

（3）重新包扎无菌包（回包）：无菌物品一经使用或过期，应重新进行灭菌处理。取用部分灭菌物品后，可按原折痕重新包裹并用绑扎带将无菌包环形扎紧，并在标签上注明本次开包时间。重新包扎的无菌包在24小时内可以再次开包使用（图8-17）。

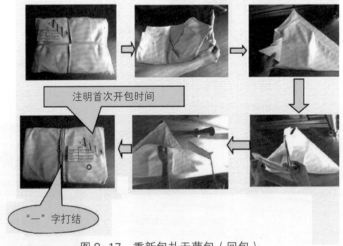

注明首次开包时间

"一"字打结

图8-17　重新包扎无菌包（回包）

（五）铺无菌盘法

无菌盘是将无菌巾铺在清洁、干燥的治疗盘内，形成一个无菌区，用以放置无菌物品，提供治疗、护理使用。无菌盘的铺法包括单层底铺盘法和双层底铺盘法（图 8-18）。

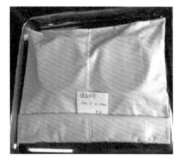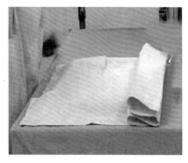

图 8-18　无菌盘

1. 单层底铺盘法：

（1）铺巾：双手捏住无菌巾一边外面两角，轻轻抖开，双折平铺于治疗盘上，将上层呈扇形折至对侧，开口向外。

（2）放入无菌物品。

（3）覆盖：双手捏住扇形折叠层治疗巾外面，遮盖于物品上，对齐上下层边缘，将开口处向上翻折两次，两侧边缘分别向下折一次，露出治疗盘边缘（图 8-19）。

2. 双层底铺盘法：

（1）铺巾：双手捏住无菌巾一边外面两角，轻轻抖开，从远到近。三折成双层底，上层呈扇形折叠，开口向外。

（2）放入无菌物品。

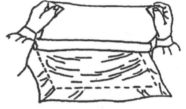

图 8-19　单层底铺盘法

（3）覆盖：拉平扇形折叠层，盖于物品上，边缘对齐。

（4）放置记录卡：在记录卡上注明铺盘日期、时间并签名，然后将记录卡放置于治疗盘内。铺好的无菌盘有效使用期为 24 小时（图 8-20）。

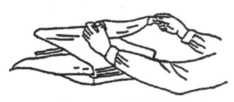

图 8-20　双层底铺盘法

（六）戴无菌手套

1. 适用范围：各类小型手术一般不在手术室，而是在床旁进行。进行这类手术时，术者通常不需穿无菌手术衣，但必须在卫生手消毒后戴无菌手套。

2. 戴无菌手套法：

（1）检查手套：检查无菌手套袋外面的号码及有效日期，或检查一次性手套的有效期；检查手套合格后，取滑石粉涂擦在两手掌和手背（图8-21）。

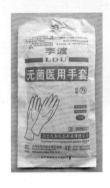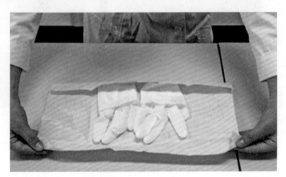

图8-21　检查手套

（2）戴手套：取出手套后，先戴右手手套，将右手指插入手套内并戴好；再用已戴好手套的右手指插入另一手套的翻边内面（手套外面），将左手五指插入手套并戴好（图8-22）。

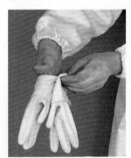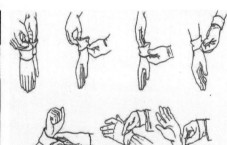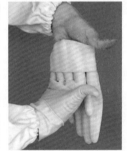

戴右手手套　　　　　　　　戴右手套程序　　　　　　　　戴左手手套

图8-22　戴无菌手套

（3）冲洗手套：用消毒的0.9%氯化钠溶液洗净手套外面的滑石粉（图8-23）。

（4）脱手套：操作完毕后，用清水洗净手套上的污物和血渍，脱去手套。

3. 戴手套注意事项：

（1）手术人员应根据自己手的大小选择合适的手套。

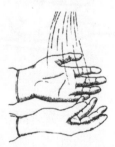

图8-23　冲洗滑石粉

（2）一定要掌握戴无菌手套的原则，即未戴手套的手，只允许接触手套内面，不可触及手套的外面；已戴手套的手则不可触及未戴手套的手或另一手套的内面。

（3）手套破损须及时更换，更换时应以手套完整的手脱去应更换的手套，但勿触及该手的皮肤。

§8.2　穿无菌手术衣与戴无菌手套

任何一种洗手方法，都不能完全消灭皮肤深处的细菌，这些细菌在手术过程中会逐渐移行到皮肤表面并繁殖生长，故在手术室进行手术时，洗手之后必须穿上无菌手术衣，戴上无菌手套，方可进行手术。

▶▶ 准备 ◀◀

1．外科手消毒：在穿无菌手术衣与戴无菌手套前，手术人员必须先进行外科手消毒，俗称外科洗手。

2．备无菌手术衣：无菌手术衣包事先由巡回护士打开。现在也有少数医院使用一次性无菌手术衣（图8-24）。

3．备无菌手套：无菌手套应由巡回护士备好，现在有些医院使用一次性无菌手套（图8-25）。

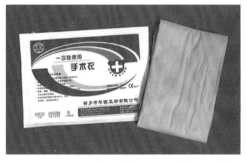

图8-24　一次性无菌手术衣

▶▶ 穿无菌手术衣 ◀◀

（一）穿无菌手术衣方法

1．从已打开的无菌衣包内取出无菌手术衣一件，在手术间内较空旷的地方穿衣。先认准衣领，用双手提起衣领的两角，充分抖开手术衣，将手术衣的

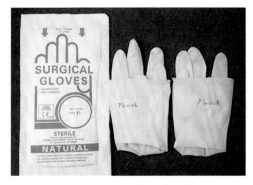

图8-25　一次性无菌手套

内面对着自己（图 8-26A、B）。

2. 看准袖筒的入口，将衣服轻轻抛起，双手迅速同时伸入袖筒内，两臂向前平举伸直，此时由巡回护士在后面拉紧衣带，双手即可伸出袖口（图 8-26C、D）。

3. 双手在身前交叉提起腰带，由巡回护士在背后接过腰带并协助系好腰带和后面的衣带（图 8-26E、F）。

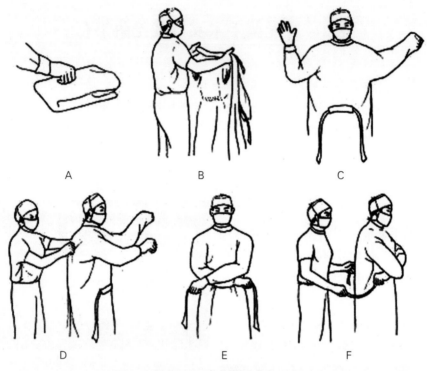

图 8-26　穿无菌手术衣

（二）穿无菌手术衣注意事项

1. 取衣时应一次整件地拿起，不能只抓衣领将手术衣拖出无菌区。穿衣时，双手不能高举过头或伸向两侧，否则手部超出视野范围，容易碰触未消毒物品。未戴手套的手不能触及手术衣的正面，更不能将手插入胸前衣袋里。传递腰带时，不能与协助穿衣人员的手相接触。

2. 穿无菌手术衣必须在手术间内比较空旷的地方进行。一旦接触未消毒的物件，立即更换。

3. 若发现手术衣有破洞，应立即更换。

▶▶ 戴无菌手套 ◀◀

（一）戴无菌手套方法

1. 穿好无菌手术衣后，取出手套包（或盒）内的无菌滑石粉小纸包，将滑石粉撒在手心，然后均匀地抹在手指、手掌和手背上。

2. 取手套：取无菌手套一副，取手套时只能捏住手套口的翻折部，不能用手接触手套外面（图8-27）。

3. 戴手套：对好两只手套，使两只手套的拇指对向前方并靠拢。左手提起手套，右手插入手套内，并使各手指尽量深地插入相应指筒末端；再将已戴手套的右手指插入左侧手套口翻折部之下，将左侧手套拿稳，然后将左手插入左侧手套内；最后将手套套口翻折部翻转包盖于手术衣的袖口上（图8-28）。

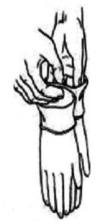

图8-27 取无菌手套

- 将右手插入右手手套内
- 已带好手套的右手指插入左手套的翻折部，帮助左手插入手套内
- 将手套翻折部翻回盖住手术衣袖口
- 用无菌盐水冲洗手套外面的滑石粉

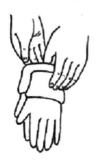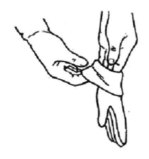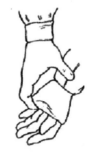

图8-28 戴无菌手套

4. 用消毒外用0.9%氯化钠溶液洗净手套外面的滑石粉。

（二）戴无菌手套注意事项

1. 手术人员应根据自己手的大小选择合适的手套。

2. 一定要掌握戴无菌手套的原则，即未戴手套的手，只允许接触手套内面，不可触及手套的外面；已戴手套的手则不可触及未戴手套的手或另一手套的内面。

3. 手套破损须及时更换，更换时应以手套完整的手脱去应更换的手套，但勿触及该手的皮肤。

4. 等待手术时，双手应拱手置于胸前或放置于胸部的衣袋里。切不可下垂或双手交叉置于腋下（图 8-29）。

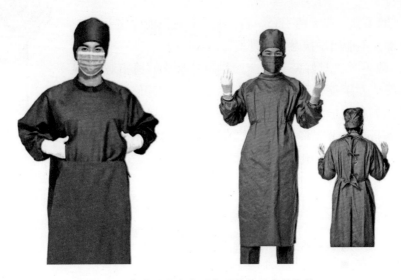

图 8-29　穿戴手术衣和手套后等待手术的姿势

隔离与隔离技术

隔离是采用各种方法、技术，防止病原体从病人及携带者传播给他人的措施。为保护医务人员和病人，避免感染和交叉感染，应加强手卫生，根据情况使用帽子、口罩、手套、鞋套、护目镜、防护面罩、防水围裙、隔离衣、防护服等防护用品。

§9.1 概 述

▶▶ 隔离的概念 ◀◀

1. 隔离：是将传染病病人或带菌者和高度易感人群安置在指定地点和特殊环境中，暂时避免和周围人群接触，以预防疾病的传播。对病人采取传染源隔离，防止传染病病原体向外传播；对易感人群采取保护性隔离，使之免受感染。

2. 隔离技术：是指在医疗护理操作中，防止一切病原微生物侵入人体，防止清洁物品和清洁区被污染的操作技术。

3. 清洁物品：是指未与传染病病人直接接触，未被病原微生物污染的物品。

▶▶ 隔离的目的 ◀◀

隔离的目的包括以下几点（图 9-1）。

1. 保护易感人群（含医务人员）。

2. 预防医院感染。

3. 防止传染病蔓延。

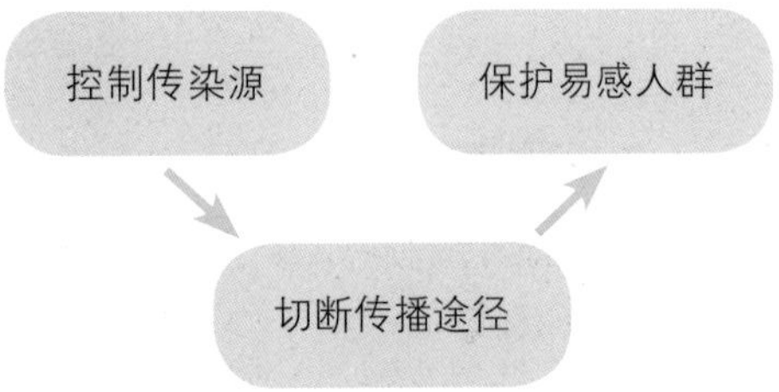

控制传染源　　保护易感人群

切断传播途径

图 9-1 隔离的基本环节

▶▶ 隔离区域的设置和划分 ◀◀

（一）隔离区域的设置

隔离区域与普通病区应分开设置，应远离食堂、水源和其他公共场所。传染病区应有多个出口，以使工作人员和病人分道进出（图9-2、图9-3）。

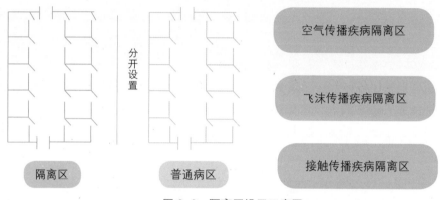

图 9-2 隔离区设置示意图

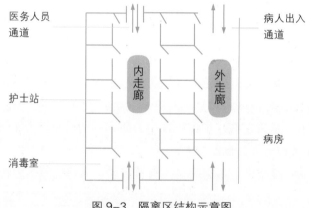

图 9-3 隔离区结构示意图

（二）隔离区域的划分

通常按是否被病原微生物污染进行隔离区域的划分，分为清洁区、污染区和半污染区（图9-4）。

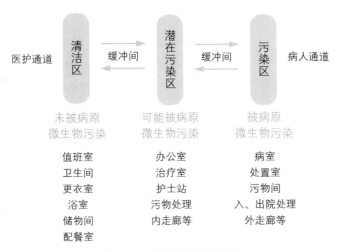

图 9-4 隔离区划分示意图

1．清洁区：凡未和病人直接接触、未被病原微生物污染的区域为清洁区，如更衣室、库房、值班室、配餐室等。病人及其接触过的物品不得进入清洁区；工作人员需消毒双手、脱隔离衣及鞋后方可进入清洁区（图 9-5）。

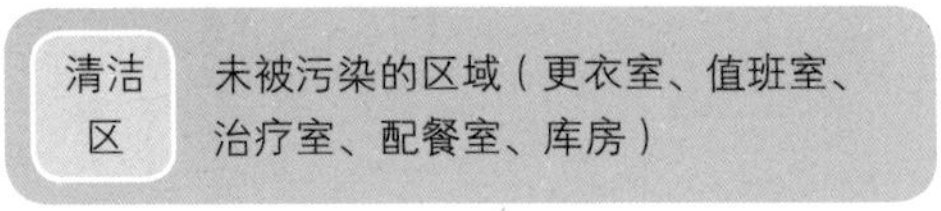

2．半污染区：又称潜在污染区，凡有可能被病原微生物污染的区域为半污染区，如病区的走廊和化验室等。半污染区的隔离要求：① 病人及穿隔离衣的工作人员通过走廊时不能接触墙壁及家具、物品。② 检验标本放于盘内，检验后严格处理（图 9-6）。

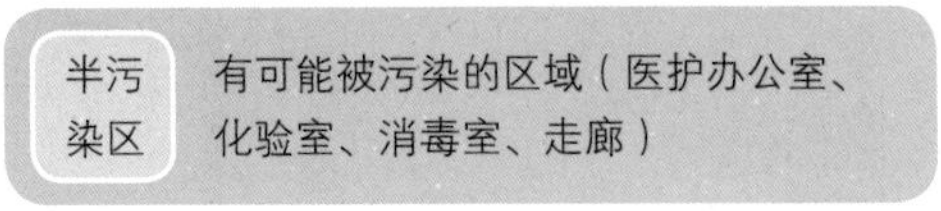

3．污染区：凡和病人接触，或被病原微生物污染的地方为污染区，如病室、浴室、厕所等。污染区的隔离要求：① 污染区内物品未消毒不能带到他处。② 工作人员进入污染区必须穿隔离衣、戴口罩，必要时换鞋，离开时脱下并消毒双手（图 9-7）。

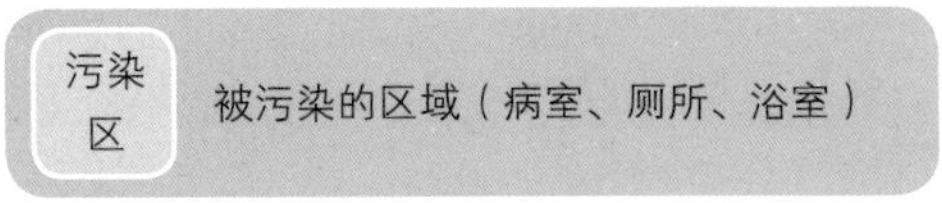

| 清洁区 | 未被污染的区域（更衣室、值班室、治疗室、配餐室、库房） |

图 9-5 清洁区

| 半污染区 | 有可能被污染的区域（医护办公室、化验室、消毒室、走廊） |

图 9-6 半污染区

| 污染区 | 被污染的区域（病室、厕所、浴室） |

图 9-7 污染区

▶▶ **隔离单位的设置** ◀◀

隔离单位即隔离病室，隔离单位或以病人为单位，或以病种为单位进行设置。隔离病室门外及病床尾应设有隔离标志，门口置消毒液浸湿的脚垫、手消毒的用物、避污纸等，并设挂衣架及隔离衣（图9-8）。

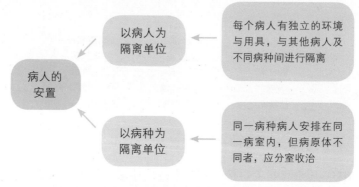

图9-8　隔离单位（隔离病室）设置

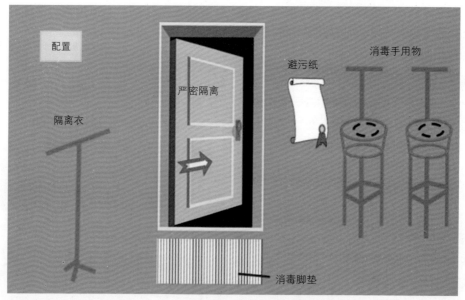

1. 以病种为隔离单位：如呼吸道和消化道传染病，同一病种病人可住同一个病室。

2. 以病床为隔离单位：如对接触隔离的病人，必要时可采取病床隔离，但病人之间不得互相接触。

3. 单独隔离：甲类传染病病人及病因未明的烈性传染病病人，一人一室进行隔离；保护性隔离应单独隔离；工作人员应实施严格的个人防护（图9-9）。

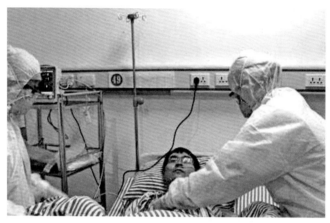

图9-9　工作人员全面个人防护

▶▶ 隔离的分类 ◀◀

医学隔离可分为传染性隔离和保护性隔离两种类型。传染性隔离又可分为严密隔离、呼吸道隔离、消化道隔离、接触隔离、血液/体液隔离和昆虫隔离（图9-10、表9-1）。

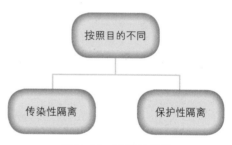

图9-10　隔离的类型

表9-1　隔离分类及特点

隔离种类	疾病	特点
传染性隔离		
严密隔离	鼠疫、霍乱、炭疽	禁止病人出入，随时关闭门窗
呼吸道隔离	流感、流脑、麻疹、百日咳、肺结核	每天空气消毒，病人的口鼻分泌物应严格消毒

续表

隔离种类	疾　病	特　点
肠道隔离	伤寒、痢疾、甲肝、戊肝	排泄物、呕吐物、剩余食物均应消毒处理，病室防蝇虫
接触隔离	破伤风、气性坏疽	伤口分泌物或皮肤脱屑所污染的物品均应消毒
血液－体液隔离	乙肝、艾滋病、梅毒	被血液或体液污染的物品应消毒销毁，防止被注射器针头刺伤
昆虫隔离	乙脑、流行性出血热、疟疾、斑疹伤寒、回归热	注意防蚊、防虫
保护性隔离	严重烧伤、早产儿、血液病、器官移植	适于免疫力低下的病人

▶▶ 隔离消毒 ◀◀

隔离消毒分为一般隔离消毒和终末隔离消毒。

（一）一般隔离消毒

1. 工作人员进入隔离室应按规定戴口罩、帽子，穿隔离衣。

2. 穿隔离衣后只能在规定范围内活动，严格执行隔离技术，接触病人或污物后必须进行手消毒。

3. 病室每天进行紫外线照射或消毒液喷雾，并用消毒液擦拭病室内桌椅等物品。

4. 病室内一切用物及排泄物等均应按规定进行消毒（表9-2）。

表9-2　传染病病人污染物品消毒法

类　别	消毒方法
病室房间	熏蒸
病室地面、墙壁、家具	消毒剂喷洒、擦拭

续表

类　别	消毒方法
医疗用的金属、橡胶、搪瓷、玻璃类物品	消毒剂浸泡,煮沸及压力蒸汽灭菌等
血压计、听诊器、手电筒	甲醛熏蒸,环氧乙烷气体灭菌,消毒剂擦拭
体温计	1%过氧乙酸浸泡30分钟,连续2次,也可用20%聚维酮碘浸泡30分钟
餐具、茶具、药杯	消毒剂浸泡,煮沸,微波消毒,环氧乙烷气体灭菌
信件、书报、票证	甲醛熏蒸,环氧乙烷气体灭菌
布类、衣服	消毒剂浸泡,环氧乙烷气体灭菌,煮沸消毒,压力蒸汽灭菌
枕芯、被褥、毛纺织品	日光曝晒6小时以上,环氧乙烷气体灭菌
排泄物、分泌物	排泄物用漂白粉消毒,痰盛于蜡纸盒内焚烧
剩余食物	煮沸30分钟后倒掉
垃圾	焚烧

(二)终末隔离消毒

1．病人出院或转科前应沐浴、更衣,个人用物应进行消毒处理。

2．病人如病故,应用浸透消毒液的尸单包裹,放入不渗透的尸袋内,送传染科太平间。

§9.2　帽子和口罩的使用

帽子可防止工作人员的头屑飘落、头发散落或被污染,分为一次性帽子和布制可多次使用的帽子。

口罩能阻止对人体有害的可见或不可见的物质吸入呼吸道,也能防止飞沫污染无菌物品或清洁物品。口罩包括纱布口罩、外科口罩和医用防护口罩。

▶▶ **目的** ◀◀

保护工作人员和病人，防止感染和交叉感染。

▶▶ **准备** ◀◀

1. 环境准备：清洁、宽敞。
2. 护士准备：着装整洁，洗手。
3. 用物准备：根据需要备合适的帽子、口罩。

▶▶ **实施** ◀◀

1. 洗手。

2. 戴帽子：医用帽按质地可分为一次性医用帽和布制多次使用帽；按使用要求可分为护士帽、医师帽、手术人员帽等（图9-11）。

各种医用帽佩戴时均应将帽子遮住全部头发，戴妥或扎紧（图9-12）。

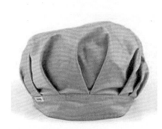 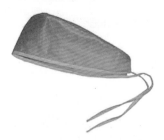 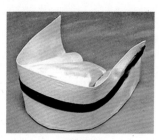

布制帽　　　　　　　一次性帽　　　　　　　护士帽

图 9-11　各式医用帽

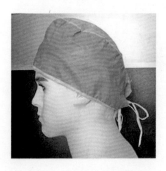 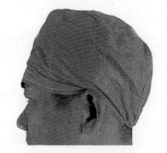 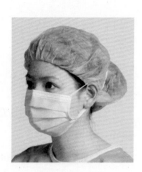

图 9-12　各式医用帽的佩戴

3．戴口罩：医用口罩可分为一次性口罩、纱布口罩、加厚纱布口罩、外科口罩和防护口罩等（图9–13）。

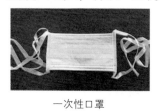

一次性口罩

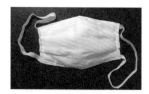

纱布口罩

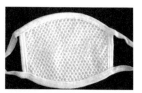

加厚纱布口罩

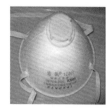

防护口罩

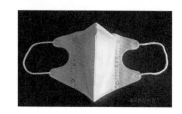

塑性口罩

图 9–13　各式医用口罩

（1）戴一次性口罩和纱布口罩：将口罩罩住鼻、口及下巴，口罩下方带系于颈后，上方带系于头后中部（图9–14）。

（2）戴外科口罩：将口罩罩住鼻、口及下巴，口罩下方带系于颈后，上方带系于头后中部，再将双手指尖放在鼻夹上，从中间位置开始，用手指向内按压，并逐步向两侧移动，根据鼻梁形状塑造鼻夹，最后调整系带的松紧度，检查闭合性（图9–15）。

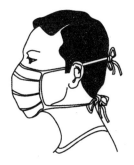

图 9–14　一次性口罩佩戴

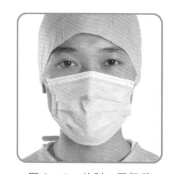

图 9–15　外科口罩佩戴

4．脱口罩：洗手后取下口罩，先解开下面的系带，再解开上面的系带，用手指捏住系带将口罩丢入医疗垃圾袋内。

5. 脱帽子：洗手后取下帽子。

▶▶ **注意事项** ◀◀

（一）使用帽子注意事项

1. 进入污染区和洁净环境前、进行无菌操作等应戴帽子。

2. 被病人血液、体液污染后应及时更换。

（二）使用口罩注意事项

1. 应根据不同的操作要求选用不同种类的口罩，一般诊疗活动，可佩戴纱布口罩或外科口罩。手术室工作或护理免疫功能低下病人、进行体腔穿刺等操作时应戴外科口罩；接触经空气传播或近距离接触经飞沫传播的呼吸道传染病病人时，应戴医用防护口罩。

2. 口罩潮湿后，或受到病人血液、体液污染后，应及时更换。

3. 纱布口罩应每天更换，医用外科口罩只能一次性使用。

§9.3　隔离衣的使用

隔离衣是医务人员在接触传染病病人或疑似传染病病人时使用的隔离服装。

▶▶ **目的** ◀◀

穿隔离衣的目的是为了保护医务人员和病人免受医院内交叉感染（图9-16）。

> 1. 保护医护人员免受感染性物质污染，防止病原微生物的传播
> 2. 避免交叉感染
> 3. 保护病人免受感染

图 9-16　穿隔离衣的目的

▶▶ **适用范围** ◀◀

1. 进入严格隔离病区时，需穿隔离衣。

2. 检查、护理需特殊隔离病人，工作服可能受分泌物、排泄物、血液、体液沾染时，需穿隔离衣。

3. 进入易引起院内播散的感染性疾病病室和需要特别隔离的病人（如大面积烧伤、器官移植和早产儿等）时，医护人员均需穿隔离衣。

▶▶ **准备** ◀◀

1. 备隔离衣：传统使用的隔离衣为布制隔离衣，可以多次使用，本节所重点介绍的即为此种隔离衣的使用方法。目前，布制隔离衣已逐渐被弃用，临床使用的多为一次性隔离衣，但其穿、脱方法仍应遵循布制隔离衣穿脱的基本程序（图9-17）。

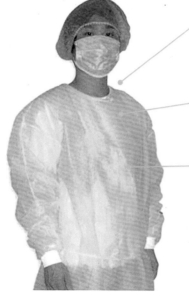

衣服接缝处：
包边接缝设计，有效提高接缝强度，提高衣服的物理耐受性能

正面：
无缝设计更能提供高效防护性能

衣服面料：
采用新型3层超细纤维和纺粘无纺布材料，最大限度地提高透气性，提供高效防护性能和轻便透气的穿着感觉

图9-17 一次性隔离衣

2. 操作者准备：穿衣前须戴好帽子、口罩，取下手表，卷袖至前臂以上，并进行卫生洗手或卫生手消毒。

▶▶ **实施** ◀◀

（一）穿隔离衣

1. 手持衣领取下隔离衣，清洁面朝自己将衣领向外折，对齐肩缝，露出袖笼（图9-18A）。

2. 左手伸入袖内并上抖，依法穿好另一袖，两手上举，将衣袖尽量抖上

（图 9-18B、图 9-18C）。

3. 两手持衣领顺边缘向后扣好领扣，然后系好袖口（图 9-18D、图 9-18E）。

4. 双手在腰带下约 5 cm 处平行向后移动，捏住身后衣服正面的边缘，两侧对齐并拉向背后，然后向一侧按压折叠；一手按住折叠处，另一手移至前面将同侧的腰带拉到背后折叠处，按同法再将另一侧的腰带拉至背后；然后再将两侧的腰带在背后交叉，回到前面打一活结系好（图 9-18F～图 9-18J）。

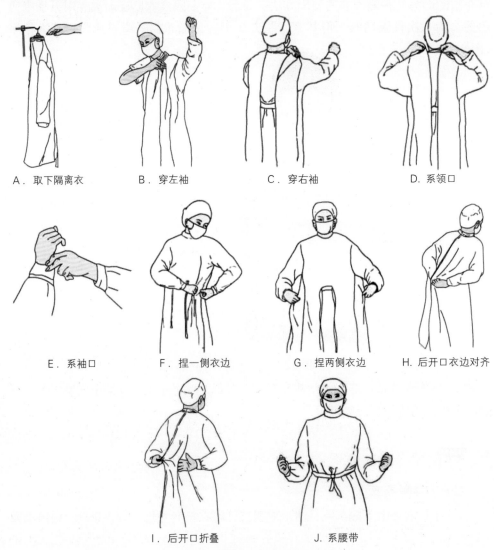

A．取下隔离衣	B．穿左袖	C．穿右袖	D．系领口
E．系袖口	F．捏一侧衣边	G．捏两侧衣边	H．后开口衣边对齐
	I．后开口折叠	J．系腰带	

图 9-18　穿隔离衣程序（A～J）

（二）脱隔离衣

脱隔离衣应按以下程序分步实施（图 9-19）

1. 解腰带：解开腰带使其完全松解，然后重新在前面打一活结（图 9-19A）。
2. 解袖口：解开袖口，在肘部将部分衣袖塞入工作衣袖内（图 9-19B）。
3. 消毒双手（图 9-19C）。
4. 解衣领：解开衣领带或领扣（图 9-19D）。
5. 脱衣袖：一手伸入另一侧袖口内，拉下衣袖过手（遮住手），再用衣袖遮住的手在外面握住另一衣袖的外面并拉下袖子，两手在袖内使袖子对齐，双臂逐渐退出（图 9-19E～图 9-19G）。

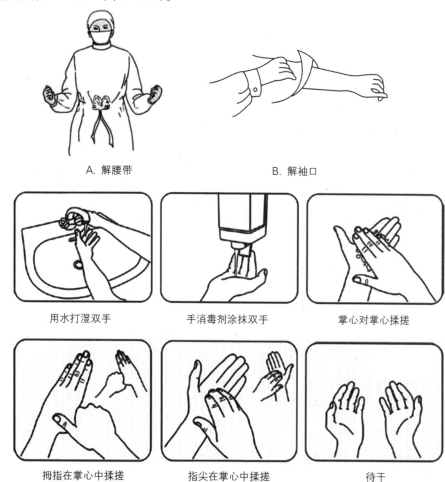

A. 解腰带   B. 解袖口

用水打湿双手   手消毒剂涂抹双手   掌心对掌心揉搓

拇指在掌心中揉搓   指尖在掌心中揉搓   待干

C. 卫生手消毒

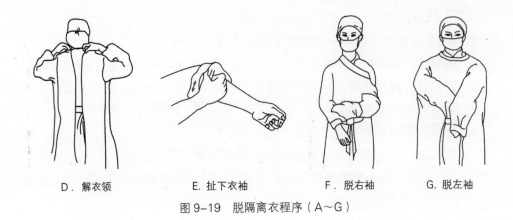

　D．解衣领　　　　　　E．扯下衣袖　　　　　F．脱右袖　　　　　G．脱左袖

图 9-19　脱隔离衣程序（A~G）

▶▶ **注意事项** ◀◀

　　1．已使用过的隔离衣的正面是污染部分，衣里及衣领是清洁部分。穿脱时应避免污染部分与清洁部分互相碰触，以保持清洁部分不受污染。

　　2．已穿过的隔离衣如挂在污染区，应将污染面折叠在外；若挂在清洁区，则清洁面在外。

　　3．隔离衣只能在隔离区域内使用；接触不同病种的传染病人时，不能共用隔离衣。

　　4．隔离衣应每天更换，如有溅湿或清洁面受污染时，应立即更换。

　　5．依照不同隔离分区正确挂放。

§9.4　医用防护装具的使用

　　医用防护装具包括防护服和防护眼镜、防护口罩、防护靴、防护手套等，以下简要介绍防护装具的特点和使用方法。

▶▶ **防护装具分类** ◀◀

　　医用防护服及防护装具主要包括以下两大类。

　　1．一般防护装具：是医护人员用以隔离病菌、有害超细粉尘及酸碱腐蚀物的防护用具，对医护人员的自身保护和防止疾病感染扩散均具有十分重要的意义。该类防护具应有良好的防水、抗静电和过滤效能，无皮肤刺激性，穿脱方便，结合部严密，袖口、脚踝口应为弹性收口。这类装具多为一次性用品（图9-20）。

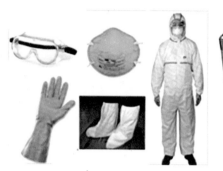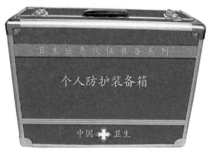

图 9-20　一般防护装具

2. 含铅防护装具：另一类是防止医疗辐射对医务人员身体影响的防护用具，主要是加铅的防护服装和防护用品。这类防护装置一般可重复使用（图9-21）。

▶▶ 防护装具适用范围 ◀◀

1. 医务人员在接触甲类或按甲类传染病管理的传染病病人时，须穿防护服。

2. 近些年来，多种新发的烈性传染病如埃博拉病毒病（中东呼吸综合征）、人感染高致病性禽流感、传染性非典型肺炎等不断出现，并均具有极强的传染性和极高的病死率，而且其传播途径往往不被认知，故参与防治上述传染病的医护人员必须使用医用防护服。

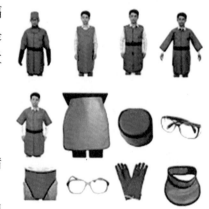

图 9-21　含铅防护装具

3. 在接触传染途径不明的烈性传染病人及疑似病人时，医务人员应使用医用防护服。

4. 在接触疫区内的病、死禽等传染源及其体液、分泌物、排泄物时均应采取相应的防护措施，必要时应穿防护服。

5. 接触X线和其他辐射源的人员应使用防辐射医用防护服。

▶▶ **防护装具使用前准备** ◀◀

1. 用品准备：按照防护需求和基本防护、加强防护和严密防护的不同需要，准备必要的防护用品。主要的防护用品包括：医用防护服、防护鞋、防护手套、防护帽、防护眼镜、防护口罩，必要时应将口罩、防护眼镜换为正压面罩或全面型呼吸防护器等。

2. 人员准备：医用防护装具有多种不同的产品，医务人员在使用前应详细了解使用产品的特点、性能、使用方法和使用注意事项等，使用前应进行反复穿戴防护装具的训练。

▶▶ **防护装具的使用** ◀◀

由于防护装具的式样较多，应根据防护装具的具体情况确定防护装具穿脱顺序和方法。工作结束后，脱防护用品的顺序设定，原则上是先脱污染较重和体积较大的物品，后脱呼吸道、眼部等最关键防护部位的防护用品。

（一）穿戴防护装具顺序与方法

穿戴防护装具的顺序设定，以方便脱防护用品为原则，对于常用的防护装具，一般可按下列顺序进行。

1. 戴防护口罩：一手托住塑形口罩，将口罩罩住鼻、口及下巴，鼻夹部位向上紧贴面部；将口罩下方的系带拉过头顶，放在颈后双耳下并系紧；然后再将上方系带拉过头顶置于双耳之上，并于脑后系紧；将双手指尖放在金属鼻夹上，从中间位置开始向两侧移动和按压，根据鼻梁的形状塑形鼻夹；最后将双手完全盖住口罩，快速呼气，检查密合性，如有漏气应调整鼻夹位置（图9-22）。

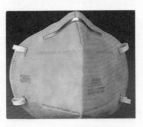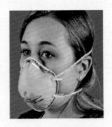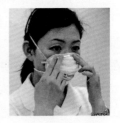

图9-22　佩戴塑形防护口罩

2. 戴防护帽：防护帽分普通防护帽和含铅防护帽，戴防护帽时应将头发全部遮住（图9-23）。

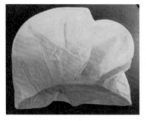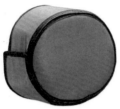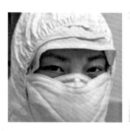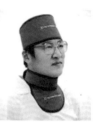

普通防护帽　　　　　　含铅防护帽　　　　　戴普通防护帽　　　　戴含铅防护帽

图9-23　防护帽

3. 穿防护服：根据不同的防护需要，选用防传染病防护服或含铅医用防护服。防护服分连体或分体防护服，应遵循先穿下衣、再穿上衣，最后拉上拉锁的顺序（图9-24）。

4. 戴防护眼镜：为防止病人的血液、体液、分泌物等溅入眼部，医务人员需佩戴护目镜或防护面罩。为预防辐射对眼的影响，则应佩戴含铅的护目镜或防护面罩（图9-25）。

5. 穿防护鞋：防护鞋应是高筒靴鞋，并分为含铅和不含铅两类（图9-26）。

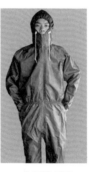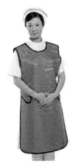

普通防护服　　　含铅防护服

图9-24　防护服

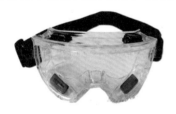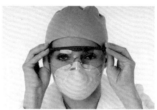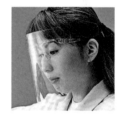

图9-25　防护眼镜和防护面罩

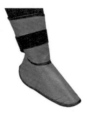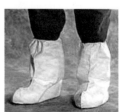

含铅防护鞋　　　　　普通防护鞋

图9-26　防护鞋

6. 戴防护手套：戴上手套后，将防护手套套在防护服袖口外面（图9-27）。

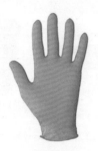 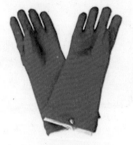 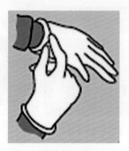

一般防护手套　　　　　　含铅防护手套　　　　　　　戴防护手套

图9-27　防护手套

7. 检查着装：防护用具穿戴完成后，应进行总体防护密闭性检查（图9-28）。

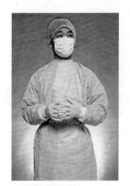 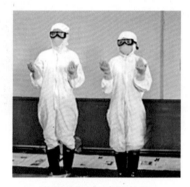

图9-28　检查防护服

（二）脱除防护装具顺序

防护装具用毕后，应按下列顺序脱除，并按规定办法处理。

1. 脱防护手套：一次性手套应将里面朝外，放入黄色塑料袋中，橡胶手套放入消毒液中。

2. 脱防护服：将里面朝外，放入污衣袋中。

3. 脱防护鞋：将鞋套里面朝外，放入黄色塑料袋中；将胶鞋放入消毒液中。

4. 摘防护镜：放入消毒液中。

5. 脱防护帽：将手指反掏进帽子，将帽子轻轻摘下，里面朝外，放入黄色塑料袋中或污衣袋中。

6. 脱防护口罩：小心将口罩带解开摘下，放入黄色塑料袋中，注意双手不接触面部。

7．卫生手消毒。

▶▶ 使用防护装具注意事项 ◀◀

1．下列情况应使用护目镜或防护面罩：

（1）在进行诊疗、护理操作，可能发生病人血液、体液、分泌物等喷溅时。

（2）近距离接触经飞沫传播的传染病病人时。

（3）为呼吸道传染病病人进行气管切开、气管插管等近距离操作，可能发生病人血液、体液、分泌物喷溅时，应使用全面型防护面罩。

2．医用防护装具使用人员必须在使用前进行反复操作训练。

3．现场所有用过的一次性防护用品应在现场焚毁，非一次性防护用品要进行高压蒸汽灭菌或药物浸泡灭菌处理。

§10

床单位

病人床单位是指医疗机构提供给病人使用的家具与设备。它是病人住院期间用以休息、睡眠、活动、饮食与治疗等的最基本的生活单位。病人床单位的设备及管理要以病人舒适、安全和有利于康复为前提。床单位要保持整洁，床上用物要定期更换。

病人入院前、病人住院离床活动时、病人实施麻醉手术后，护士应铺设准备不同的病床，以适应病人的需要。

▶▶ 床单位设施 ◀◀

每个床单位的设备有病床、床上用品床垫、床褥、枕芯、被胎或毛毯、大单、被套、枕套，需要时加橡胶单和中单；床旁有桌、椅及床上桌；床头墙壁上有呼叫装置、照明灯、供氧和负压吸引管等设施。现将床单位主要设施分别介绍如下（图 10–1 ）。

1. 床、床垫、床褥、枕芯、被胎或毛毯、大单、被套、枕套、橡胶单和中单（需要时）
2. 床旁桌、床旁椅、过床桌（需要时）
3. 另外还包括墙上有照明灯、呼叫装置、供氧和负压吸引管等设施

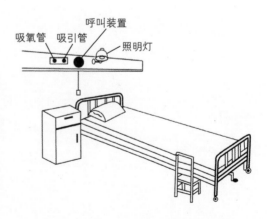

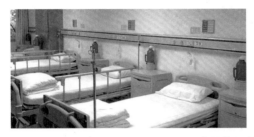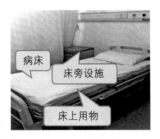

图 10-1 床单位及其构成

（一）病床

病床是供病人休息、睡眠的用具，为病室中的主要设备。卧床病人的各种活动几乎都在床上进行，因此病床一定要符合实用、耐用、舒适、安全的原则。根据病人病情和病种的不同，可选用不同类型的病床。

1. 普通病床：普通病床长 200 cm，宽 90 cm，高 60 cm。床头、床尾可支起或摇起，便于调节体位；床脚有轮，便于移动（图 10-2）。

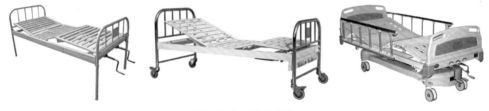

图 10-2 普通病床

2. 平面床：一般病人与骨科病人均可用。床面为带孔的钢板，其余同钢丝床（图 10-3）。

3. 多功能病床：危重病人及术后病人多用，具有可升降和改变体位等多种功能，分为电动和手动两类（图 10-4）。

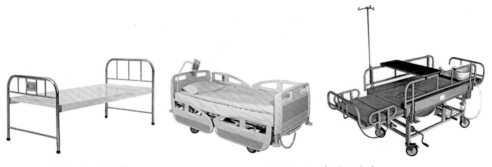

图 10-3 平面床　　　　　图 10-4 多功能病床

4. 专科病床：供专科病人使用，如烧伤翻身床、产科床、骨科牵引床、婴幼儿床等（图 10-5）。

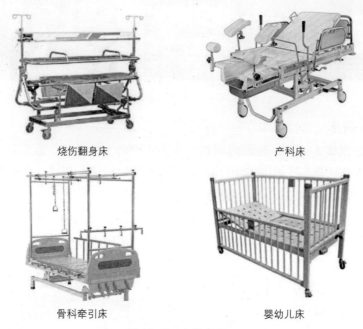

烧伤翻身床　　　　　　　　　产科床

骨科牵引床　　　　　　　　　婴幼儿床

图 10-5　专科病床

（二）病床上用品

病床上用品包括床垫、床褥、大单、被胎、被套、枕芯、枕套、橡胶单、中单等（图 10-6）。

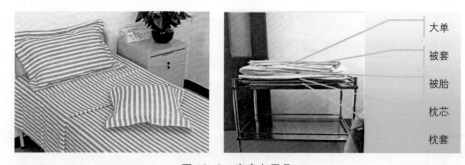

大单

被套

被胎

枕芯

枕套

图 10-6　病床上用品

（三）床单位其他设施

其他设施包括呼叫装置、供氧装置、负压吸引装置，以及床旁桌椅和必要电器如电视机等（图 10-7）。

1. 呼叫装置：即医院护理呼叫（或对讲）系统，是一种用于医院护士站护士与病人之间的呼叫（或对讲）装置，它让病人快捷方便地得到护士的服务。目前，有多种规格的护理呼叫（或对讲）系统供临床选用。

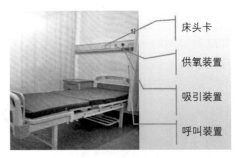

图 10-7 床单位设备

病房呼叫系统包括安装在护士站的呼叫主机和分别设置在病房床头、卫生间的呼叫分机，以及走廊显示屏等。一旦病房床头或卫生间有人呼叫，护士站的主机就发出声光信号，同时，走廊显示屏同步显示呼叫床位号，护士便可以立刻赶往病房处理。卫生间的呼叫分机需要有防水功能（图 10-8）。

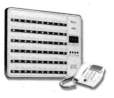
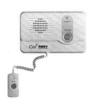
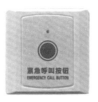

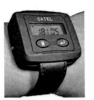

呼叫系统主机　　　呼叫床头分机　　　紧急呼叫按钮　　卫生间呼叫按钮　　医用腕式呼叫装置

图 10-8 病房呼叫系统

2. 供氧装置：中心供氧系统主要由中心供氧站、管道、阀门及终端送氧插头等组成。中心供氧方式有：氧气瓶组供氧、液氧供氧、制氧机供氧或联合供氧等。供氧系统的氧气气源集中在中心供氧站，气源氧气通过减压装置和管道输送到手术室、抢救室、治疗室和各个病房的终端处，提供医疗使用（图 10-9）。

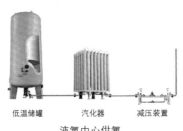
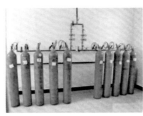
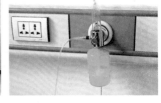

低温储罐　　汽化器　　减压装置

液氧中心供氧　　　　　　氧气瓶组中心供氧　　　　床头终端供氧装置

图 10-9 医院供氧系统

3. 负压吸引装置：医用中心吸引系统的负压源是中心吸引站的真空泵机组，通过真空泵机组的抽吸使吸引系统管路达到所需负压值，在手术室、抢救室、治疗室和各个病房的终端处产生吸力，再将中心吸引系统管路的末端，即输向病人的一端，连接床旁防止液体倒流的液体储存装置，提供医疗使用（图10-10）。

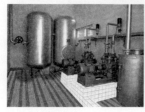
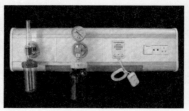
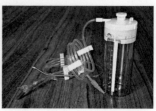

医用负压中心站　　　　　　　　　床旁负压接口　　　　　　　　　负压吸引液储存器

图 10-10　负压吸引装置

4. 电器设施：如空调机、电视机。

5. 床旁桌、床旁椅、床桌：床旁桌放置在病人床头一侧，用于摆放病人日常所需的物品或护理用具等。床旁椅供病人、探视家属或医务人员使用。可移动的床桌架于床挡上，供病人进食、阅读、写字或从事其他活动时使用（图10-11）。

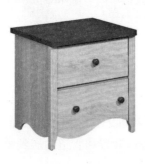
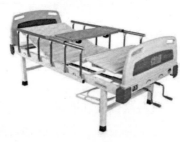
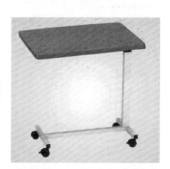

图 10-11　床旁桌与床桌

§11

病床准备

病床按护理需要分为备用床、暂空床和麻醉床，这几种床的铺置方法有所不同，但它们的基本要求是舒适、平整、紧扎、安全、实用。以下简要介绍备用床、暂空床、麻醉床的铺床方法及其他准备事项。

§11.1　备用床准备

备用床是为准备接收新病人铺设的床位（图11-1）。

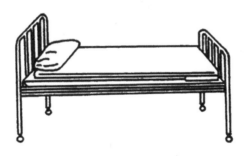

图 11-1　备用床

▶▶ **准备** ◀◀

1. 护士准备：衣帽整洁，修剪指甲，洗手，戴口罩。
2. 用物准备：

（1）备推车及床上用品如床垫、大单、被套、棉絮、枕芯、枕套，必要时备橡胶单等（图11-2）。

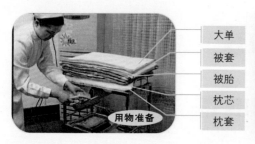
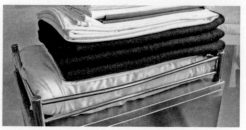

大单
被套
被胎
枕芯
枕套

用物准备

图 11-2　床上用品

（2）将铺床用物放在推车上或床旁椅上，置于离床约 15 cm 处（图 11-3）。

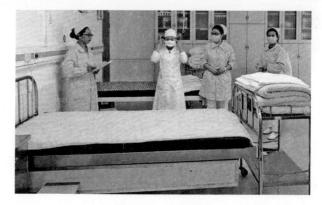

图 11-3　铺床准备

3. 环境准备：病室清洁、通风，室内无病人进行治疗或进餐。

▶▶ **铺床程序** ◀◀

铺备用床应按下述程序进行操作（图 11-4）。

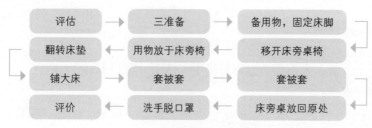

评估 → 三准备 → 备用物，固定床脚

翻转床垫 ← 用物放于床旁椅 ← 移开床旁桌椅

铺大床 → 套被套 → 套被套

评价 ← 洗手脱口罩 ← 床旁桌放回原处

图 11-4　铺备用床操作程序

（一）铺大单

铺大单应按下述程序进行，铺大单的关键是要铺好床角，每个护士都应熟练掌握该技术（图 11-5）。

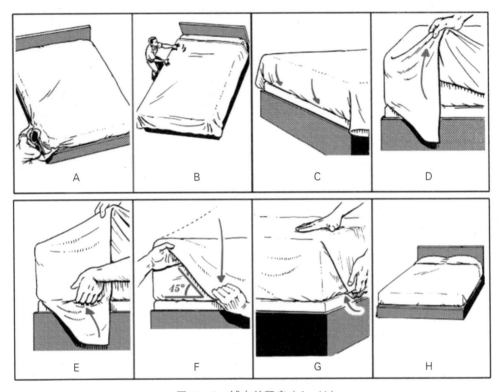

图 11-5　铺大单程序（A~H）

1. 展开大单：将大单横、纵中线对齐床面横、纵中线放于床褥上，同时向床头、床尾一次打开；将靠近护士一侧（近侧）大单向近侧下拉散开，将远离护士一侧（对侧）大单向远侧散开；护士移至床头将大单散开平铺于床头。

2. 铺床角：

（1）铺近侧床头角：右手托起床垫一角，左手伸过床头中线将大单折入床垫下，扶持床头角；右手将大单边缘提起使大单侧看呈等边三角形平铺于床面，将位于床头侧方的大单塞于床垫下，再将床面上的大单下拉于床缘（图 11-6）。

（2）铺床尾角：护士移至床尾，同法铺床尾角。

3. 护士移至床中间处，两手下拉大单中部边缘，塞于床垫下。

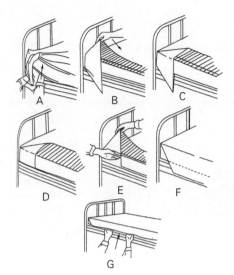
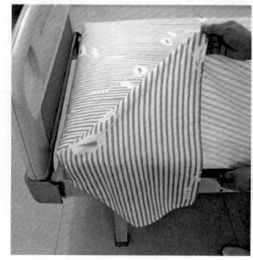

图 11-6 铺大单近侧床头角（A～G）

（二）套被套

1. 将被套平铺床上，被套开口置于床尾侧。

2. 将折叠好的被胎放置于被套中（棉絮"S"形折叠）。

3. 将被胎的两角打开，分别在被套内伸向被套两角放置平稳。

4. 操作者移位至床头，在被套外抓住被胎的两个角并不停地抖动，使整个被胎在被套内展平。

5. 操作者移位至床尾，再整理被胎的另外两个角，再各角对齐、被子铺平后系好被带，套被套的工作即告完成（图 11-7）。

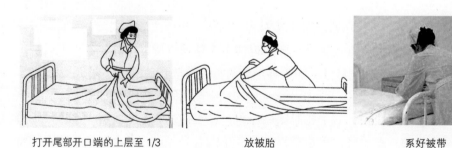

打开尾部开口端的上层至 1/3　　　　　　放被胎　　　　　　　　系好被带

图 11-7　套被套

（三）铺被筒

被头齐床头，两侧被缘向内折叠与床沿平齐，尾端向内折叠与床尾平齐（图11-8）。

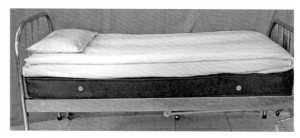

图 11-8　铺被筒

（四）套枕套

将枕套套于枕芯上，四角充实，轻拍枕芯，放于床头，开口端背门（图11-9）。

（五）整理床单位

将床旁桌，椅放回原处，保持床单元整齐。

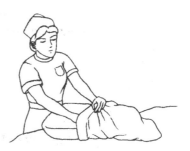

图 11-9　套枕套

§11.2　暂空床准备

暂空床是为暂时离床活动的病人整理的病床（图11-10）。

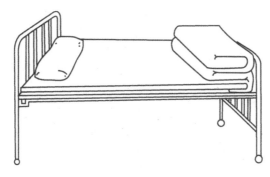

图 11-10　暂空床

▶▶ 准备 ◀◀

整理暂空床一般只需准备洁床用品即可。如需更换卧具，准备工作与"备用床"相同。

▶▶ 铺床程序 ◀◀

铺暂空床的方法与铺备用床基本相同，不同的是暂空床应将盖被做S形折叠，并置于床尾，以方便暂时离床病人的使用（图11-11）。

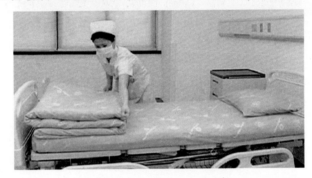

图 11-11　被套S形折叠

§11.3　麻醉床准备

麻醉床是为麻醉手术后病人准备的病床。麻醉床应便于接收和护理麻醉手术后的病人，使病人安全、舒适，预防并发症，并保护被褥不被血或呕吐物污染（图11-12）。

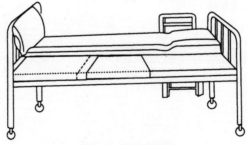

图 11-12　麻醉床

▶▶ 准备 ◀◀

1. 备床上用品：准备麻醉床时，一般应同时更换卧具，除应备好一般床上用品外，还应备橡胶单和中单各两条。

2. 备麻醉护理盘：盘内置听诊器、张口器、压舌板、舌钳、治疗碗、镊子、输氧导管、吸痰导管和纱布数块。根据实际情况，亦可使用装有多种一次性用品的麻醉护理盒（图11-13）。

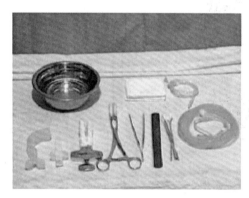
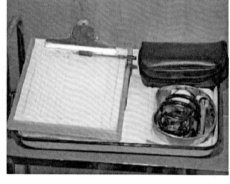

无菌盘　　　　　　　　　　　　　　　治疗盘

图 11-13　麻醉护理盘

3. 备血压计、听诊器、护理记录单及笔、弯盘、棉签、胶布和电筒等。

4. 备输液架，必要时备吸痰器、氧气筒、胃肠减压器，按需要备热水袋等。

5. 备污物收纳袋。

▶▶ 操作程序 ◀◀

准备麻醉床按下列操作程序进行（图11-14）。

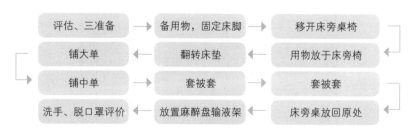

图 11-14　铺麻醉床程序

1．原则上按铺"备用床"的方法铺麻醉床，但根据麻醉后病人的护理需求应做相应调整。

2．可根据病情和手术部位，将橡胶单和中单距床头 45～55 cm 处铺好，将两侧边缘塞于床垫下；然后再铺第二块橡胶单、中单，上缘对齐床头（图 11-15）。

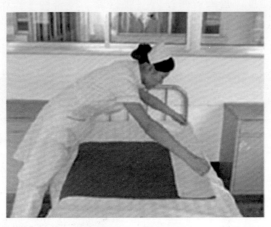

图 11-15　铺橡胶单

3．将棉被齐床头或距床头 15 cm 平铺于床面；被尾向上折叠，齐床尾；近侧盖被向远侧扇形折叠，置于远侧床边，棉被掀开的一侧应朝向开门处；枕头横立于床头，枕套开口背门放置（图 11-16）。

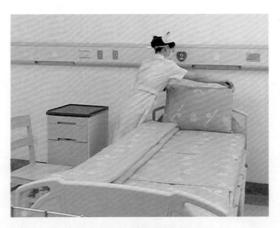

图 11-16　放置麻醉床卧具

4．将床旁桌椅移回原处，麻醉护理盘（盒）置于床旁桌上，输液架置于床旁，保持床单位整齐美观。

§12

生命体征测量与体温单绘制

生命体征是体温、脉搏、呼吸及血压的总称。生命体征是衡量机体身心状况的可靠指标。正常人生命体征在一定范围内相对稳定，变化很小；而在病理情况下，其变化极其敏感。通过认真仔细地观察生命体征，可以获得病人生理状态的基本资料和机体重要脏器的功能活动情况，为预防、诊断、治疗及护理提供依据。

§12.1 体温测量

医学上所说的体温是指机体深部的平均温度，体温的相对恒定是机体新陈代谢和生命活动正常进行的必要条件。患有不同疾病的病人，体温会出现相应的改变，多数病人表现为不同类型的体温升高，因此体温测量具有重要的临床意义。

▶▶ 适应证 ◀◀

1. 所有住院病人均应每天定时测量体温。
2. 发热病人应酌情增加体温测量次数。
3. 采取药物或其他降温措施后，应及时测量体温，观察降温效果。

▶▶ 体温计种类 ◀◀

1. 水银体温计：是传统使用的体温计，分为口温计、腋温计和肛温计，目前许多医院还在继续沿用（图 12-1）。

2. 电子体温计：是一种接触式新型体温计，应用日益广泛（图 12-2）。

3. 红外线体温计：是通过人体发射的红外线进行体温测量，分为接触式与非接触式两种类型，有额温计、耳温计等（图 12-3）。

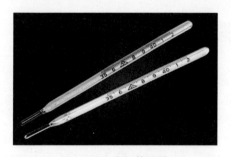

图 12-1　水银体温计

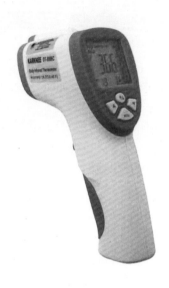

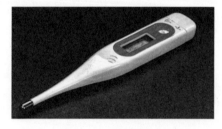

图 12-2　电子体温计　　　　　　　图 12-3　红外线体温计

▶▶ 测温前准备 ◀◀

（一）病人准备

1. 了解体温测量的目的、方法、注意事项及配合要点。

2. 测温前 20～30 分钟若有运动、进食、冷热饮、冷热敷、洗澡、坐浴、灌肠等，应休息 20～30 分钟后再测量。

（二）一般用物准备

备计时钟表、笔、记录本、消毒液、纱布。若测肛温，另备润滑油、棉签、卫生纸。

（三）备体温计

体温计是用来测量人体温度的一类温度计。不同种类的体温计，其测温原理、测温方法各不相同。

1. 根据不同需要备水银体温计、电子体温计或红外线体温计。

2. 使用水银体温计时，应备消毒液容器（放置测温后的体温计用）和清洁干容器（放置清洁体温计），容器内垫消毒纱布。

3. 消毒体温计：

（1）水银体温计消毒法：将使用后的体温计放入盛有消毒液的容器中浸泡，5分钟后取出，清水冲洗；将体温计的水银柱甩至35℃以下，再放入另一消毒容器中浸泡30分钟，取出后用冷开水冲洗，擦干后放入清洁容器中备用。注意口表、肛表、腋表应分别消毒和存放。

（2）电子体温计消毒法：仅消毒电子感温探头部分，消毒方法应根据制作材料的性质选用不同的消毒方法。电子体温计可用湿布擦拭来清洁，如是防水型的可直接放到水里清洗。不可置于高温环境中，不可与腐蚀物品接触。

▶▶ **体温参考值** ◀◀

正常体温常在一定范围内波动，用不同方法测得的体温也略有不同（表12-1）。

表 12-1　成人体温平均值及正常范围

部 位	平均温度	正常范围
口温	37.0 ℃（98.6 ℉）	36.3 ℃～37.2 ℃（97.3 ℉～99.0 ℉）
肛温	37.5 ℃（99.5 ℉）	36.5 ℃～37.7 ℃（97.7 ℉～99.9 ℉）
腋温	36.5 ℃（97.7 ℉）	36.0 ℃～37.0 ℃（96.8 ℉～98.6 ℉）

§12.1.1　水银体温计测温

用水银体温计测温是传统的体温测量方法，用法简单，测温准确，现仍被许多医院沿用。

▶▶ **测温原理** ◀◀

水银体温计是根据水银遇热膨胀的原理设计制成的一种温度计。

▶▶ **基本结构** ◀◀

常用的水银体温计是由一个盛有水银的玻璃泡、毛细管、温标刻度等组成，观察水银体温计的读数时，应将体温计的棱角面向观察者，并将体温计轻微上下转动，即可观察到水银柱的界面和体温计上的温度刻度（图12-4）。

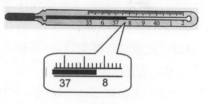

图 12-4　水银体温计及观察方法

▶▶ **基本类型** ◀◀

临床分为口温水银体温计、腋温水银体温计、肛温水银体温计（图12-5）。

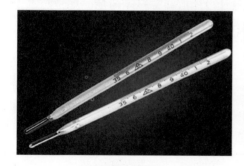

口温水银体温计

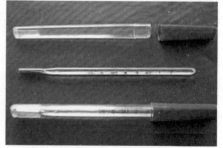

腋温水银体温计

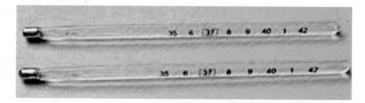

肛温水银体温计

图 12-5　各类水银体温计

▶▶ **测温方法** ◀◀

检查体温计完好性及水银柱是否在 35 ℃以下。根据病人年龄、病情等情况选用测温部位和方法，观察并记录测温结果。

1. 口腔测温：口温计水银端斜放于病人舌下热窝部位，闭口用鼻呼吸。3分钟后取出体温计，观察结果（图12-6）。

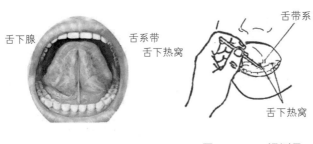

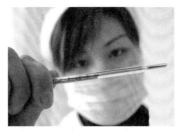

舌下腺　　　舌系带
　　　　　　舌下热窝
舌带系
舌下热窝

图 12-6　口温测量

2. 直肠测温：肛温计用 20% 肥皂液润滑，水银端插入肛门测温。婴幼儿可取仰卧位，护士一手握住病儿双踝，提起双腿；另一手将已润滑的肛表插入肛门（婴儿 1.25 cm，幼儿 2.5 cm），握住肛温计，用手掌根部和手指将双臀轻轻捏拢、固定，3分钟后取出肛温计并观察结果（图 12-7）。

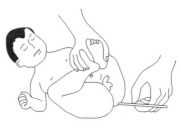

图 12-7　肛温测量

3. 腋下测温：先擦干腋窝下汗液，将腋温计水银端放至腋窝深处，屈臂过胸，夹紧腋温计，10分钟后取出腋温计并观察结果（图 12-8）。

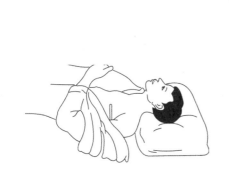

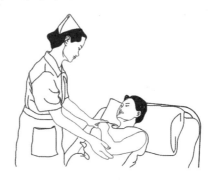

图 12-8　腋温测量

▶▶ **水银体温计使用注意事项** ◀◀

1. 婴幼儿、精神异常、昏迷、不合作、口鼻手术或呼吸困难者，不可测口温。进食、吸烟、面颊部做热、冷敷者，应推迟 30 分钟后方可测口腔温度。

2. 腹泻、直肠或肛门手术、心肌梗死及某些心脏病病人，不可直肠测温。坐浴或灌肠后需等待 30 分钟后方可测直肠温度。

3. 对腋下有创伤、手术、炎症、腋下出汗较多、极度消瘦的病人，不适用腋下测温。沐浴后需等待 20 分钟后再测腋下温度。

4．发现体温和病情不相符合时，应重复测温，必要时可同时测量另一部位对照，以便得到更为准确的体温数值。

5．为婴幼儿、意识不清或不合作病人测温时，护士须守候在旁或用手托扶体温计，以免发生意外。

6．甩表时用腕部力量，不可碰及他物，以防碰碎。切忌把体温计放在热水中清洗或沸水中煮，以防爆裂。

7．如病人不慎咬碎体温计时，应立即清除玻璃碎屑，再口服蛋清或牛奶延缓汞的吸收。病情允许者可服用粗纤维丰富的食物促使汞排泄。

8．肛表、腋表、口表应分别清洁消毒。

§12.1.2　电子体温计测温

电子体温计是一种接触式新型体温计，自 21 世纪初开始在我国逐步推广使用。

▶▶ 测温原理 ◀◀

电子体温计是利用温度传感器输出电信号，再将电流信号转换成数字信号，然后通过显示器（如液晶显示器、LED 矩阵等）以数字形式显示体温。

▶▶ 基本结构 ◀◀

电子体温计由感温头、量温棒、显示屏、开关、按键以及电池盒等组成（图 12-9）。

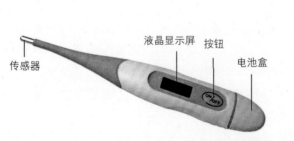

传感器　　液晶显示屏　按钮　　电池盒

图 12-9　电子体温计及其结构

▶▶ 基本类型 ◀◀

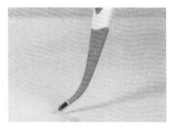

1. 硬头电子体温计：家庭普遍适用，采用腋窝测量和口腔测量方式测量体温。

2. 软头电子体温计：软头电子体温计前端可任意弯曲，适合各部位的测量，可采用口腔、腋下、肛门3种方法测量体温（图12-10）。

图 12-10　软头电子体温计

3. 奶嘴式电子体温计：奶嘴式电子体温计是针对婴幼儿的生理特点而设计制造的，体温计各部件全部采用圆滑弧线，硅胶奶嘴内含温度传感器（图12-11）。

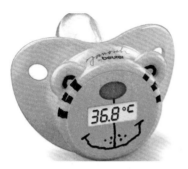
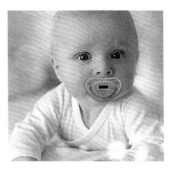

图 12-11　奶嘴式电子体温计

▶▶ 测温方法 ◀◀

电子体温计产品种类繁多，设计各异，使用方法应参照使用说明书进行。

（一）测温部位

1. 测口温：将开机后的体温计探头置于口腔舌根下，可测得口腔温度，测温时间3～5分钟（图12-12）。

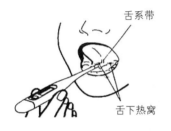

舌系带

舌头

舌下热窝

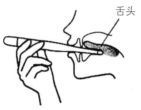

图 12-12　口温测量法

2．测腋温：将开机后的电子体温计探头置于腋窝中心处，可测得腋窝中心温度，测温时间 5～10 分钟（图 12-13）。

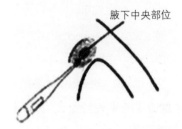腋下中央部位
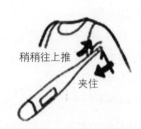稍稍往上推　夹住
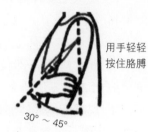用手轻轻按住胳膊　30°～45°

图 12-13　腋温测量法

3．测肛温：在不能测试口腔和腋窝温度的情况下，将开机后的电子体温计探头插入直肠，进入深度不可超过电子体温计总长的 1/2，测温时间 1～3 分钟。

（二）测温步骤

1．体温计使用前，应先用乙醇对体温计头部进行消毒。

2．按压开关，蜂鸣器马上发出蜂鸣音，时间约 2 秒。

3．显示器首先显示上次测量的温度，并持续 2 秒左右；然后显示器显示"℃"符号闪烁，表示体温计已处于待测状态。

4．量体温时显示出的温度值逐渐上升，同时"℃"符号不断闪烁。

5．当温度值上升速度在 16 秒内小于 0.1 ℃时，"℃"符号停止闪烁，同时体温计发出约 5 秒的蜂鸣提示声，这时体温测量完毕，可以读取显示出的体温值。

6．体温计具有自动关机功能，将在测量结束后 10 分钟内自动关机。

▶▶ **电子体温计使用注意事项** ◀◀

1．电子体温计使用前必须认真阅读产品说明书。

2．使用时应注意电子体温计的工作温度，一般其工作温度为 10 ℃～40 ℃。

3．使用中应注意及时更换电池。

§12.1.3　红外线体温计测温

红外线体温计是通过红外线来进行体温的测量，分为接触式和非接触式两种。

红外线体温计分额温计和耳温计，安全、准确，适合老人、儿童、医院和家庭使用，近年来红外线额温计被广泛应用于人群体温筛查。

▶▶ 测温原理 ◀◀

在自然界中，一切温度高于绝对零度的物体都在不停地向周围空间发出红外辐射能量，辐射能量的大小与物体的表面温度有着十分密切的关系。因此，通过对物体自身辐射的红外能量的测量，便能准确地测定它的表面温度。

▶▶ 基本结构与类型 ◀◀

红外线体温计由红外线探头、液晶显示器、模式选择开关、测量开关、电池仓等组成，可分为接触式和非接触式两类。

1. 接触式红外线体温计：常见的有耳温计、额温计及多功能体温计，只要1秒就能准确测得体温（图12-14）。

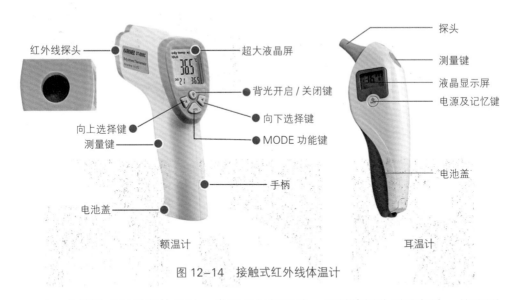

图 12-14　接触式红外线体温计

2. 非接触式红外线体温计：常用的是额温枪，只需将探头对准额头，按下测量钮，仅需几秒就可得到测量数据，非常适合急重症病人、老人、婴幼儿等使用，同时还可用于急性传染病流行期的测温检疫和人群体温筛查（图12-15）。

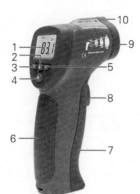

1. 液晶（LCD）显示屏
2. 激光按键
3. ℃选择键
4. 背光源选择键
5. °F 选择键
6. 手柄
7. 电池盖
8. 测量扳机
9. 红外线传感器
10. 激光瞄准器

图 12-15 非接触式红外线体温计（额温枪）

▶▶ **测温方法** ◀◀

红外线体温计产品种类繁多，一般分为接触式与非接触式两类，具体使用方法应按该产品的说明书进行。

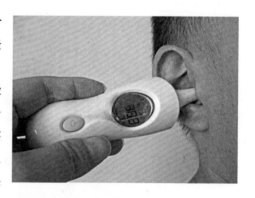

1. 接触式红外线耳温计测温：轻轻向后上牵拉耳郭使外耳道变直，将测温头插入耳道，按着耳温计上端的测温键持续一秒，就可从液晶屏上读取精确至小数点后一位的准确耳温。每个人使用前应更换新的耳套，以保证清洁（图 12-16）。

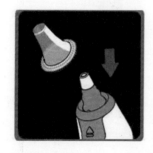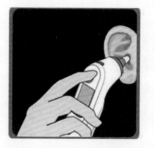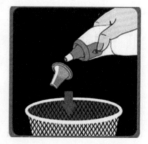

图 12-16 红外线耳温计测量法

2. 接触式红外线额温计测温：将额温计探测头贴置于前额侧方部位，开启测量键测温（图 12-17）。

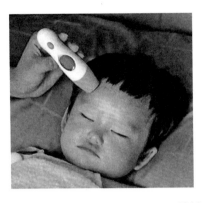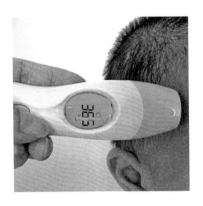

图 12-17　接触式红外线额温计测温

3．非接触式红外线体温计测温：

（1）设备校准：非接触式红外线体温计第一次使用前，为了得到稳定而可靠的测温数据，请先按以下步骤进行必要的设备校准。校准具体操作方法需按使用说明书进行。

（2）非接触式红外线额温枪测温：将额温枪探头对准额头中部，距离 5～15 cm，按下测量钮，仅需几秒就可得到测量数据（图 12-18）。

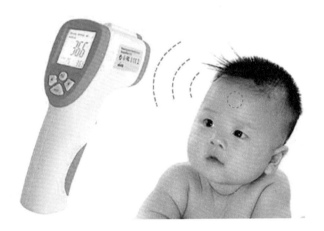

图 12-18　非接触式红外线额温枪测温

▶▶ 红外线体温计使用注意事项 ◀◀

1．用额温枪测量体温时，应将探头指向额头正中眉心上方并保持垂直，测量部位不能被毛发遮挡，仪器与额头距离 5~15 cm。

2．当被测人来自与测量环境温度差异较大的地方，应至少在测试环境停留 30 分钟以上，待与环境温度一致后再测量，否则将影响测量结果。

3．发热病人额头冷敷、发汗及采取其他降温措施后会使测量结果偏低，应避免在这种情况下测量。

4．被测人周围环境要稳定，不能在风扇、空调的出风口等气流较大的地方测量。

5．不能在阳光强烈的地方测温。

6．前方保护镜头的玻璃易碎，使用时请注意，并注意勿用手指触摸红外线镜头。

§12.2　脉搏测量

在每个心动周期中，由于心脏的收缩和舒张，动脉内的压力和容积也发生周期性的变化，导致动脉管壁产生有节律的搏动，称为动脉脉搏，简称脉搏。脉搏是生命体征的重要指标之一，具有重要临床意义。

▶▶ 目的 ◀◀

1．判断脉搏有无异常。

2．动态监测脉搏变化，间接了解心脏状况。

3．协助诊断，为预防、治疗、康复、护理提供依据。

▶▶ 准备 ◀◀

1．病人准备：

（1）了解脉搏测量的目的、方法、注意事项及配合要点。

（2）体位舒适，情绪稳定。

（3）测量脉搏前若有剧烈运动、紧张、恐惧、哭闹等，应休息 20~30 分钟后再测量。

2. 用物准备：备秒表、记录本、笔，必要时备听诊器。

3. 环境准备：室温适宜、光线充足、环境安静。

▶▶ 脉搏测量方法 ◀◀

（一）指压法脉搏测量

以示指（食指）、中指的指端，用适中的压力按于桡动脉处或其他浅表大动脉（如肱动脉、股动脉、颈外动脉、腘动脉等）处进行脉搏测量。通常脉搏测量的时间为 30 秒，应同时注意脉搏频率和节律。脉率的计算方法为：30 秒测量出脉搏次数乘以 2，并做好记录（图 12-19）。

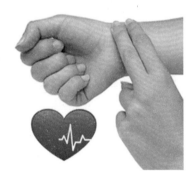

图 12-19　指压法脉搏测量

（二）电子脉搏计测量

现有多种测量脉搏的电子设备可供选用，如台式电子脉搏计、腕式电子脉搏计、指式电子脉搏计等，且这些设备多与测量血压、血氧饱和度等并机应用，即一台测量仪器可同时显示脉搏、血压、血氧饱和度。该类设备用法简单，参见设备说明书即可（图 12-20）。

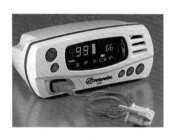
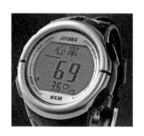
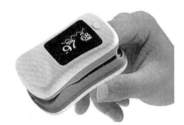

台式　　　　　　　腕式　　　　　　　指式

图 12-20　各型电子脉搏（及血氧饱和度或血压）测量计

▶▶ 脉搏参考值 ◀◀

脉搏的正常值随年龄、性别而有所不同，且在一定的范围内波动（表 12-2）。

表 12-2　脉率的正常范围与平均脉率

年　龄	正常范围（次 / min）	平均脉率（次 / min）
出生至 1 个月	70～170	120
1～12 个月	80～160	120
1～3 岁	80～120	100
3～6 岁	75～115	100
6～12 岁	70～110	90

年　龄	男	女	男	女
	正常范围（次 / min）		平均脉率（次 / min）	
12～14 岁	65～105	70～110	85	90
14～16 岁	60～100	65～105	80	85
16～18 岁	55～95	60～100	75	80
18～65 岁	60～100		72	
65 岁以上	70～100		75	

▶▶ **脉搏测量注意事项** ◀◀

1. 脉搏测量前应使病人安静，如有剧烈活动，应先休息 20～30 分钟后再测量。

2. 不可用拇指脉搏测量，因拇指小动脉易与病人的脉搏相混淆。

3. 心脏病病人应测脉 1 分钟，对有脉搏短绌的病人，应由两人同时分别测量脉搏与心率 1 分钟，以分数式记录即心率 / 脉率。

4. 除桡动脉以外，可测颞动脉、肱动脉、颈动脉、股动脉、腘动脉、足背动脉等。

5. 为偏瘫病人测量脉搏，应选择健侧肢体。

§12.3　血压测量

血压是血管内流动着的血液对血管壁的侧压力（压强）。在不同血管内，血压被分别称为动脉血压、毛细血管压和静脉血压，而一般所说的血压是指桡动脉血压。

在一个心动周期中，动脉血压随着心室的收缩和舒张而发生规律性的波动。在心室收缩时，动脉血压上升达到的最高值称为收缩压；在心室舒张末期，动脉血压下降达到的最低值称为舒张压。收缩压与舒张压的差值称为脉搏压，简称脉压。

▶▶ 目的 ◀◀

1. 判断血压有无异常。
2. 监测血压变化，间接了解循环系统的功能状况。
3. 协助诊断，为预防、治疗、康复、护理工作提供依据。

▶▶ 准备 ◀◀

1. 病人准备：
（1）了解血压测量的目的、方法、注意事项及配合要点。
（2）体位舒适，情绪稳定。
（3）测量前有吸烟、运动、情绪变化等情况时，应休息 15～30 分钟后再测量。
2. 护士准备：衣帽整洁，修剪指甲，洗手，戴口罩。
3. 用物准备：备选用类型的血压计，必要的听诊器、记录本、笔。
4. 环境准备：室温适宜、光线充足、环境安静。

▶▶ 血压测量方法 ◀◀

2017 年版"高血压指南"推荐的血压测量方法，要求在早上服药前和晚餐前分别各测 2 次血压，时间间隔为 1 分钟，取两次测量的平均数值。新指南还强调了家庭血压监测的重要性，建议使用经验证合格的设备来进行家庭血压监测，以帮助识别"隐匿性高血压"和"白大衣高血压"。

（一）汞柱血压计测量法

1. 测量前嘱病人卧床休息数分钟，避免情绪紧张。测量时可取坐位或仰卧位。

2．露出上臂，将血压计与上臂、心脏放在同一水平位置（图 12-21）。

3．开放气球颈部的气阀，驱尽袖带内气体，平整无褶地缠于上臂，袖带下缘距肘上 3 cm，将末端整齐地塞入末圈袖带内，开启水银槽开关（图 12-22）。

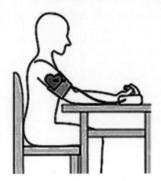
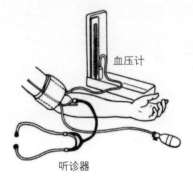

图 12-21　测量血压的正确体位　　　　图 12-22　水银血压计

4．戴好听诊器，用手在肘窝内侧处摸到肱动脉搏动后，将听诊器胸件放于此处，然后用手握气球关闭气阀打气，至肱动脉搏动音消失，再略升高 8～10 mmHg，然后微开气阀，使汞柱缓慢下降。注意音响的变化及注视汞柱上的刻度。

5．从无声至听到第一声响，此时汞柱指示的为收缩压；当音响突然变弱、音调突然变低时，汞柱指示的为舒张压。若未听清，应将袖带内气体放完，使汞柱降至零点，稍停后，再重复测量。

6．测量完毕，打开气阀，解开袖带，排尽袖带内余气，整理妥善，将橡皮球平放盒内，关闭水银槽开关及盒盖，以防水银倒流及压碎玻璃管。

7．记录结果，记录方式采用分数式（收缩压/舒张压），如 120/75 mmHg。若音响突然变弱与完全消失相差很远（10 mmHg 以上）时，应将 2 个数字同时记录，如 180/（80～40）mmHg。

（二）表式血压计测量法

表式血压计又称弹簧血压计或无液血压计，该类血压计因准确度欠佳，目前已基本弃用（图 12-23）。

（三）电子血压计测量法

电子血压计能正确、迅速显示血压

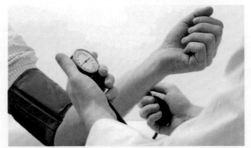

图 12-23　表式血压计

与脉率。数字显示血压脉搏仪系将换能器取样后的讯号进行数字处理，直接显示收缩压、舒张压、脉搏 3 项参数，并有储存、回忆等功能。电子血压计产品种类多，设计各有差异，操作应按说明书进行。以下以台式充气电子血压计为例，介绍其操作方法如下（图 12-24）。

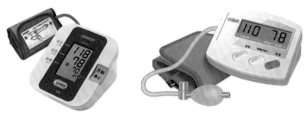

图 12-24　电子血压计

1. 装好电池，插好讯号插头和打气插头。

2. 病人取仰卧或坐位，使血压计与心脏处于同一高度，放松前臂，使手臂稍微向内弯曲。

3. 把换能器的标志正确放于肱动脉处，将袖带缚于上臂。

4. 按下加压启动即开始减压测量，直至结束；仪器将自动显示收缩压、舒张压及脉搏数值。

5. 按"停止"键，袖带将自动放气，血压计停止工作。

▶▶ **血压参考值** ◀◀

血压高低除与年龄、性别有关外，还与是否患有高血压密切相关。

最新版"高血压指南"在时隔 14 年后，于 2017 年 11 月发布，更改了高血压的诊断标准，由原来的 140/90 mmHg 更改为 130/80 mmHg。新指南删除了高血压前期（120～139/80～89 mmHg）的分类，根据诊室血压分为正常血压、血压升高、高血压 1 期、高血压 2 期（表 12-3）。

表 12-3　血压分类

分　类	收缩压	舒张压
正常血压	<120 mmHg	<80 mmHg
血压升高	120～129 mmHg	<80 mmHg
高血压 1 期	130～139 mmHg	80～89 mmHg
高血压 2 期	≥ 140 mmHg	≥ 90 mmHg

▶▶ **血压测量注意事项** ◀◀

（一）汞柱血压计测量注意事项

1. 测量前应检查血压表的水银槽开关是否已打开，血压计汞柱有无裂损，水银有无漏出，血压表是否保持零位，橡胶管及气球有无漏气。

2. 需追踪观察血压的病人，尽量做到固定时间、体位、手臂和血压计。

3. 测血压时开放气阀不可太快，以免看不清刻度或听不清音响变化而致误差。

4. 某些高血压病人，于收缩期搏动声开始后，可有一短暂的无声期称听诊间歇，此时应以第一次出现音响之汞柱高度为收缩压。对脑血管意外偏瘫的病人应在健侧手臂测量。

5. 若上肢因故不能测量血压或病情需要，可测量下肢血压，但在记录时应在测量数字后注明"下肢"，以免发生误会。

6. 小儿血压测量基本与成人相同，但血压计所用气袋的宽度，须依年龄而异。新生儿适用的气袋宽度为 2.5 cm，婴幼儿 4～6 cm，学龄前期 8 cm，学龄儿可用 9～12 cm。小儿年龄越小血压越低，其计算公式为：收缩压（mmHg）＝2×年龄（岁数）＋80，舒张压为收缩压的 3/5～2/3。

（二）电子血压计测量注意事项

1. 按仪器说明书使用。

2. 测量前病人保持安静，测量时避免仪器振动。

3. 测量血压时位置要正确，重复测量前应休息片刻。袖带缠绕不宜过紧，以能插入一指为宜。

4. 若为手动充气，打气要连续，一气呵成，闻"嘟嘟"声后即停。目前多数电子血压计为自动充气、自动停止，不需人工干预。

5. 仪器勿受阳光直晒，放于干燥、通风环境中。应注意适时更换仪器内电池。

§12.4 呼吸测量

呼吸频率和呼吸状态是生命体征测量的重要内容之一。除自动化监护设备外，临床一般尚需用肉眼测量。

▶▶ 目的 ◀◀

1. 判断呼吸有无异常。
2. 监测呼吸变化，了解病人呼吸功能情况。
3. 协助诊断，为预防、治疗、康复、护理提供依据。

▶▶ 准备 ◀◀

1. 病人准备：体位舒适，情绪稳定，保持自然呼吸状态。测量前如有剧烈运动、情绪激动等，应休息 20～30 分钟后再测量。
2. 护士准备：衣帽整洁，修剪指甲，洗手，戴口罩。
3. 用物准备：备秒表、记录本、笔，必要时备棉签。
4. 环境准备：室温适宜、光线充足、环境安静。

▶▶ 测量方法 ◀◀

1. 测量方法：护士将手放在病人的诊脉部位似诊脉状，眼睛观察病人胸部或腹部的起伏。（一起一伏为一次呼吸）、深度、节律、音响、形态及有无呼吸困难（图 12-25）。

2. 计数：正常呼吸测 30 秒，将测得的呼吸次数乘以 2，即为每分钟的呼吸次数。

3. 记录：洗手后将呼吸值转记到体温单上。

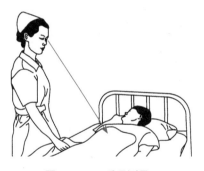

图 12-25 呼吸测量

▶▶ 呼吸参考值 ◀◀

（一）呼吸频率异常

1. 呼吸过速：又称气促，指呼吸频率超过 24 次 / min，见于发热、疼痛、甲状腺功能亢进症等。一般体温每升高 1 ℃，呼吸频率增加 3～4 次 / min。
2. 呼吸过缓：指呼吸频率低于 12 次 / min，见于颅内压增高、巴比妥类药物中毒等。

（二）其他呼吸异常

除呼吸频率异常外，尚有呼吸深度异常、呼吸节律异常、呼吸型态异常和呼吸困难等（表12-4）。

表12-4　正常呼吸和异常呼吸

呼吸名称	呼吸形态	特　点
正常呼吸	吸气　呼气	规则、平均
呼吸过速		规则、快速
呼吸过缓		规则、缓慢
深度呼吸		深而大
潮式呼吸		潮水般起伏
间断呼吸		呼吸和呼吸暂停交替出现

▶▶ 呼吸测量注意事项 ◀◀

1．呼吸受意识控制，因此测量呼吸前不必解释，在测量过程中尽量不使病人察觉，以免紧张，影响测量的准确性。

2．测量时不能与病人讲话，呼吸不规则的病人及婴儿应观测1分钟。

3．危重病人呼吸微弱，可用少许棉花置于病人鼻孔前，观察棉花被吹动的次数，应计数1分钟（图12-26）。

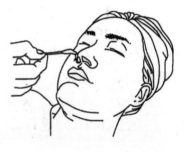

图12-26　危重病人呼吸测量

§12.5　体温单（三测单）绘制

体温单又称三测单，主要用于记录病人的生命体征及其他情况，内容包括病人的出入院、手术、分娩、转科或死亡时间，体温、脉搏、呼吸、血压的变化情况，大便次数、出入量、身高、体重等，住院期间体温单排放在病历最前面，以便于查阅。

如使用电子病历系统，体温单将自动生成，可随时调阅。

▶▶ 目的 ◀◀

1. 记录病人住院期间重要医疗、护理活动的日程状况。
2. 记录病人住院期间每天生命体征的变化情况。
3. 记录病人的其他重要信息，如有无药物过敏史等。

▶▶ 绘制体温单 ◀◀

绘制体温单包括以下四方面内容，即填写眉栏，填写"41 ℃～42 ℃横线之间"的规定内容，绘制体温、脉搏曲线，记录呼吸、血压和填写底栏之规定内容。

（一）填写"眉栏"

1. 用蓝（黑）钢笔填写病人姓名、年龄、性别、科别、床号、入院日期及住院病历号等项目。

2. 填写"日期"栏时，每页第一天应填写年、月、日，其余6天只写日。如在6天中遇到新的年度或月份开始，则应填写年、月、日或月、日。

3. 填写"住院天数"栏时，从病人入院当天为第一天开始填写，直至出院。

4. 填写"术（分娩）后天数"栏时，用红钢笔填写，以手术（分娩）次日为第一天，依次填写至第14天为止。若在14天内进行第二次手术，则将第一次手术日数作为分母，第二次手术日数作分子进行填写。

（二）填写"41 ℃～42 ℃横线之间"的规定内容

1. 用红钢笔在41 ℃～42 ℃横线之间相应的时间格内纵向填写病人入院、转入、手术、分娩、出院、死亡等，除了手术不写具体时间外，其余均采用24小时制，精确到分钟。

2. 填写要求：

（1）入院、转入、分娩、出院、死亡等项目后写"于"或画下一竖线，其下用中文书写时间，如"入院于十时二十分"。

（2）手术不写具体手术名称和具体手术时间。

（3）转入时间由转入病区填写，如"转入于二十时三十分"。

（三）绘制体温、脉搏曲线和记录呼吸、血压

1. 体温曲线的绘制：

（1）体温符号：口温以蓝点"●"表示，腋温以蓝叉"×"表示，肛温以蓝圈"○"表示。

（2）每小格为 0.2 ℃，将实际测量的度数，用蓝笔绘制于体温单 35 ℃～42 ℃的相应时间格内，相邻温度用蓝线相连，相同两次体温间可不连线。

（3）物理或药物降温 30 分钟后，应重测体温，测量的体温以红圈"○"表示，画在物理降温前温度的同一纵格内，并用红虚线与降温前的温度相连，下次测得的温度用蓝线与降温前温度相连。

（4）体温低于 35 ℃时，为体温不升，应在 35 ℃线以下相应的时间纵格内用红钢笔写"不升"，不再与相邻温度相连。

（5）若病人体温与上次温度差异较大或与病情不符时，应重新测量，重测相符者在原体温符号上方用蓝笔写上一小写英文"v"（verified，核实）。

（6）若病人因拒测、外出进行诊疗活动或请假等原因未能测量体温时，则在体温单 41 ℃～42 ℃横线之间用红钢笔在相应时间纵格内填写"拒测""外出"或"请假"等，并且前后两次体温断开不相连。

（7）需每 2 小时测一次体温时，应记录在 q2h 体温专用单上。

2. 脉搏、心率曲线的绘制：

（1）脉搏、心率符号：脉率以红点"●"表示，心率以红圈"○"表示。

（2）每一小格为 4 次 / min，将实际测量的脉率或心率，用红笔绘制于体温单相应时间格内，相邻脉率或心率以红线相连，相同两次脉率或心率间可不连线。

（3）脉搏与体温重叠时，先画体温符号，再用红笔在外画红圈"○"。如系肛温，则先以蓝圈表示体温，其内以红点表示脉搏。

（4）脉搏短绌时，相邻脉率或心率用红线相连，在脉率与心率之间用红笔画线填满。

3. 呼吸记录：

（1）将实际测量的呼吸次数，以阿拉伯数字表示，免写计量单位，用红钢笔填写在相应的呼吸栏内，相邻的两次呼吸以上下错开记录，每页首记呼吸从上开始写。

（2）使用呼吸机病人的呼吸以Ⓡ表示，在体温单相应时间内顶格用黑笔画Ⓡ。

（四）填写"底栏"规定内容

底栏的内容包括血压、入量、尿量、大便次数、体重、身高及其他等。数据以阿拉伯数字记录，免写计量单位，用蓝（黑）钢笔填写在相应栏内。

1. 血压：以毫米汞柱（mmHg）为单位填入。新入院病人应记录血压，根据病人病情及医嘱测量并记录。

（1）记录方式：收缩压 / 舒张压。

（2）一天内连续测量血压时，则上午血压写在前半格内，下午血压写在后半格内；术前血压写在前面，术后血压写在后面。

（3）如为下肢血压应当标注。

2. 入量：以毫升（mL）为单位，记前一天 24 小时的总入量在相应的日期栏内，每天记录 1 次。也有的体温单中入量和出量合在一栏内记录，则将前一天 24 小时的出入总量填写在相应日期栏内，分子为出量、分母为入量。

3. 出量（尿量）：

（1）以毫升（mL）为单位，记前一天 24 小时的尿液总量，每天记录 1 次。

（2）排尿符号：导尿以"C"表示；尿失禁以"※"表示。例如："1500/C"表示导尿病人排尿 1500 mL。

4. 大便次数：

（1）记前一天的大便次数，每天记录 1 次。

（2）大便符号：未解大便以"0"表示，大便失禁以"※"表示，人工肛门以"☆"表示，灌肠以"E"表示。灌肠后排便以 E 作为分母、排便次数作分子表示，例如，"$\frac{1}{E}$"表示灌肠后排便 1 次；"$1\frac{2}{E}$"表示自行排便 1 次，灌肠后又排便 2 次；"$\frac{4}{2E}$"表示灌肠 2 次后排便 4 次。

5. 体重：以千克（kg）为单位填入。一般新入院病人当天应测量体重并记录，根据病人病情及医嘱测量并记录。病情危重或卧床不能测量的病人，应在体重栏内注明"卧床"。

6. 身高：以厘米（cm）为单位填入，一般新入院病人当天应测量身高并记录。

7. 其他：底栏最下端留有若干个空白栏作为机动，根据病情需要填写，如特殊用药、腹围、药物过敏实验、记录管路情况等。使用医院信息系统（HIS）的医院，可在系统中建立可供选择项，在相应空格中予以体现。

8. 页码：用蓝（黑）钢笔逐页填写。

9. 体温单示例：如表 12-5 所示。

表 12-5　体温单（范例）

姓名 ×××　年龄 46　性别 女　科别 普外科　床号 22　入院日期 2016-3-26　住院病历号 25631

日期	2011-03-26	27	28	29	30	31	04-01
住院天数	1	2	3	4	5	6	7
术后天数			1	2	3	4	5
时　间	2 6 10 14 18 22	2 6 10 14 18 22	2 6 10 14 18 22	2 6 10 14 18 22	2 6 10 14 18 22	2 6 10 14 18 22	2 6 10 14 18 22

脉搏（次/min） 体温（℃）

（入院 九时四十分　手术 九时三十分）

体温/脉搏曲线图（脉搏 180/180 42；160/41；140/40；120/39；100/38；80/37；60/36；40/35）

呼吸（次/min）	18 / 18	20 / 18	25 / 20	20 / 18	18 / 20	18 / 18	20 / 18
血压（mmHg）	130/80	135/85	130/75	125/75	140/90	130/85	125/80
入量（mL）	2000	1900	0	2600	2200	2200	2000
出量（mL）	1000	1000	1200	1100	1300	1400	1400
大便（次/d）		0	0	1/E	0	1	1
体重（kg）	68	卧床					
身高（cm）	170						

▶▶ 电子体温单简介 ◀◀

随着现代科学技术的飞速发展，医院管理信息系统（HMIS）的应用日益广泛和普及，部分医院陆续开始使用电子体温单。电子体温单采用信息录入、储存、查询、打印等一系列电子信息自动化程序，只要键入的信息准确无误，则版面清晰完整、美观，绘制准确规范，而且具有预警系统，最大限度地帮助护理人员及时采取护理措施并认真记录，同时避免了手绘体温单出现的画图不准确、字迹潦草、涂改、错填、漏填、信息不符、续页时间序号错误等问题。同时电子体温单也面临着打印成本、数据安全、保密和程序设计缺陷等方面的问题，还需要不断改进和完善，使临床护理工作更加及时、准确、有效，以便更好地满足现代医疗护理发展的需求（图12-27）。

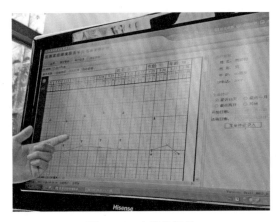

图 12-27 电子体温单

§13

病人日常护理

本章内容包括病人的一般生活护理，如病人的卧位、病人的运送、病人的安全护理，以及病人的清洁卫生护理等内容。

良好的清洁卫生是人类基本的生理需要之一，维持个体清洁卫生是确保个体舒适、安全及健康的重要保证。病人的清洁卫生护理内容包括皮肤护理、口腔护理、头发护理及压疮预防等。

§13.1　病人的卧位

卧位即病人休息和适应医疗护理需要时所采取的卧床姿势。正确的卧位对增进病人舒适、治疗疾病、减轻症状、预防并发症及进行各种检查等均能起到良好的作用；不良卧位则可能导致损伤、压疮等并发症。护士应协助或指导病人取正确、舒适和安全的卧位。

▶▶ 病人卧位的基本要求 ◀◀

病人卧位是指病人卧床时，身体各部位均处于合适的位置，感到轻松自在。护士应按照病人的实际需要选用合适的支持物或保护性设施，以维持病人的良好卧位。此外，应避免病人局部受压和保护病人隐私。

▶▶ 卧位的分类 ◀◀

（一）根据平衡性分类

根据卧位的平衡性可将卧位分为稳定性卧位和不稳定性卧位。

1. 稳定性卧位：卧位的平衡性与人体的重量、支撑面相适应。在稳定性卧位状态下，病人感到舒适和轻松（图 13-1）。

2. 不稳定性卧位：在不稳定性卧位状态下，大量肌群处于紧张状态，容易疲劳，病人感到不舒适（图 13-2）。

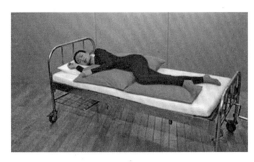
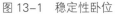

图 13-1　稳定性卧位

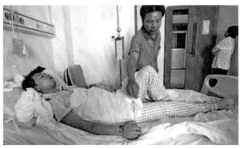

图 13-2　不稳定性卧位

（二）根据自主性分类

根据卧位的自主性可将卧位分为主动卧位、被动卧位和被迫卧位。

1. 主动卧位：指病人身体活动自如，能根据自己的意愿和习惯随意改变体位，见于轻症病人，术前及恢复期病人。

2. 被动卧位：指病人自身无力变换卧位，躺卧于他人安置的卧位，常用于极度衰弱、昏迷、瘫痪的病人（图 13-3）。

3. 被迫卧位：指病人意识清晰，也有变换卧位的能力，但由于疾病的影响或治疗的需要，被迫采取的卧位，如支气管哮喘急性发作的病人由于呼吸极度困难而被迫采取端坐位（图 13-4）。

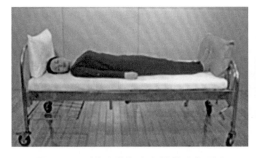

图 13-3　被动卧位（去枕偏头仰卧）

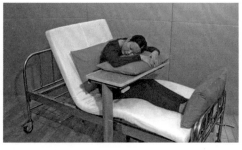

图 13-4　被迫卧位（端坐位）

（三）根据卧位姿势分类

根据卧位的姿势可将卧位分为仰卧位、侧卧位、半坐卧位等。

▶▶ 常用卧位 ◀◀

（一）仰卧位

仰卧位又称平卧位。根据病情或检查、治疗的需要又可分为 3 种类型。

1．去枕仰卧位：头偏向一侧，两臂放于身体两侧，两腿伸直，自然放平，将枕横立于床头。该卧位适用于昏迷或全身麻醉未清醒时的病人和椎管内麻醉后的病人（图 13-5）。

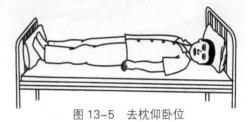

图 13-5　去枕仰卧位

2．中凹卧位（休克卧位）：用垫枕抬高病人的头胸部 $10°\sim20°$，抬高下肢 $20°\sim30°$。该卧位适用于休克病人。抬高头胸部，有利于保持呼吸道通畅，改善通气功能，从而改善缺氧症状；抬高下肢，有利于静脉血回流，增加心排血量而使休克症状得到缓解（图 13-6）。

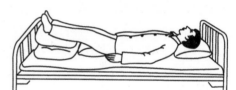

图 13-6　中凹卧位

3．屈膝仰卧位：病人仰卧，头下垫枕，两臂放于身体两侧，两膝屈起，并稍向外分开。该卧位适用于胸腹部检查或行导尿术、会阴冲洗等。该卧位可使腹部肌肉放松，便于检查或暴露操作部位（图 13-7）。

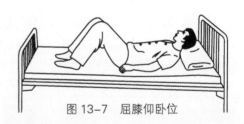

图 13-7　屈膝仰卧位

（二）侧卧位

病人侧卧，臀部稍后移，两臂屈肘，一手放在枕旁，一手放在胸前；下腿稍伸直，上腿弯曲。侧卧位必要时可在两膝之间、胸腹部、后背部放置软枕，以扩大支撑面，增加稳定性，使病人感到舒适与安全。该卧位适用于灌肠、肛门检查、胃镜和肠镜检查。臀部肌内注射时，取侧卧位，下腿弯曲，上腿伸直，可使注射部位肌肉放松（图 13-8）。

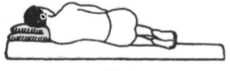
良好姿势

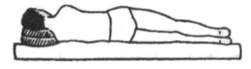
不良姿势

图 13-8　侧卧位

（三）半坐卧位

1. 摆位方法：

（1）摇床法：病人仰卧，先摇起床头支架使上半身抬高，与床呈30°～50°，再摇起膝下支架，以防病人下滑。必要时，床尾可置一软枕，垫于病人的足底，防止足底触及床尾栏杆，增进病人舒适感。放平时，先摇平膝下支架，再摇平床头支架（图13-9）。

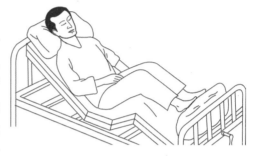
图 13-9　半坐卧位（摇床摆位）

（2）靠背架法：如无摇床，可将病人上半身抬高，在床头垫褥下放一靠背架；病人下肢屈膝，用大单包裹膝枕垫于膝下，大单两端固定于床缘，以防病人下滑；床尾足底垫软枕。放平时，先放平下肢，再放平床头（图13-10）。

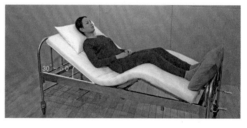
图 13-10　半坐卧位（靠背架摆位）

2. 适用范围：

（1）某些面部及颈部手术后病人。采取半坐卧位可减少局部出血。

（2）胸腔疾病、胸部创伤或心脏疾病引起呼吸困难的病人，采取半坐卧位时，可减轻腹腔内脏器对心肺的压力，使肺活量增加，有利于气体交换，使呼吸困难的症状得到改善。

（3）腹腔、盆腔手术后采取半坐卧位，可使腹腔渗出液流入盆腔，促使感染局限，便于引流。同时该体位还可防止腹腔内感染向上蔓延引起膈下脓肿。此外，该体位还可减轻腹部手术后疼痛，有利于切口愈合。

（四）端坐位

用床头支架或靠背架将床头抬高70°～80°，背部放置一软枕，使病人同时能向后倚靠；膝下支架抬高 15°～20° 。必要时加床挡，以保证病人安全。该体位适用于左心衰、心包积液、支气管哮喘发作的病人，由于极度呼吸困难，常被迫取端坐位（图 13-11）。

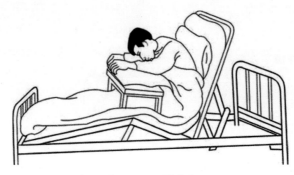

图 13-11　端坐位

（五）俯卧位

病人俯卧，两臂屈肘放于头的两侧，两腿伸直；胸下、髋部及踝部各放一软枕，头偏向一侧。该体位适用于腰、背部检查和脊椎手术后或腰、背、臀部有伤口，不能平卧或侧卧的病人（图 13-12）。

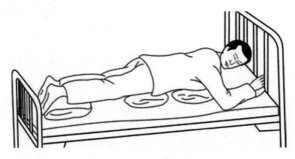

图 13-12　俯卧位

（六）头低足高位

病人仰卧，枕横立于床头，以防碰伤头部；床尾垫高 15～30 cm。此卧位易使病人感到不适，不可长时间使用，颅内压增高病人禁用。该体位适用于肺部分泌物引流和十二指肠引流术；妊娠胎膜早破时，防止脐带脱垂；跟骨或胫骨结节牵引时，利用人体重力作为反牵引力，防止下滑（图 13-13）。

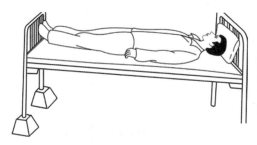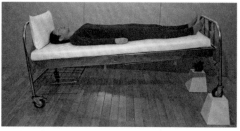

图 13-13　头低足高位

（七）头高足低位

病人仰卧，床头垫高 15～30 cm，床尾横立一枕，以防足部触及床尾栏杆。若为电动床，可调节整个床面的倾斜度。该体位适用于颈椎骨折病人做颅骨牵引时，用作反牵引力；颅脑手术后取此体位可降低颅内压，预防脑水肿（图 13-14）。

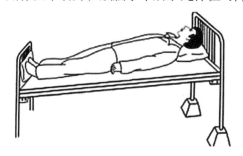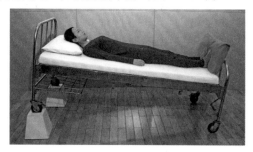

图 13-14　头高足低位

（八）膝胸卧位

病人跪卧，两小腿平放于床上，稍分开；大腿和床面垂直，胸贴床面，腹部悬空，臀部抬起，头转向一侧，两臂屈肘放于头的两侧。该体位适用于肛门、直肠、乙状结肠镜检查及治疗；矫正胎位不正或子宫后倾。若孕妇取此卧位矫正胎位时，每次不应超过 15 分钟；促进产后子宫复旧（图 13-15）。

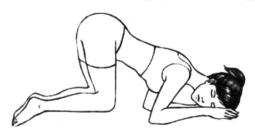

图 13-15　膝胸卧位

（九）截石位

病人仰卧于检查台上，两腿分开，放于支腿架上，支腿架上放软垫，臀部齐检查台边，两手放在身体两侧或胸前。该体位适用于会阴、肛门部位的检查、治疗或手术，如膀胱镜检查、妇产科检查、阴道灌洗、产妇分娩等（图13-16）。

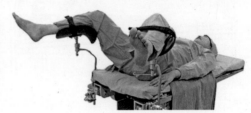

图13-16　截石位

▶▶ 变换卧位法 ◀◀

（一）协助病人移向床头

协助滑向床尾而不能自行移动的病人移向床头，使之处于舒适而安全的卧位。移置病人的操作程序如下：

1. 将各种导管及输液装置安置妥当，必要时将盖被折叠至床尾或一侧。

2. 放平床头支架或靠背架，枕横立于床头，置病人为仰卧屈膝位；嘱病人仰卧屈膝，双手握住床头栏杆。

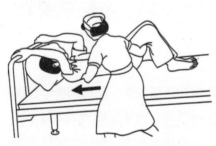

图13-17　协助病人移向床头

3. 护士靠近床侧，两腿适当分开，一手托住病人肩背部，另一手托住臀部；护士在托起病人的同时，嘱病人两脚蹬床面，挺身上移（图13-17）。

4. 如系两名护士协助病人移动，护士两人分别站于床的两侧，交叉托住病人颈肩部和臀部，或一人托住颈、肩部及腰部，另一人托住臀部及腘窝部，两人同时抬起病人移向床头。

（二）协助病人翻身侧卧

协助不能起床的病人更换卧位，使病人感觉舒适，满足检查、治疗和护理的需要，预防并发症，如压疮、坠积性肺炎等。协助病人翻身的操作程序如下。

1. 将各种导管及输液装置安置妥当，必要时将盖被折叠至床尾或一侧。

2. 将病人肩部、臀部移向护士侧床沿，再将病人双下肢移近护士侧床沿，协助或嘱病人屈膝。

3. 护士一手托肩，一手扶膝部，轻轻将病人转向对侧，翻转角度不超过60°，使其背向护士；将一软枕放于病人背部支撑身体，另一软枕置于两膝间。（图 13-18）。

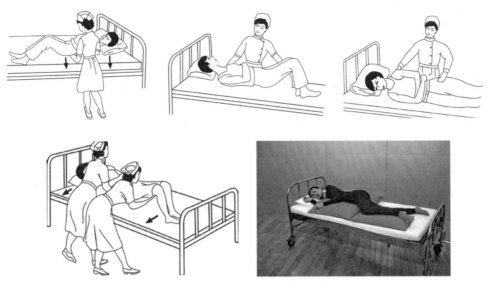

图 13-18 协助病人翻身侧卧（一人或两人）

§13.2 病人的运送

在病人院前急救、入院、接受检查、治疗、手术及出院时，移动病人可据情选用徒手运送、救护车运送、直升机运送或用平车、轮椅、担架、可移动病床等方法运送。在运送病人过程中要避免发生损伤，并保证病人安全与舒适。

▶▶ 目的 ◀◀

1. 院前急救的病人运送。
2. 护送病人入院、出院、进行临床检查、治疗、手术等。
3. 帮助病人下床活动。

▶ **操作前准备** ◀◀

1. 病人准备：评估病人的体重、意识状态、病情与躯体活动能力；评估病人损伤的部位和合作程度。向病人及家属解释轮椅运送的目的、方法及注意事项。

2. 用物准备：根据需要，准备可移动病床、轮椅，平车或担架、毛毯、软枕等。

▶▶ **运送方法** ◀◀

（一）徒手运送

徒手运送主要用于发生灾害、事故等紧急救援情况下。徒手运送应注意避免病人受到第二次损伤。根据不同的损伤部位应选择不同的徒手运送方式。对大出血的病人应先予止血处理；对骨折病人应先予适当固定（图 13-19）。

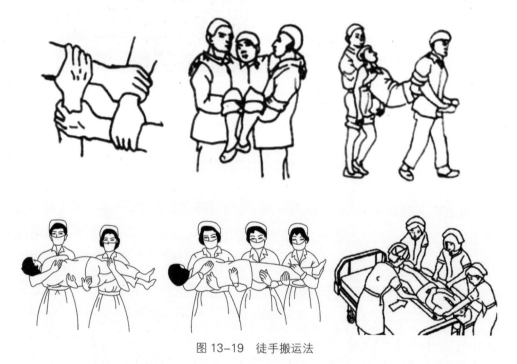

图 13-19　徒手搬运法

（二）自制工具运送

在院前急救时，可就地取材制作临时担架等运送工具运送病人（图 13-20）。

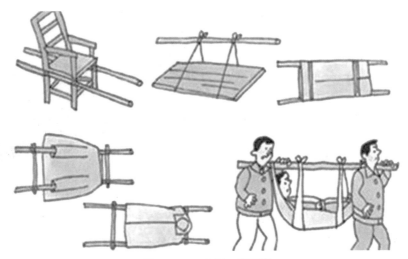

图 13-20　自制工具运送

（三）交通工具运送

交通工具运送适用于院前急救，包括航空运送、救护车及其他交通工具运送（图 13-21）。

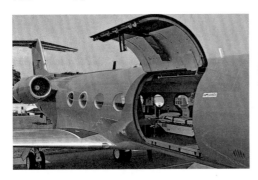 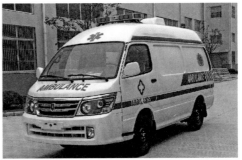

图 13-21　交通工具运送

（四）轮椅运送

轮椅运送的关键是用正确的方法协助病人上下轮椅，并注意保证病人的安全。具体操作方法如下。

1. 检查轮椅性能，将轮椅推至床旁，使椅背与床尾平齐，椅面朝向床头，扳制动闸将轮椅止动，翻起脚踏板（图 13-22）。

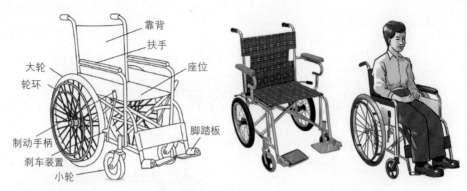

图 13-22　轮　椅

2. 扶病人坐起，穿好衣、裤、袜子。嘱病人以手掌撑在床面上，双足垂至床缘，并协助病人穿好鞋子。

3. 病人上、下轮椅：使用轮椅的病人病情各不相同，有些可以自行上下轮椅，有些必须他人协助上、下轮椅，上、下轮椅的方法应根据病人的实际情况而定。以下图例可供参考。上、下轮椅时应特别注意病人的安全，要适时锁紧或放松制动闸，要将病人双足在脚踏板上安放稳妥（图 13-23）。

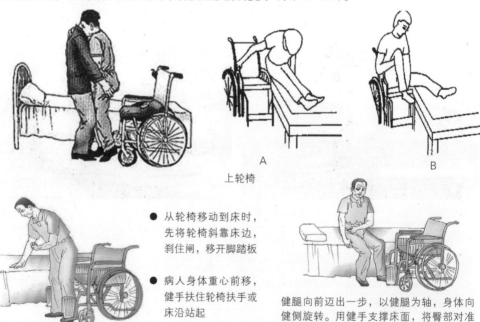

图 13-23　病人上、下轮椅

（五）平车或担架运送

1. 检查平车、担架性能，将平车或担架移至床旁与床平行，再将病人移至平车或担架上运送（图 13-24、图 13-25）。

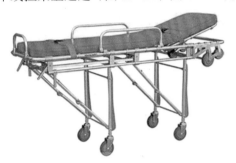

图 13-24　病人运送车

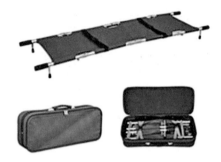

图 13-25　可收纳式担架

2. 病人移动方法：对有一般活动能力的病人，协助病人将上身、臀部、下肢依次向平车或担架移动；对于重危病人、手术后病人，根据具体情况不同，可采用一人、二人、三人或四人搬运法；如为骨折病人，应将骨折部位固定稳妥，必要时应将木板垫于平车或担架上（图 13-26）。

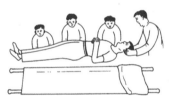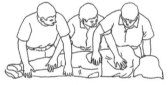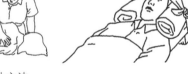

图 13-26　病人移动方法

（六）病床运送

目前，我国已有许多医院配备了不同类型的可移动病床，必要时可直接利用可移动病床运送病人到手术室、检查室等处（图 13-27）。

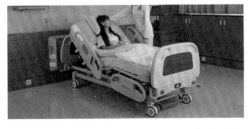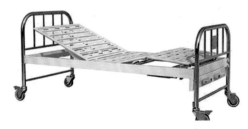

图 13-27　可移动病床

▶▶ **运送病人注意事项** ◀◀

1. 协助病人上下床和上下轮椅时，要动作轻稳、准确，保证病人安全、舒适。
2. 根据环境温度变化，适当地增减衣服、盖被或毛毯，以免病人着凉。
3. 在搬运的过程中，注意观察病情变化，避免造成损伤等并发症。

§13.3　病人的安全护理

对于意识模糊、躁动、行动不便等具有潜在安全隐患的病人，应根据需要采用必要的安全措施，如使用保护具、辅助器等，以保证病人的安全。

§13.3.1　保护具及其应用

保护具是用来限制病人身体某部位的活动，以达到维护病人安全与治疗效果的各种器具。常用的保护具有床挡、约束带和支被架等。

▶▶ **保护具使用目的** ◀◀

1. 用保护具限制病人身体某部位的活动，以达到维护病人安全与保证治疗效果的目的。
2. 防止小儿、意识不清病人及老年病人等不慎从床上跌落，而用以保障病人安全。
3. 协助残障或高龄而行动不便病人进行适当活动，并保障其安全。

▶▶ **保护具适用范围** ◀◀

1. 小儿病人：因认知及自我保护能力尚未发育完善，尤其是未满 6 岁的儿童，易发生坠床、撞伤、抓伤等意外或不配合治疗等行为。
2. 坠床发生概率高者：如麻醉后未清醒者，意识不清、躁动不安、失明者，或年老体弱者。

3. 实施眼科手术者：如白内障摘除术后病人。

4. 精神病病人：如躁狂症、自我伤害者。

5. 易发生压疮者：如长期卧床、极度消瘦、虚弱者。

6. 皮肤瘙痒者：包括全身或局部瘙痒难忍者。

▶▶ 保护具种类及应用 ◀◀

保护具主要包括床挡、约束带和支被架等。

（一）床挡

床挡主要用于预防病人坠床，常见有多功能床床挡、可移动床挡及围栏式床挡（图 13-28）。

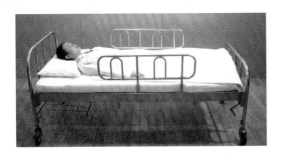
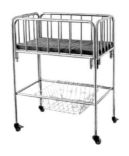

可移动床挡　　　　　　　　　　围栏式床挡

图 13-28　床　挡

（二）约束带

约束带主要用于保护躁动的病人，限制身体活动或约束失控肢体活动，防止病人自伤或坠床。根据部位的不同，约束带可分为肩部约束带、手肘约束带或肘部保护器、约束手套、约束衣及膝部约束带等（图 13-29）。

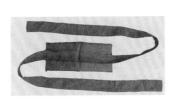
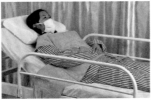
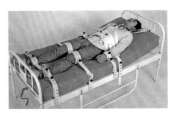

约束带　　　　　　　　约束衣　　　　　　　各种约束带示意图

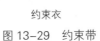

图 13-29　约束带

1. 宽绷带：常用于固定手腕及踝部。使用时，先用棉垫包裹腕部或踝部，再用宽绷带打成双套结，套在棉垫外，稍拉紧，确保肢体不脱出，松紧以不影响血液循环为宜，然后将绷带系于床缘。

2. 肩部约束带：用于固定肩部，限制病人坐起。肩部约束带用宽布制成，宽8 cm，长120 cm，一端制成袖筒。使用时，将袖筒套于病人两侧肩部，腋窝衬棉垫。两袖筒上的细带在胸前打结固定，将两条较宽的长带系于床头（图13-30）。

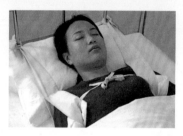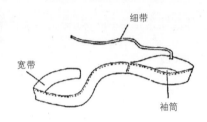

图 13-30　肩部约束带

3. 膝部约束带：用于固定膝部，限制病人下肢活动。膝部约束带用宽布制成，宽10 cm，长250 cm，宽带中部相距15 cm分别钉两条双头带。使用时，两膝之间衬棉垫，将约束带横放于两膝上，宽带下的两头带各固定一侧膝关节，然后将宽带两端系于床缘。亦可用大单进行膝部固定（图13-31）。

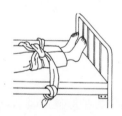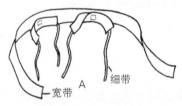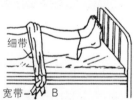

图 13-31　膝部约束带

4. 尼龙搭扣约束带：用于固定手腕、上臂、踝部及膝部。操作简便、安全，便于洗涤和消毒。约束带由宽布和尼龙搭扣制成。使用时，将约束带置于关节处，被约束部位衬棉垫，松紧适宜，对合约束带上的尼龙搭扣后将带子系于床缘（图13-32）。

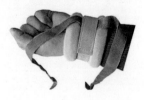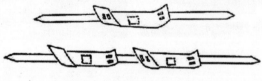

图 13-32　尼龙搭扣约束带

（三）支被架

支被架主要用于肢体瘫痪或极度衰弱的病人，防止盖被压迫肢体而造成不舒适或足下垂等并发症，也可用于烧、烫伤采用暴露疗法者。使用时，将支被架罩于防止受压的部位，盖好盖被（图13-34）。

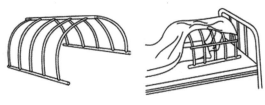

图13-33　支被架

▶▶ 保护具使用注意事项 ◀◀

1. 使用保护具时，应保持肢体及各关节处于功能位，协助病人经常更换体位，保证病人的安全、舒适。

2. 使用约束带时，首先应取得病人及家属的知情同意。使用时，其下需垫衬垫，固定松紧适宜，定时松解，每2小时放松约束带一次，并注意观察受约束部位的末梢循环情况，每15分钟观察一次，发现异常及时处理。

3. 确保病人能随时与医务人员取得联系，如呼叫器的位置适宜或有陪护人员监护，以保障病人的安全。

4. 记录使用保护具的原因、时间、观察结果、相应的护理措施及解除约束的时间。

§13.3.2　辅助器及其应用

辅助器是为病人提供保持身体平衡与支持身体的器材，是维护病人安全的护理措施之一。常用的辅助器有手杖、腋杖和助行器等。

▶▶ 辅助器使用目的 ◀◀

1. 减轻下肢负荷，增大身体支撑面，保持病人稳定性。

2. 协助病人行走，提高生活能力，改善生活质量。

3. 改善病人心肺功能及血液循环。

4. 预防病人发生骨质疏松。

▶▶ **辅助器种类** ◀◀

辅助器主要包括助行杖和助行架。

（一）助行杖

用于辅助人体行走的杖类器具，分为手杖和腋杖（图 13-34）。

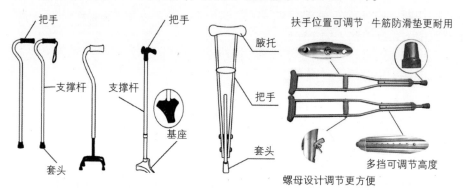

图 13-34　单足、多足手杖和腋杖

（二）助行架

用于辅助人体行走的框架类器具，包括无轮助行架、有轮助行架和助行椅等（图 13-35）

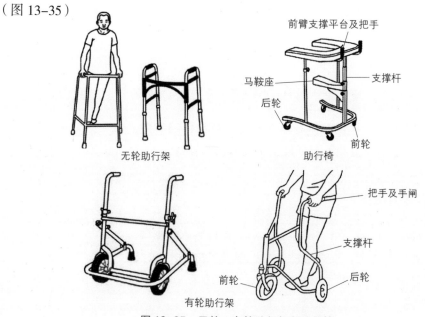

图 13-35　无轮、有轮助行架和助行椅

▶▶ **辅助器适用范围** ◀◀

残障及高龄行动不便病人。

▶▶ **辅助器使用方法** ◀◀

（一）助行杖的使用

1. 手杖：手杖是一种手握式的辅助用具，常用于不能完全负重的残障者或老年人。手杖应由健侧手臂用力握住。

（1）手杖的配置：手杖长度的选择最为重要，手杖选择以肘部负重时能稍微弯曲为度；手柄适于抓握，弯曲部与髋部同高，手握手柄时感觉舒适（图 13-36）。

（2）手杖使用方法：使用手杖的病人情况较复杂，可能是单肢或双下肢轻度残障，也可能是老年人或体弱者下肢乏力。因此，病人应根据自己的实际情况摸索最恰当的使用方法（图 13-37）。

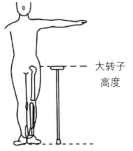
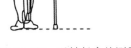

大转子高度

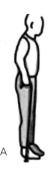
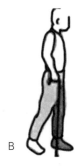
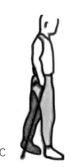

A   B   C

图 13-36 手杖长度的测量　　　图 13-37 手杖协助步行

2. 腋杖：腋杖是提供给短期或长期残障者离床时使用的一种支持性辅助用具。使用腋杖最重要的是长度合适、安全稳妥。

（1）腋杖的配置：腋杖合适长度的简易计算方法为使用者身高减去 40 cm。

（2）腋杖持杖方法：使用者双肩放松，身体挺直站立，腋窝与拐杖顶垫间相距 2～3 cm，勿使腋窝直接承受压力，以免造成腋窝部位血管、神经受到损伤，腋杖底端应侧离足跟 15～20 cm。握紧把手时手肘应可稍弯曲，行走时应注意防滑（图 13-38）。

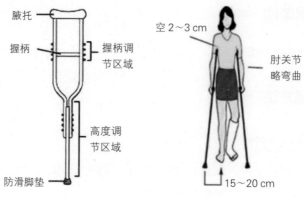

图 13-38 腋杖持杖方法

（3）使用腋杖走路的方法：① 两点式，走路顺序为同时出右腋杖和左脚，然后出左腋杖和右脚。② 三点式，两拐杖和患肢同时伸出，再伸出健肢。③ 四点式，为最安全的步法。先出右腋杖，而后左脚跟上；接着出左腋杖，右脚再跟上；始终为三点着地。④ 跳跃法，常为永久性残疾者使用。其方法为：先将两侧拐杖向前，再将身体跳跃至两拐杖中间处（图 13-39、图 13-40）。

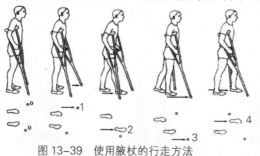

图 13-39 使用腋杖的行走方法

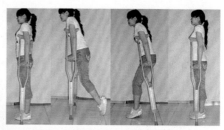

图 13-40 腋杖跳跃式行走

（4）使用腋杖站起、坐下的方法：如图 13-41 所示。

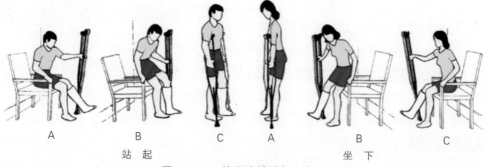

图 13-41 使用腋杖站起和坐下

（5）使用腋杖上、下楼的方法：如图 13-42 所示。

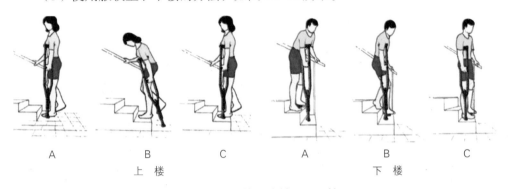

A   B   C   A   B   C

上　楼   下　楼

图 13-42　使用腋杖上、下楼

（二）助行器的使用

助行器一般用铝合金材料制成，是一种四边形的金属框架，有些还带脚轮，可将病人保护于其中。其自身轻，支撑面积大，稳定性好。助行器适用于下肢功能较差的病人。选用时应先对病人进行评估，以确定助行器的种类。

1. 步行式助行器：适用于下肢功能轻度损害的病人。步行式助行器无轮脚，自身轻，可调高度，稳定性好，使用时双手提起两侧扶手同时向前将其放于地面，然后双腿迈步跟上（图 13-43）。

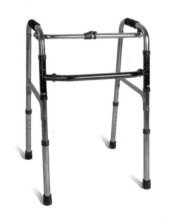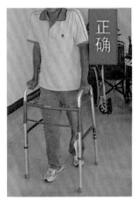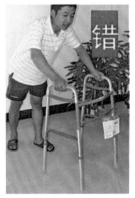

图 13-43　步行式助行器

2. 轮式助行器：适用于上下肢功能均较差的病人。轮式助行器有轮脚，易于推行移动，使用时不用将助行器提起、放下，行走步态自然，且有刹车装置（图 13-44）。

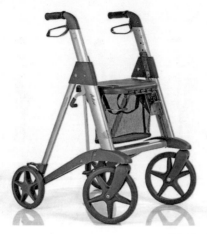
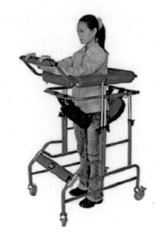

图 13-44   轮式助行器

▶▶ 辅助器使用注意事项 ◀◀

1. 使用者应意识清楚，身体状态稳定。

2. 选择适合病人的辅助器。不合适的辅助器与错误的使用方法均可导致神经损伤、挫伤、跌倒，还会引起肌肉劳损等并发症。

3. 使用者的手臂、肩部或背部应无伤痛，活动不受限制，以免影响手臂的支撑力。

4. 使用辅助器时，病人的鞋要合脚、防滑，衣服要宽松、合身。

5. 使用腋杖和手杖时，应将各部位螺钉拧紧，橡皮底垫应紧贴地面，橡皮底垫磨损严重时应及时更换。

6. 训练使用辅助器的场地应平坦、干燥，训练时应有医务人员陪同，并掌握好训练节奏，避免病人过度疲劳。

§13.4   口腔护理

口腔护理是保持口腔清洁、预防口腔疾病的重要方法。由于口腔与食物、空气接触频繁，若不注意做好口腔护理，日久天长就可能导致龋齿、牙龈炎、粘膜充血、溃疡、糜烂等病症，不仅影响食欲，还可能引起其他器官的疾病，因此，做好口腔护理是预防和治疗疾病的重要一环。

▶▶ 口腔护理的目的 ◀◀

1. 保持口腔的清洁、湿润，使病人舒适，预防口腔感染等并发症。

2. 防止口臭、口垢，促进食欲，保持口腔正常功能。

3. 观察口腔黏膜和舌苔的变化、特殊的口腔气味（如肝臭味等），提供病情的动态信息。

4. 预防与口腔疾病相关的其他疾病。

▶▶ 口腔护理的准备 ◀◀

（一）用物准备

1. 漱口液：根据口腔感染的菌种选择不同的漱口溶液（图13-45）。

（1）清洁口腔预防感染：备等渗盐水、2%～3%硼酸溶液、0.02%呋喃西林溶液。

（2）轻度口腔感染：备朵贝溶液。

（3）口腔感染、口臭：备1%～3%过氧化氢溶液。

（4）白假丝酵母菌感染：备1%～4%碳酸氢钠溶液。

（5）铜绿假单胞菌感染：备0.1%醋酸溶液。

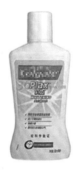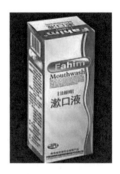

图 13-45　漱口液

2. 口腔护理包（盘）：内盛治疗碗2个、棉球、弯血管钳两把、弯盘两个、压舌板、吸水管、液状石蜡、棉球、手套等（图13-46）。

3. 其他用物：治疗方盘、开口器、纱布、治疗巾、手套、手电筒等。

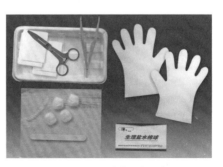

图 13-46　口腔护理包（盘）

（二）病人准备

让病人明确口腔护理的目的，主动配合。

（三）操作者准备

着装整齐、洗手、戴口罩。

▶▶ 口腔护理的实施 ◀◀

普通病人的日常口腔护理应由病人自己进行。自己不能或不便进行口腔护理的病人，应由护理人员协助进行。

（一）普通病人日常口腔护理

日常口腔护理一般由病人自己进行，应指导病人选择合适的口腔护理用品，掌握正确的口腔护理方法和养成良好的口腔护理习惯，并定期进行预防性牙科检查。

1. 刷牙：刷牙的最好时间是进食后的半小时内。如果有可能，尽量在三餐后立即刷牙。

（1）选择牙刷：牙刷种类很多，分为成人牙刷和儿童牙刷，软毛牙刷和硬毛牙刷，普通牙刷和电动牙刷等（图 13-47）。

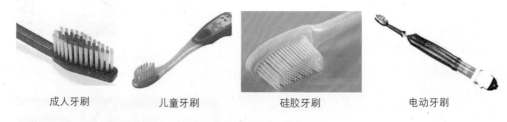

成人牙刷　　　　　儿童牙刷　　　　　　硅胶牙刷　　　　　电动牙刷

图 13-47　各类牙刷

（2）刷牙方法：每次刷牙时间控制在 2 分钟以上。上下刷牙方式能保护牙龈；很多人采用的大力横刷法，会造成牙根部过度磨损并刺激牙龈的退缩。刷牙时应特别注意刷下前牙内侧和后牙，避免形成牙石。刷牙后要用清水多次冲洗牙刷，并将刷毛上的水分甩干，倒置保存。婴幼儿可选用专供婴幼儿用的磨牙指套牙刷，由成人为之刷牙（图 13-48）。

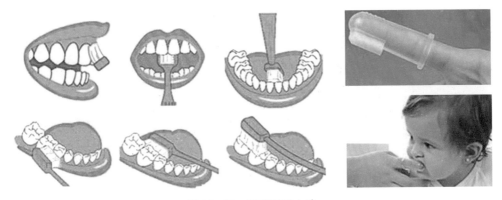

图 13-48　正确刷牙方法

2. 使用牙线、牙签：牙缝间的食物残渣通过刷牙很难清除，会导致有害物质在牙缝深层的积存和腐败，口臭的产生与此关系明显。刷牙后使用牙线可以彻底清洁牙齿间缝隙中的存留物。很多人常用牙签，但不如牙线的洁牙效果好（图 13-49）。

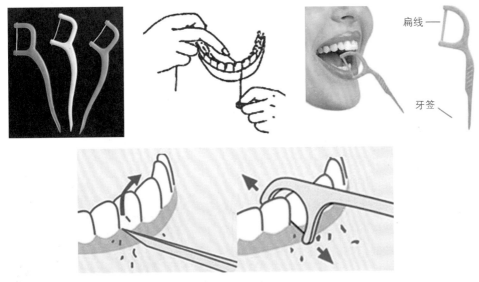

扁线

牙签

图 13-49　牙线、牙签使用方法

3. 洁牙：建议每半年或一年洁牙一次，并做全面口腔检查，这样可以使牙科问题消灭在萌芽状态，既简单有效，又不会花费很多。洁牙操作一般需由口腔专业人员进行（图 13-50）。

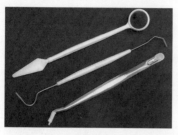
洁牙工具

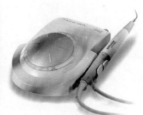
超声洁牙机

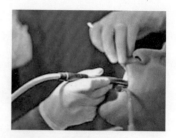
超声波洁牙

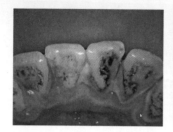

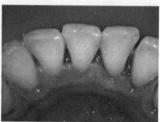

洁牙前后对比

图 13-50　洁牙用具与洁牙

（二）特殊病人的口腔护理

对于高热、昏迷、禁食、留置胃管、口腔疾患、生活不能自理者和患血液病的病人，口腔护理应由护理人员协助进行。

1．将用物带至病人床旁，查对床号、姓名，向病人解释目的。助病人侧卧或头偏向一侧，面向操作者，颌下围干毛巾，弯盘置病人口角旁。

2．取下活动义齿，用冷开水冲刷干净，暂不用时浸于清水中。

3．擦净嘴唇，用压舌板轻轻撑开颊部，用弯血管钳夹棉球蘸漱口水，先上后下，依次纵向擦净牙齿颊面和唇面。嘱病人张口（昏迷病人用开口器从磨牙处放入），擦净牙齿的舌面、𬌗面以及舌的上下面和硬腭部（图 13-51）。

4．擦洗完毕，助病人用吸管吸漱口液漱口。

5．为昏迷病人做口腔护理时，棉球要夹紧，一次一个棉球，棉球不可过湿，禁忌

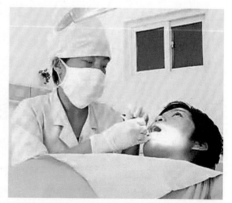

图 13-51　特殊病人口腔护理

漱口。

6．根据病人口腔情况涂药，嘴唇干燥者可涂液状石蜡，取下毛巾，擦干面部。

7．整理床单位，清理用物，清洁消毒后备用洗手。

（三）义齿的清洁护理

义齿可促进食物咀嚼，便于交谈，维持良好的口腔外形。义齿分为活动义齿（如全口义齿）和固定义齿（如种植牙）。日间佩戴义齿，餐后取下义齿进行清洗，其清洗方法与刷牙法相同。夜间休息时，应将义齿取下使牙龈得到充分休息，防止细菌繁殖，并按摩牙龈。当病人不能自行清洁口腔时，护士应协助病人完成义齿的清洁护理。取下的义齿应浸没于冷水杯中，每天换水一次。注意勿将义齿浸于热水或乙醇中，以免变色、变形及老化（图 13-52）。

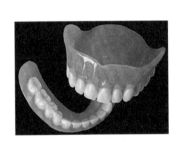
全口义齿

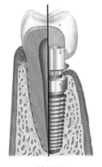
种植牙

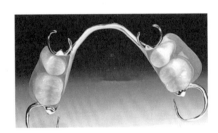
可活动义齿

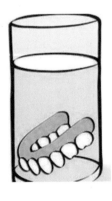

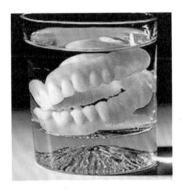

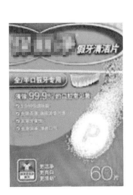

图 13-52　各类义齿及其清洗

▶▶ **口腔护理的注意事项** ◀◀

1. 口腔护理时要动作轻柔。对于患有凝血功能障碍疾病的人，要防止碰伤黏膜及牙龈。

2. 口腔护理时，活动义齿应取下，浸入清水中保存。义齿不可浸泡在乙醇或热水中，以防变色、变形或老化。

3. 昏迷病人严禁漱口，需用张口器时，应从磨牙处放入（牙关紧闭者不可用暴力使其张口）。擦洗棉球不宜过湿，以防病人将溶液吸入呼吸道；擦洗时须用血管钳夹紧棉球，防止棉球遗留在口腔内；操作前后要清点棉球数。

4. 对于长期应用抗生素者，应观察口腔黏膜有无真菌感染。

5. 传染病病人用物按隔离消毒原则处理。

§13.5 头发护理

头发护理的主要措施是洗头。多数病人可自行完成头发的清洁护理。昏迷、年老体弱、大手术后、高热等身体虚弱者、生活不能自理者、长期卧床者和上肢功能障碍的病人，则需由护理人员协助洗头。

根据病人健康状况、体力和年龄，可采用多种方式为病人洗头。身体状况好的病人，可在浴室内采用淋浴方法洗头；不能淋浴的病人，可协助病人坐于床旁椅上行床边洗头；卧床病人可行床上洗头。长期卧床病人，应每周洗头一次。

▶▶ **头发护理目的** ◀◀

1. 去除头皮屑和污物，清洁头发，减少感染机会。

2. 按摩头皮，促进头部血液循环及头发生长代谢。

3. 促进病人舒适，增进身心健康，建立良好护患关系。

▶▶ **洗头设备** ◀◀

现在，洗头设备多种多样，适合于不同人群的需要。在医院，可根据病人的病情轻重选择不同的洗头设备（图13-53）。

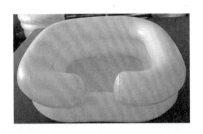
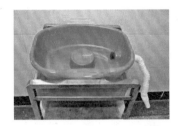
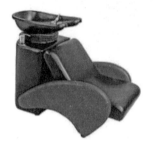
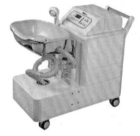
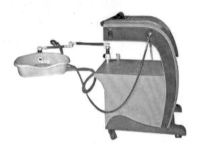

图 13-53 各种洗头设备

▶▶ 洗头程序 ◀◀

无论使用哪种洗头设备、选用哪种洗头方法，洗头程序都大致相同。简要介绍如下（图 13-54）。

1．双耳塞棉球，松开衣领向内反折、颈部围毛巾，别针固定。

2．松开头发，用温水充分湿润头发。

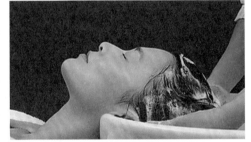

图 13-54 洗头程序

3．取适量洗发液于掌心，均匀涂遍头发，由发际至脑后部反复揉搓，同时用指腹轻轻按摩头皮。

4．一手抬起头部，另一手洗净脑后部头发。

5．温水冲洗头发，直至冲净。

6．擦干头发，解下颈部毛巾，擦去头发水分。取下眼部的眼罩和耳内的棉球，用毛巾包好头发，擦干面部。

7．用包头发的毛巾和浴巾擦干头发，用电吹风吹干头发后梳发。

8．撤去洗发用物，协助病人卧于舒适的卧位，整理床单位，清理用物，洗手。

153

▶▶ **洗头方法** ◀◀

根据病人病情轻重不同和洗头设备不同，可采取不同体位和洗头方法，但洗头程序大致相同。

1. 坐位洗头法：适用于病情较轻、病人可以自由行动的情况（图13-55）。

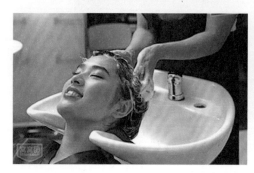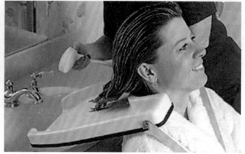

图13-55 坐位洗头

2. 洗头车卧位洗头法：协助病人斜卧在床上，上半身斜向床边，头部枕于洗头车的头托上，将接水盘置于病人头下；也可让行动不便病人坐于轮椅上，将洗头车推至轮椅边，颈部置于洗头盆的缺口处（图13-56）。

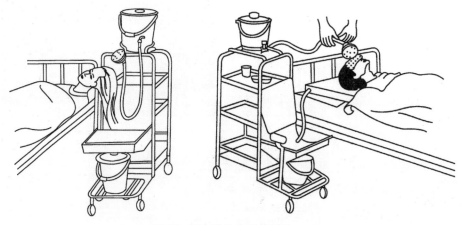

图13-56 洗头车卧位洗头

3. 马蹄形垫床上洗头法：协助病人取仰卧位，上半身斜向床边，将枕头垫于病人肩下，置马蹄形垫于病人后颈下，马蹄形垫下端置于脸盆或污水桶中，由护士为病人洗头（图13-57）。

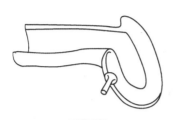
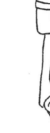

马蹄形垫   马蹄形垫床上洗头

图 13-57 马蹄形垫床上洗头法

4. 扣杯式洗头盆床上洗头法：协助病人取仰卧位，枕垫于病人肩下；铺橡胶单和浴巾于病人头部位置。取脸盆一只，盆底放一条毛巾，倒扣搪瓷杯于盆底，杯上垫折成四折并外裹防水薄膜的毛巾，将病人头部枕于毛巾上，脸盆内置一根橡胶管，下接污水桶。另外也有专用的扣杯式洗头盆，可供选用（图 13-58）。

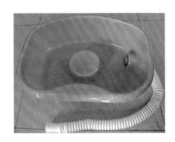
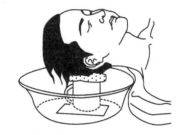

图 13-58 扣杯式床上洗头法

5. 充气式洗头盆洗头法：病人取仰卧位，颈部枕于充气式洗头盆之颈托部位，按洗头程序洗头（图 13-59）。

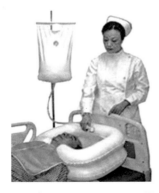
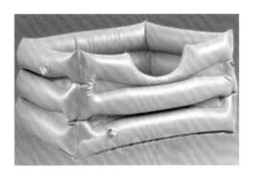

图 13-59 充气式洗头盆洗头法

▶▶ **洗头注意事项** ◀◀

1. 注意室温和水温，冬季关好门窗，调节室温，及时擦干或吹干头发，防止病人受凉。

2. 洗头过程中，应随时观察病人病情变化，如面色、脉搏、呼吸有异常时应停止操作。

3. 防止水流入眼和耳内，避免弄湿衣服和床单。

4. 护士为病人洗头时，应运用人体力学原理，身体尽量靠近床边或盆边，保持良好姿势，避免疲劳。

5. 洗发时间不宜过久，避免引起病人头部充血或疲劳不适。

6. 衰弱病人和颅内出血病人不宜洗头发。

§13.6　皮肤护理

皮肤护理不仅能改善病人的舒适度，而且对促进皮肤排泄功能、改善全身和局部血液循环、预防压疮等并发症具有重要的临床意义。

皮肤护理包括沐浴（含淋浴和盆浴）和床上擦浴。沐浴是在护士指导和协助下由病人自行完成，床上擦浴是由护士进行。

▶▶ **皮肤护理的目的** ◀◀

1. 去除皮肤污垢，保持皮肤清洁，促进身心舒适，增进健康。

2. 促进皮肤血液循环，增强皮肤排泄功能，预防感染和压疮等并发症发生。

3. 促进病人身体放松，增加病人活动机会。

4. 为护士提供观察病人并与其建立良好护患关系的机会。

▶▶ **皮肤护理的准备** ◀◀

（一）病人准备

1. 了解沐浴的目的、方法及注意事项。

2. 排空大、小便。

（二）护士准备

1. 评估病人的病情、意识、自理能力、心理状态、配合程度、皮肤情况及日常沐浴习惯，选择皮肤清洁方法。

2. 向病人及其家属解释沐浴的目的、方法和注意事项。

（三）用物准备

根据病情备浴盆、淋浴设备、脸盆、毛巾、浴巾、浴皂、洗发液、护肤用品等。备清洁衣裤、拖鞋等。床上擦浴时需另备屏风、浴毯、水容器等。

（四）环境准备

调节室温至 22 ℃以上，水温保持在 41 ℃~46 ℃，也可按病人习惯调节。

▶▶ 皮肤护理的实施 ◀◀

（一）盆浴与淋浴

1. 检查并清洁沐浴设备，放置一次性浴盆套及沐浴防滑垫，协助病人准备洗浴用品和护肤用品并置于易取处（图 13-60）。

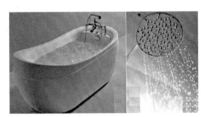
浴盆及淋浴

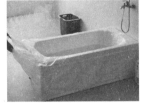
使用一次性浴盆套

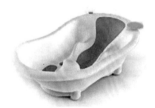
使用浴盆防滑垫

图 13-60 沐浴设备

2. 指导病人调节冷、热水开关及使用浴室呼叫器；嘱病人进、出浴室时扶好安全把手，浴室勿闩门（图 13-61）。

3. 病人沐浴时，护士应在可呼唤的地方，并应每隔 5 分钟检查病人的情况，注意观察病人在沐浴过程中的反应。

4. 沐浴完毕后，协助病人擦干皮肤，穿好清洁衣裤，

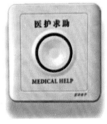
图 13-61 浴室呼叫器

送病人回病室，并取舒适卧位。

（二）床上擦浴

1. 病人取平卧位，用浴毯遮盖病人。

2. 备水：将脸盆和浴皂放于床旁桌上，盆中倒入温水约 2/3 满。

3. 将毛巾叠成手套状，包于护士手上。将包好的毛巾放入水中，彻底浸湿，并依次擦洗面部和颈部、上肢和手、胸腹部、背部、下肢、足部，最后擦洗会阴部。擦洗过程中应根据需要变换体位和暴露部位，并注意非暴露部位的保暖（图13-62）。

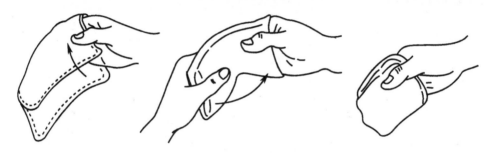

图 13-62　包擦浴毛巾法

4. 擦浴完成后，协助病人更换清洁衣裤，取舒适体位。

▶▶ 皮肤护理的注意事项 ◀◀

1. 沐浴应在进食 1 小时后进行，以免影响消化功能。

2. 向病人说明呼叫器的使用方法。

3. 沐浴时应严防病人跌倒，护士应在可呼叫范围内并加强巡视。

4. 擦浴时应注意病人保暖，控制室温，随时调节水温，及时为病人盖好浴毯，天冷时可以被内操作。

5. 擦浴时动作敏捷、轻柔，减少翻动次数。通常于 15～30 分钟内完成擦浴。

6. 擦浴时注意保护病人隐私，尽可能减少暴露。

7. 擦浴过程中，注意保护伤口和治疗管路，避免伤口受压、治疗管路打折或扭曲。

8. 在沐浴和擦浴过程中注意观察病情变化，如出现寒战、面色苍白、脉搏过速等征象时，应立即停止，并给予适当处理。

§13.7 压疮的预防和护理

压疮最早称为褥疮，是人体局部组织长期受压，造成局部血液循环障碍和持续缺血、缺氧及营养不良而致软组织溃烂和坏死，是临床常见的并发症，因此预防压疮的产生是护理工作中的重要任务。绝大多数压疮是可以预防的，通过精心科学的护理，可将压疮的发生率降到最低限度。

▶▶ 压疮护理目的 ◀◀

1. 预防发生压疮：压疮可发生于长期卧床的病人，也可发生于无法站立而长久坐位（如坐轮椅）的病人，均应注意预防。

2. 促进压疮愈合：压疮一旦发生，应及时采取包括全身营养支持、局部合理治疗和心理干预等措施，促进压疮早日恢复。

3. 防止压疮引起的其他并发症。

▶▶ 压疮易发因素 ◀◀

（一）压疮易发人群

1. 老年人：老年人机体活动减少，加之皮肤松弛干燥、缺乏弹性，皮下脂肪萎缩、变薄，皮肤易损。

2. 肥胖者：机体过重，使承重部位的压力增大。

3. 体弱营养不良者：受压处缺乏肌肉、脂肪组织的保护。

（二）压疮易发部位

压疮多发生于长期受压及缺乏脂肪组织保护、无肌肉包裹或肌层较薄的骨隆突处。卧位和受压点不同，好发部位亦不同（图 13-63）。

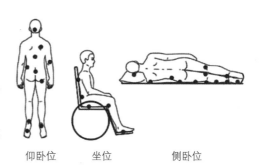

仰卧位　　　　坐位　　　　　　侧卧位

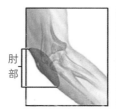
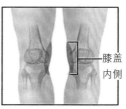

肘部　　　　　　　　　膝盖内侧

关节部位

图 13-63　压疮易发部位

1. 仰卧位：好发于枕骨粗隆、肩胛部、肘部、脊椎体隆突处、骶尾部及足踝处。

2. 侧卧位：好发于耳郭、肩峰、肋骨、肘部、髋部、膝关节内侧及内外踝处。

3. 俯卧位：好发于面颊部、肩部、女性乳房、男性生殖器、髂嵴、膝部及足尖处。

4. 坐位：好发于坐骨结节处。

（三）易致压疮的疾病

1. 昏迷或瘫痪病人：自主活动丧失，长期卧床，身体局部组织长时间受压。

2. 骨、关节创伤及石膏固定的病人。

3. 水肿病人：水肿降低了皮肤的抵抗力，并增加了承重部位的压力。

4. 疼痛病人：为避免疼痛而处于强迫体位，机体活动减少。

5. 大手术后病人：术后卧床时间较长，如不注意及时翻身，容易发生压疮。

6. 其他病人：大小便失禁病人、发热病人、使用镇静药病人等亦偶见压疮发生。

▶▶ 压疮预防措施 ◀◀

（一）避免局部组织长期受压

1. 经常变换卧位：经常翻身是长期卧床病人最简单而有效的解除压力的方法。一般每 2 小时翻身一次，必要时每 30 分钟翻身一次。变换体位的同时，应观察受压部位的变化及皮肤情况，适当给予按摩。建立床头翻身记录卡，记录翻身时间、卧位变化及皮肤情况。可使用电动翻转床协助病人变换多种体位（表 13-1）。

表 13-1　翻身记录卡

姓名		床号	
日期 / 时间	卧位	皮肤情况及备注	执行者

2. 保护骨隆突处和支持身体空隙处：协助病人变换卧位后，可采用软枕或表面支撑性产品垫于身体空隙处，使支持面积加大，压力分散并受力均匀，从而减少骨隆突处所受的压力，保护骨隆突处皮肤。临床上可供选择的表面支撑性产品包括泡沫垫、凝胶垫、气垫、水垫及羊皮垫等，可用于减少或舒缓局部压力（图 13-64）。

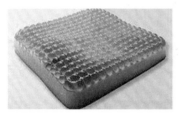 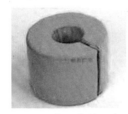 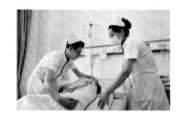

图 13-64　防压疮垫及应用

3. 正确使用石膏、绷带及夹板固定：对使用石膏、绷带、夹板或牵引器等固定的病人，应随时观察局部皮肤状况及肢端血运情况，并适时调节松紧。

4. 应用减压敷料：根据病人的实际情况，选择减压敷料敷于压疮好发部位以局部减压，如选择泡沫类敷料或水胶体类敷料，裁剪后固定于骨隆突处（图 13-65）。

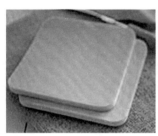 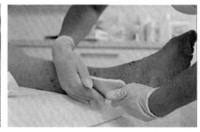

泡沫棉敷料及使用

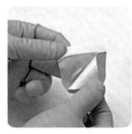 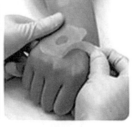 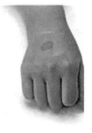

水胶体敷料及使用

图 13-65　减压敷料及应用

5. 应用减压床垫：应根据病人具体情况及减压床垫的适用范围，及时恰当地应用气垫床、水床等全身减压设备以分散压力，预防压疮发生（图 13-66）。

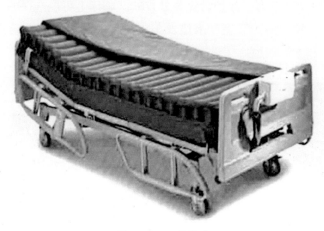

图 13-66　气垫床

（二）保护病人皮肤

保持病人皮肤和床单的清洁干燥，使用各类保护垫避免局部受压或受摩擦（图 13-67）。

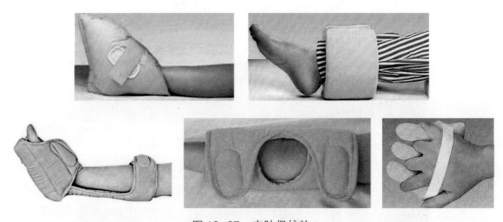

图 13-67　皮肤保护垫

（三）促进皮肤血液循环

对长期卧床病人，应每天进行主动或被动的全范围关节运动练习，促进肢体血液循环。鼓励施行温水浴，在清洁皮肤的同时可刺激皮肤血液循环。病人变换体位后，对局部受压部位进行适当按摩，改善该部位血液循环，预防压疮发生。

▶▶ 压疮治疗与护理 ◀◀

1. 全身治疗：积极治疗原发病，补充营养和进行全身抗感染治疗等。

2. 局部治疗与护理：临床上将压疮分为淤血红润期、炎性浸润期、浅度溃疡期和坏死溃疡期，根据压疮分期的不同和伤口情况采取针对性的治疗和护理措施，局部创面和伤口按一般外科治疗原则处理。

3. 做好病人的清洁护理和舒适护理：如床单污染则应及时更换，随时注意整理床单位。

4. 手术治疗：对深达骨质、保守治疗不佳或久治不愈的压疮，可采取外科手术治疗，如手术修刮引流、植皮修补缺损或皮瓣移植术等，并加强围术期护理。

5. 心理治疗：应让病人知道压疮是既能预防又可治疗的疾病，以增强病人的治疗信心。特别要强调告知病人预防压疮的重要性，以取得病人对治疗的理解和积极配合。

§14

饮食与营养

饮食与营养和健康与疾病有非常重要的关系。合理的饮食与营养可以保证机体正常生长发育，维持机体各种生理功能，促进组织修复，提高机体免疫力；不良的饮食与营养可以引起人体各种营养物质失衡，甚至易导致各种疾病的发生。

本章将介绍人体的营养需求，饮食、营养与健康的关系，医院饮食，营养状况评估，饮食护理，以及特殊饮食等内容。

§14.1 概　述

为了维持生命与健康、预防疾病及促进疾病康复，人体必须从食物中获取一定量的热能及营养素。护士必须掌握人体对营养的需要，饮食、营养与健康的关系，以及与疾病痊愈的关系，并采取有效措施，促进病人康复。

▶▶ 人体营养需求 ◀◀

人体的营养需求包括热能需求和对营养素的需求。

（一）热能

热能是维持生长发育和进行各种活动所必需的能量，由食物内的化学潜能转化而来。人体热能主要来源是糖类（碳水化合物），其次是脂肪、蛋白质。我国成人男子的热能需要量为 10.0～17.5 MJ/d，女子为 9.2～14.2 MJ/d。

（二）营养素

营养素有提供热能、构成机体结构和调节生理功能等三大作用。人体所需要的营养素有七大类：蛋白质、脂肪、糖类、矿物质、微量元素、水和纤维素（图14-1、表14-1）。

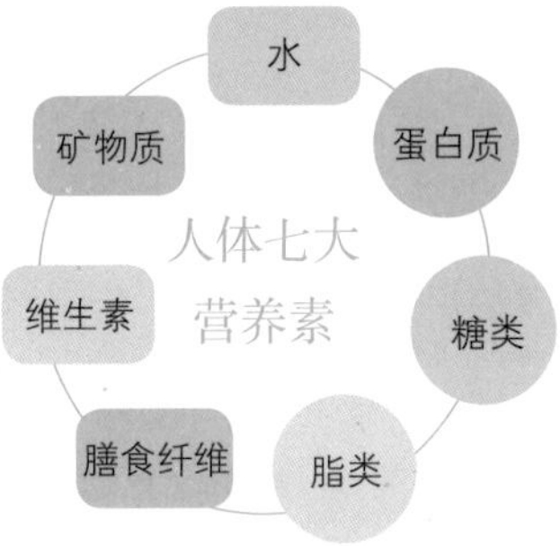

表 14-1　人体所需营养素的功能

人体所需营养素	占体重百分比	功　能
蛋白质	16%～19%	供给热能
脂肪	10%～15%	
糖类	1%～2%	
维生素	微量	构成人体组织
矿物质	3%～4%	
水	55%～67%	
膳食纤维	极微量	调节生理功能

图 14-1　人体七大营养素

1．蛋白质：是一切生命的物质基础，正常成人体内蛋白质占体重的16%～19%，且处于不断地分解与合成的动态平衡中，从而达到机体组织不断地更新和修复的目的。人体蛋白质由多种氨基酸组成（表14-2）。

表 14-2　人体蛋白质的氨基酸构成

必需氨基酸	半必需氨基酸	非必需氨基酸
蛋氨酸（甲硫氨酸）	半胱氨酸	丙氨酸
苯丙氨酸	酪氨酸	精氨酸
赖氨酸		天门冬氨酸
异亮氨酸		天门冬酰胺
亮氨酸		谷氨酸
苏氨酸		谷氨酰胺
色氨酸		甘氨酸
缬氨酸		脯氨酸
组氨酸		丝氨酸

2．脂类：又称脂肪或脂质，在体内分解时可产生大量热能，同时具有许多重要的生理功能（图14-2）。

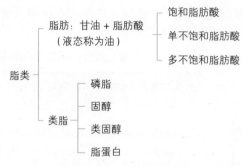

图 14-2　人体脂类成分

3. 糖类：又称碳水化合物，是自然界存在最多、分布最广的一类重要的有机化合物，主要由碳、氢、氧所组成。葡萄糖、蔗糖、淀粉和纤维素等都属于糖类。糖类是为人体提供热能的最主要来源（图 14-3）。

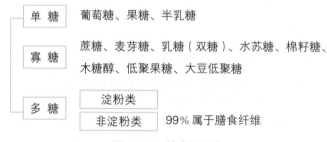

图 14-3　糖类的分类

4. 维生素：维生素是维持人体健康、促进生长发育和调节生理功能所必需的物质；维生素种类很多，一般分为水溶性维生素和脂溶性维生素两大类；每种维生素都具有其特殊的生理功能。缺乏时，不仅对机体代谢产生不良影响，并可能导致维生素缺乏性疾病。人体必需的维生素有十几种，维生素缺乏症较轻时常无明显的临床症状，严重缺乏时才出现所缺乏的维生素的特殊症状。当然，临床上更常见的可能是多种维生素混合缺乏的症状（表 14-3）。

表 14-3　维生素功能及每天需要量

名　称	别　名	生理功能	缺乏症状	日需要量	富含食物
维生素A	视黄醇、抗干眼病维生素	1. 对视觉的作用 2. 上皮组织细胞的生长与分化 3. 促进生长发育	1. 眼病（夜盲、眼干燥症） 2. 上皮组织角化疾病 3. 肿瘤（肺癌、子宫癌、食管癌）	80 μg	肝脏、牛油、牛奶、禽蛋、胡萝卜、菠菜、豌豆苗、萝卜、青椒、韭菜

续表1

名　称	别　名	生理功能	缺乏症状	日需要量	富含食物
维生素D	麦角钙化醇（VD₂）和胆钙化醇（VD₃）等的总称	促进钙的吸收	1. 佝偻病 2. 骨软化症 3. 血钙过低 - 手足搐搦	$5\sim10\ \mu g$	海水鱼、禽畜肝脏及蛋黄、奶油
维生素E	生育酚	1. 抗氧化作用 2. 抗肿瘤作用 3. 防治心血管疾病	对机体衰老产生重要影响，与习惯性流产有关	10 mg	油料种子、某些谷物、坚果（核桃、葵花子、松子）
维生素K		参与凝血酶原和凝血因子的形成	出血倾向	$60\sim80\ \mu g$	肝、蔬菜
维生素B₁	硫胺素	1. 构成重要辅酶，参与机体代谢 2. 促进胃肠蠕动，增强消化功能	1. 干性脚气病（以多发性神经炎症为主） 2. 湿性脚气病（以心脏水肿症为主）	$80\ \mu g$	肝脏、牛油、牛奶、禽蛋、胡萝卜、菠菜、豌豆苗、青椒、韭菜
维生素B₂	核黄素	1. 许多重要辅酶的组成成分 2. 在氨基酸、脂肪酸、糖类的代谢过程中逐步释放能量供给细胞利用	1. 畏光流泪、视力下降 2. 脂溢性皮炎 3. 咽炎、舌炎、唇炎 4. 缺铁性贫血、胎儿骨畸形、阴囊炎等	$0.4\sim1.8$ mg	肝、蛋黄、牛奶、蔬菜
维生素PP	烟酸和烟酰胺的总称	参与形成辅酶	癞皮病：典型症状为皮炎、腹泻、痴呆"三症"	$4\sim18$ mg	肉、酵母、谷类、花生红衣、肝、肉
维生素B₆	吡哆辛	参与氨基酸的代谢	可引起兴奋不安、失眠、惊厥、周围神经炎等	$0.3\sim2.0$ mg	小麦、豆类、卷心菜、蛋黄、肝、鱼、肉等

续表2

名 称	别 名	生理功能	缺乏症状	日需要量	富含食物
维生素 B_{12}	氰钴胺	参与机体多种代谢过程	可致巨幼细胞贫血	2 mg	肝、肉、鱼、牛奶等
维生素 C	抗坏血酸	抗氧化，增加胶原蛋白合成	维生素C缺乏病（坏血病）	30～60 mg	水果、蔬菜、猕猴桃等

5. 水：是人类生存所必需的物质，是人体组织中不可缺少的成分，有帮助血液流动、促进营养物质消化吸收等多种功能。成人每天至少需饮水1200 mL。

6. 矿物质：又称无机盐，包括除碳、氢、氧、氮以外的体内各种元素，包括一般矿物元素和微量元素，这些矿物质都对人体的正常代谢发挥着重要作用。

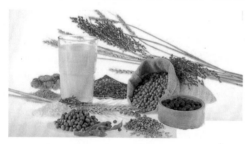

图 14-4 膳食纤维

7. 膳食纤维：是指能抵抗小肠吸收、消化，并在大肠内发酵的植物性成分。膳食纤维能刺激胃肠道的蠕动，并软化粪便；能抑制胆固醇的吸收，预防高血脂、高血压；还可改善肠道内菌群平衡状态和预防结肠癌（图14-4）。

▶▶ 平衡膳食与合理膳食 ◀◀

（一）平衡膳食

平衡膳食是指选择多种食物，经过适当搭配做出的膳食。这种膳食能满足人们对能量及各种营养素的需求。中国居民平衡膳食的食物搭配要求被称为平衡膳食宝塔（图14-5）。

（二）合理膳食

合理膳食与人体的健康有密切而直接的关系，社会、家庭和个人都应重视"合理饮食"的设计和实施。

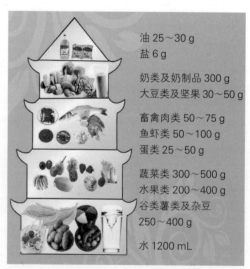

油 25～30 g
盐 6 g

奶类及奶制品 300 g
大豆类及坚果 30～50 g

畜禽肉类 50～75 g
鱼虾类 50～100 g
蛋类 25～50 g

蔬菜类 300～500 g
水果类 200～400 g
谷类薯类及杂豆 250～400 g

水 1200 mL

图 14-5 中国居民平衡膳食宝塔

1. 合理饮食：合理饮食能促进生长发育、构成机体组织、提供能量和调节机体功能。

2. 不合理饮食：不合理饮食可导致营养不良或营养过剩；饮食不当可导致食物中毒、胃肠炎、酒精中毒及维生素缺乏等各种疾病。

►► 中国居民膳食指南 ◄◄

《中国居民膳食指南》最初于 1989 年制订，先后数次修改，2016 年 5 月国家卫生和计划生育委员会发布《中国居民膳食指南（2016）》（以下简称《指南》），提出了符合我国居民营养健康状况和基本需求的膳食指导建议，具体内容如下（图 14-6）。

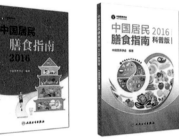

图 14-6　中国居民膳食指南

1. 食物多样，谷类为主：应以谷类食物作为提供热能的主要来源。

2. 吃动平衡，健康体重：饮食与运动相配合，控制体重在正常范围内。

3. 多吃蔬果、奶类、大豆：新鲜蔬菜的摄入量应该达到 300～500 g /（人·d），水果 200～350 g /（人·d）；奶类富含优质蛋白质和维生素，是良好的钙源食品，建议每天饮用奶制品 300 g；建议每人每天摄入 30～50 g 大豆及其制品。

4. 适量吃鱼、禽、蛋、瘦肉：建议平均每天摄入鱼、禽、瘦肉总量为 120～200 g，优先选择鱼和禽；每天吃一个鸡蛋，不弃蛋黄；少吃肥肉、烟熏和腌制肉制品。

5. 少盐少油，控糖限酒：建议成人每天食盐不超过 6 g，每天烹调油 25～30 g；孕妇、乳母不应饮酒，成人一天饮用酒精量不超过 25 g。

6. 多饮水：水是维持生命必需的物质，约占体重的 60%。成人每天饮水量为 1500～1700 mL，饮水应少量多次，提倡饮用白开水和淡茶水，少喝含糖饮料和碳酸饮料。

§14.2 营养状况评估

营养评估是通过膳食调查、人体测量、临床检查、实验室检查等方法，判断人体营养状况、确定营养不良的类型及程度、估计营养不良后果的危险性、监测营养治疗的疗效和影响营养状况的因素等。

▶▶ 饮食状况评估 ◀◀

饮食状况评估包括一般饮食状况、食欲和影响饮食的因素。

（一）一般饮食状况评估

1．用餐时间短：用餐时间过短可使咀嚼不充分，从而影响营养素的消化与吸收。

2．摄食种类及摄入量：食物种类繁多，不同食物中营养素的含量不同。应注意评估病人摄入食物的种类、数量及相互比例是否适宜，是否易被人体消化吸收。

3．其他：应注意评估病人的饮食规律，是否服用药物及补品，有无食物过敏史及特殊喜好等。

（二）食欲状况评估

注意评估病人食欲有无改变，若有改变，注意分析原因。

（三）影响饮食因素评估

注意评估病人是否有咀嚼不便、口腔疾患等可影响其饮食状况的因素。

▶▶ 人体测量 ◀◀

人体测量的目的是通过个体的生长发育情况了解其营养状况。常用的测量是身高、体重、皮褶厚度、上臂围和腰围。

（一）测量身高体重

常用测得的人体身高和体重数据值与人体正常值进行比较，从而判断人的体重是否正常。

（二）体重评估

体重评估主要是评估病人体重处于正常范围，或属于不同程度的肥胖或消瘦。评估的方法有多种，简介如下。

1. 体重指数评估：体重指数又称 BMI，是目前国际通用的体重评估指标。此法是用体重和身高的比例来衡量体重是否正常，按照 WHO 的标准，BMI ≥ 25 为超重，≥ 30 肥胖，<18.5 为消瘦。中国标准为，≥ 24 为超重，≥ 28 为肥胖（图 14-7、表 14-4）。

$$BMI = \frac{W\,(体重)}{h^2\,(身高)}$$

图 14-7　BMI 值测定公式

表 14-4　BMI 值评估表

	WHO 标准	亚洲标准	中国标准	相关疾病发病危险性
偏瘦	<18.5			低（但其他疾病危险性增加）
正常	18.5～24.9	18.5～22.9	18.5～23.9	平均水平
超重	≥ 25	≥ 23	≥ 24	
偏胖	25.0～29.9	23～24.9	24～27.9	增加
肥胖	30.0～34.9	25～29.9	≥ 28	中度增加
重度肥胖	35.0～39.9	≥ 30	—	严重增加
极重度肥胖	≥ 40.0			非常严重增加

2. 标准体重评估：

（1）计算标准体重：

男性标准体重（kg）= 身高（cm）-105

女性标准体重（kg）= 身高（cm）-105-2.5

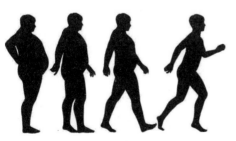

图 14-8　不同程度肥胖

（2）标准体重评估：超过正常体重 10% 为超重，超过 20% 则为肥胖，超过 20%～30% 为轻度肥胖，超过 30%～40% 为中度肥胖，超过 50% 为重度肥胖。体重处于正常体重 ±10% 范围内均属正常体重（图 14-8）。

3. 皮褶厚度评估：皮褶厚度主要表示皮下脂肪厚度，临床常用测量上臂中段和腹部脂肪厚度间接评价人体营养状况和肥胖与否。

（1）皮褶厚度测量方法：受试者自然站立，充分裸露被测部位。测试人员用左手拇指、示指和中指将被测部位皮肤和皮下组织捏提起来，测量皮褶捏提点下方1cm处的厚度（图14-9）。

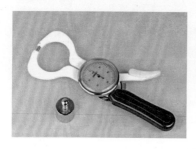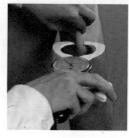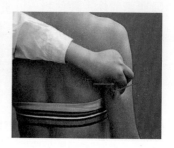

图14-9　皮褶测定方法

（2）皮褶厚度评估：实测数值为正常值的90%～110%，表示营养正常；为正常值的80%～90%，为轻度营养不良；为正常值的60%～80%，为中度营养不良；为正常值的60%以下，为重度营养不良（表14-5）。

表14-5　皮褶厚度正常值

（mm）

测量部位	男性正常值	女性正常值
三头肌	10.4	17.5
腹部	5～15	12～20

4. 腰围测定：腰围（WC）是反映脂肪总量和脂肪分布的综合指标，测量位置在水平位髂前上嵴和第12肋下缘连线的中点。根据腰围检测肥胖症，很少发生错误。中国男性的正常腰围标准是≥90cm，女性是≥80cm（图14-10）。

5. 上臂围测定：上臂围是测量上臂中点位置的周长，可反映肌蛋白贮存和消耗程度，也可反映热能代谢的情况。我国男性上臂围平均为27.5cm，测量值＞标准值80%为营养正常，90%～80%为轻度营养不良，80%～60%为中

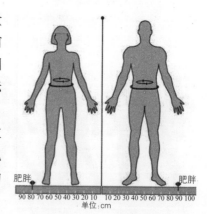

图14-10　测量腰围

度营养不良，<60%为严重营养不良。

►► 生化及免疫功能检测评估 ◄◄

1. 生化检测：可以测定人体内各种营养素水平，是评价人体营养状况的较客观指标，可以早期发现亚临床营养不足。常用的评估项目包括血红蛋白、清蛋白、转铁蛋白等，以及氮平衡试验。

2. 免疫功能检测：主要包括淋巴细胞总数及细胞免疫状态测定。

§14.3　医院饮食

医院饮食的调制、供给和管理是一项十分重要的工作，对住院病人的康复过程有很大的影响。遗憾的是，目前我国许多二级和三级医院的医院饮食管理相当混乱，是一个亟待解决的问题。

►► 医院饮食分类 ◄◄

医院饮食可分为基本饮食、治疗饮食和试验饮食三大类。

（一）基本饮食

基本饮食包括普通饮食、软质饮食、半流质饮食和流质饮食 4 种，分别适用于不同疾病和不同病情的病人（表 14-6）。

表 14-6　医院基本饮食

饮食类别	适用范围	饮食原则	用　法
普通饮食	不需饮食限制者	平衡、易消化、无刺激	每天 3 餐，总热量在 9.2～10.8 MJ/d
软质饮食	消化功能差	平衡、碎、软、烂	每天 3～4 餐，总热量在 8.5～9.5 MJ/d

续表

饮食类别	适用范围	饮食原则	用　法
半流质饮食	消化道疾患、发热、咀嚼困难	少食多餐、无刺激、纤维少	每天 5～6 餐，总热量在 6.5～8.5 MJ/d
流质饮食	危重、高热、大手术后等	食物呈液状，易吞咽、易消化、无刺激性	每天 6～7 餐，每次 200～300 mL，总热量在 3.5～5.0 MJ/d

（二）治疗饮食

治疗饮食是指在基本饮食的基础上，适当调节热能和营养素，以达到治疗或辅助治疗目的，从而促进病人的康复。治疗饮食包括低盐饮食、低蛋白饮食、高蛋白饮食、低脂饮食、少渣饮食及各类疾病专配饮食如糖尿病饮食等（表 14-7）。

表 14-7　治疗饮食

饮食类别	适用范围	饮食原则及用法
低脂肪饮食	肝胆胰疾病、高脂血症、动脉硬化、冠心病、肥胖症及腹泻等	食物应清淡、少油，禁用肥肉、动物内脏。高脂血症及动脉硬化者每天脂肪量 <50 g，肝胆胰疾病者 <40 g
低胆固醇饮食	高胆固醇血症、动脉硬化、高血压、冠心病等	胆固醇摄入量 <300 mg/d，少食用胆固醇含量高的食物，如动物内脏、动物脑、饱和脂肪酸、蛋黄、鱼子等
低盐饮食	心脏病、急慢性肾炎、肝硬化腹水、先兆子痫、重度高血压，但水肿较轻者	成人每天进食盐量 <2.0 g，禁用腌制品、咸菜等
无盐低钠饮食	同低盐饮食的适用范围，但水肿较重者	除食物内自然含钠量外，不放食盐烹调
高膳食纤维饮食	便秘、肥胖、高脂血症、糖尿病等	含膳食纤维多的食物有韭菜、卷心菜、芹菜、豆类、粗粮等

续表

饮食类别	适用范围	饮食原则及用法
少渣饮食	伤寒、肠炎、痢疾、腹泻、食管静脉曲张等	食用膳食纤维含量少的食物，如蛋类、嫩豆腐等
高热量饮食	热能消耗较高的病人（甲亢、结核病、产妇）等	可进食鸡蛋、牛奶、豆浆、巧克力及甜食等
高蛋白饮食	长期消耗性疾病（烧伤、肾病综合征、癌症晚期）等	鼓励进食肉、鱼、蛋、奶等食物
低蛋白饮食	需要限制蛋白质摄入的病人（急性肾炎、尿毒症、肝性脑病等）	成人饮食中蛋白质 <40 g/d

（三）试验饮食

试验饮食是指在特定的时间内，通过对饮食内容的调整，协助诊断疾病和确保实验室检查结果正确性的一种饮食，如隐血试验饮食、甲状腺 ^{131}I 试验饮食等（图 14-11）。

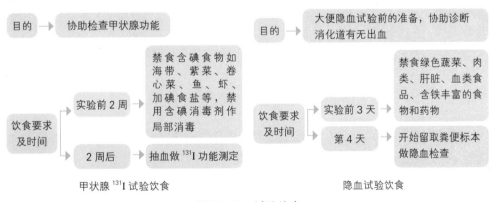

图 14-11　试验饮食

医院饮食护理

（一）制订可行的饮食计划

根据病人对各种营养素的需要量，制订营养均衡、搭配合理的食谱，并将相关的营养知识对病人进行宣教；根据病人的年龄、不同疾病、饮食习惯等，为病人提供合理的饮食计划。

（二）促进病人食欲

1. 为病人创造良好的进餐环境：保持室内空气清新、温湿度适宜，保持病室及床单位整洁，餐前移走便器、痰杯，有呕吐倾向的病人及危重病人应用屏风围住。鼓励轻症病人集体用餐。

2. 病人进餐前准备：协助病人饭前洗手、漱口，并选择一舒适体位进餐。

3. 协助病人用餐：护士应鼓励病人尽量自己进食。必要时应协助病人选择好体位，将餐桌、餐具放置得当，防止弄脏衣服、床单；对卧床不能进食者，护理人员应喂饭，喂饭时将病人头偏向一侧，颌下垫巾，小口喂饭，速度适中，防止误吸，餐后应整理周围环境、协助病人漱口。

§14.4　特殊饮食

对于病情危重、存在消化功能障碍、不能经口或不愿经口进食的病人，为保证营养素的摄取、消化、吸收，维持细胞的代谢，保持组织器官的结构与功能，调控免疫、内分泌等功能并修复组织、促进康复，临床上常根据病人的不同情况采用不同的特殊饮食。特殊饮食护理包括胃肠内营养和胃肠外营养。

§14.4.1　胃肠内营养及其护理

胃肠内营养（enternal nutrition，EN）是指因疾病、创伤或手术后出现的胃肠功能障碍以及肠瘘、短肠综合征等，致使饮食不能正常摄取、消化、吸收，从而需要采取口服或经胃肠道内置管并喂以特别的要素饮食，以达到营养治疗的目的。

▶▶ 胃肠内营养原则 ◀◀

1. 病人口服进食无障碍、消化吸收功能基本良好者，应尽量采用口服进食。

2. 胃肠道消化吸收功能障碍（如术后胃肠功能障碍、肠瘘、短肠综合征等）者，应据情采用管饲胃肠内营养。

3. 胃肠道消化吸收功能丧失或基本丧失者，应采用胃肠外营养（图 14-12）。

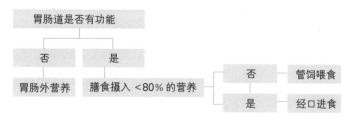

图 14-12 营养供给方式的选择

4. 经由管饲途径无法满足能量需求，即只能满足 <60% 的热量需要时，可以考虑联合应用肠外营养。

▶▶ 胃肠内营养适应证 ◀◀

1. 摄入不足，消化功能低下，吸收功能尚可。
2. 口咽疾病。
3. 胃肠道瘘、炎性肠道疾病、短肠综合征、胰腺疾病等所致的肠道吸收不良。
4. 烧伤、严重创伤、严重感染性疾病。
5. 术前肠道准备，术前纠正营养不良。

▶▶ 胃肠内营养膳食种类 ◀◀

（一）营养治疗用要素饮食

主要包含游离氨基酸、单糖、重要脂肪酸、维生素、无机盐类和微量元素等（图 14-13）。

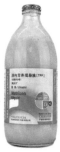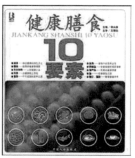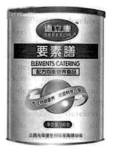

图 14-13 要素饮食

（二）特殊治疗用要素饮食

主要针对不同疾病病人，增减相应营养素以达到治疗目的的一些特殊种类要素饮食，主要有适用于肝功能损害的高支链氨基酸、低芳香族氨基酸要素饮食；适用于肾衰竭的以必需氨基酸为主的要素饮食；适用于苯丙酮尿症的低苯丙氨酸要素饮食等。

▶▶ 胃肠内营养优点 ◀◀

1. 方法较简便，实施较安全，费用较低廉。

2. 营养全面，无需消化即可直接吸收，能保证病人多方面的营养需求。

3. 刺激肠蠕动，改善肠道血液循环，吸收效率较高（图 14-14）。

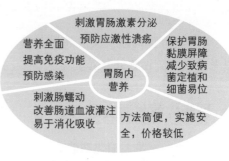

图 14-14 胃肠内营养的优点

▶▶ 胃肠内营养途径 ◀◀

胃肠内管饲营养支持可通过以下几种途径进行（图 14-15）。

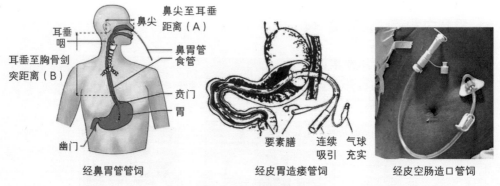

经鼻胃管管饲　　　　经皮胃造瘘管饲　　　　经皮空肠造口管饲

图 14-15 管饲途径

1. 经鼻胃管途径管饲。

2. 经鼻十二指肠途径管饲。

3. 经皮胃造瘘途径管饲。

4. 经皮空肠造口途径管饲。

▶▶ 胃肠内营养投给方式 ◀◀

胃肠内营养投给方式包括一次性投给、间断滴注和营养泵持续输注 3 种方式。不同的投给方式各有一定的适应证和优缺点，可酌情选用（图 14-16、表 14-8）。

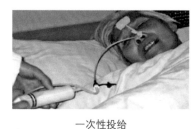

一次性投给

肠内营养液

泵

营养泵持续输注

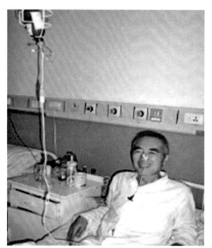

间断输注

图 14-16　胃肠内营养的 3 种投给方式

表 14-8　胃肠内营养投给方式比较

投给方式	操作方法	适用范围	病人耐受程度	优　点	缺　点
一次性投给	每次 200 mL，每天 4~6 次	鼻胃管饲 胃造口管饲	难以耐受	—	易引起腹胀、腹痛、腹泻、恶心呕吐等
间断输注	每次 250~500 mL，速率 450 mL/h，每天 4~6 次	鼻胃管饲 胃造口管饲	胃肠道正常或病情不严重时尚可耐受	下床活动时间增加，类似正常摄食的间隔时间	可能发生胃排空迟缓
持续输注	营养泵辅助小肠内输注；20~40 mL/h 开始，每天增加 20 mL，直至 100~125 mL/h	危重病人，空肠造口管	耐受性好	大大降低副反应，病人易接受，可定时定量速投给	—

▶▶ **胃肠内营养实施程序** ◀◀

1. 评估：对病人是否需要施行胃肠内营养和应选择何种管饲方式进行评估、确定。管饲途径的选择应遵循以下原则（图14-17）。

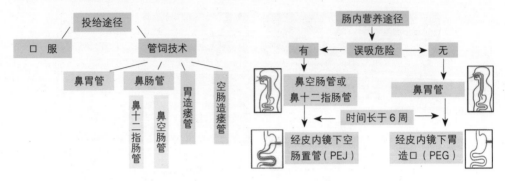

图14-17　胃肠内营养方式的选择和评估

（1）应满足肠内营养的需要。

（2）置管方式尽量简单、方便。

（3）尽量减少对病人的损害。

（4）有利于病人长期带管。

2. 建立管饲途径：根据评估结果进行鼻胃管插管或胃肠造口术，建立管饲通道。目前胃肠造口多采用经皮内镜胃肠造口术（图14-18）。

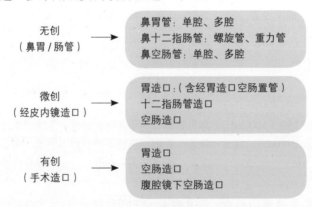

图14-18　建立管饲途径的方法及其选择

3. 管饲：按医嘱实施管饲。现以鼻饲为例简要介绍胃肠内管饲的实施程序（图14-19）。

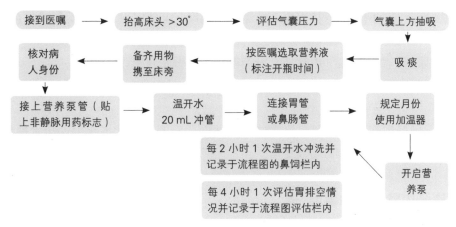

图 14-19　胃肠内营养实施程序

▶▶ 胃肠内营养并发症 ◀◀

1. 机械性并发症：如鼻咽部和食管黏膜损伤、喂饲管阻塞等。
2. 感染性并发症：如吸入性肺炎、腹腔感染等。
3. 胃肠道并发症：如腹泻、恶心、呕吐、便秘、倾倒综合征等。
4. 代谢性并发症：如低血糖、高血糖、电解质紊乱等（图 14-20）。

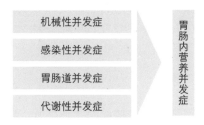

图 14-20　胃肠内营养并发症

▶▶ 胃肠内营养护理 ◀◀

1. 配制要素饮食浓度应由稀到浓，一般成人为 10％～24％；剂量应由少到多，从每天 500～1000 mL 开始，逐渐加量；投给速度要适当，口服或鼻饲开始每小时 50 mL，逐渐增至 100 mL；要素饮食应保持适当温度，鼻饲滴入以 38 ℃、空肠造瘘管滴入以 41 ℃为最佳温度。

2. 在要素饮食投给过程中经常巡视病人，如出现恶心、呕吐、腹胀、腹泻等症状，应及时查明原因，按需要调整速度、温度，必要时可暂停供给要素饮食。

3. 应用要素饮食期间需定期记录体重，并观察尿量、大便次数及性状，检查血糖、尿糖、血尿素氮、电解质、肝功能等，并做好营养评估。

4. 临床护士要加强与医师和营养师的联系，及时调整饮食，处理不良反应或并发症。

5. 做好喂养管的护理，要素饮食滴注前后都需用温开水或生理盐水冲净管腔，以防食物积滞管腔而腐败变质。

►► 胃肠内营养注意事项 ◄◄

1. 食管静脉曲张、食管梗阻的病人禁忌使用鼻饲法。

2. 长期鼻饲者应每天进行 2 次口腔护理，并定期更换胃管，普通胃管每周更换一次，硅胶胃管每月更换一次。

§14.4.2　胃肠外营养及其护理

胃肠外营养（parenteral nutrition，PN）又称静脉营养，是指按照病人的需要，通过周围静脉或中心静脉输入病人所需的全部或部分能量及营养素，包括氨基酸、脂肪、各种维生素、电解质和微量元素等的一种营养支持方法。

►► 胃肠外营养适应证 ◄◄

凡病人不能进食、不该进食或进食量严重不足者，均可应用 PN。

1. 胃肠道外瘘、胰腺外瘘或大部分胰腺切除术后、全肠或小肠大部分切除术后营养障碍。

2. 严重烧伤、创伤、感染病人。

3. 营养不良病人的术前准备。

4. 婴儿先天性肠道闭锁、胃肠道梗阻、顽固性小儿腹泻、炎性肠病、肾衰竭、肝衰竭等。

5. 恶性肿瘤接受化疗而全身情况较差者，以及大手术后较长时期不能进食者。

▶▶ 胃肠外营养禁忌证 ◀◀

1. 胃肠道功能正常，能获得足够的营养。

2. 估计应用时间不超过 5 天者，不宜采用深静脉输注途径提供胃肠外营养。

3. 病人伴有严重水电解质紊乱、酸碱失衡、出凝血功能紊乱或休克时应暂缓使用，待内环境稳定后再考虑胃肠外营养。

▶▶ 胃肠外营养液种类及配方 ◀◀

（一）胃肠外营养液种类

通常使用高能营养液。高能营养液的基础是高渗葡萄糖、脂肪乳剂与氨基酸（AA），前两者供给热能，后者供给蛋白质（图 14-21）。

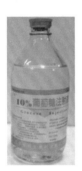
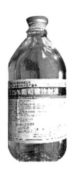
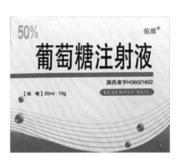

葡萄糖注射液

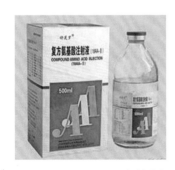
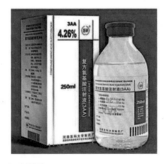
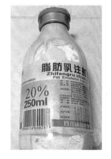

氨基酸（AA）注射液　　　　　脂肪乳注射液

图 14-21　胃肠外营养液的主要成分

（二）胃肠外营养常用配方

胃肠外营养常用的有以下 3 种配方。

1. 20％葡萄糖液 2500 mL ＋ 9.02％AA 液 1000 mL。

2. 50％葡萄糖液 500 mL ＋ 8.5％AA 液 1000 mL ＋ 10％脂肪乳剂 500 mL。

3. 20％葡萄糖液 1000 mL ＋ 7％AA 液 1000 mL ＋ 10％脂肪乳剂 1000 mL。

▶▶ 胃肠外营养分类 ◀◀

（一）按补充营养量分类

1. 部分胃肠外营养（PPN）：又称低热量肠外营养，根据病人经肠营养不足的具体需要，经周围静脉补充水解蛋白、氨基酸、葡萄糖及电解质，需要时还可再经另一周围静脉补充脂肪乳剂及维生素。由于此种方法只能提供部分的营养素需要，一般常用于无严重低蛋白血症，基础营养状况尚可的病人。常用的营养液有复方氨基酸、5％～10％葡萄糖电解质和 10％～20％的脂肪乳剂或单输等渗氨基酸。

2. 全胃肠外营养（TPN）：可分为经中心静脉输入的葡萄糖系统和经周围静脉输入的脂肪系统。此两类系统各有利弊，可由临床医师根据病人具体情况来选定。

（1）葡萄糖系统：由中心静脉输入，其内容为：氨基酸（4.75％）、葡萄糖（25％）、电解质、微量元素和维生素。

（2）脂肪系统：由周围静脉输入，其内容为氨基酸、葡萄糖、电解质、微量元素和维生素。

（二）按补充途径分类

1. 周围静脉营养：又称浅静脉营养，通常仅适用于不超过 2 周的短期胃肠外营养，或较长期输入接近等渗的营养液（图 14-22）。

2. 中心静脉营养：又称深静脉营养，适用于需长时间静脉营养，特别是输入 25％ 高渗葡萄糖液的病人。传统方法是选用中心静脉穿刺置管供给营养，通常选择经颈内静脉或锁骨下静脉置管，导管尖端应达上腔静脉中部。近些年来，经皮中心静脉置管法已在许多医院推广使用，为深静脉营养提供了更方便的条件（图 14-23）。

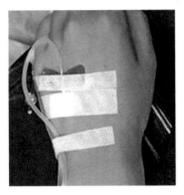
图 14-22　浅静脉营养输入途径

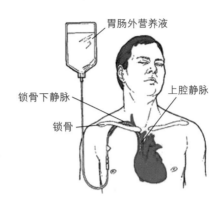
图 14-23　深静脉营养示意图

▶▶ 胃肠外营养并发症 ◀◀

1. 机械性并发症：在中心静脉置管时，可因病人体位不当、穿刺方向不正确等引起气胸、皮下气肿、血肿甚至神经损伤。若穿破静脉及胸膜，可发生血胸或液胸。输注过程中，若大量空气进入输注管道可发生空气栓塞，甚至死亡。

2. 感染性并发症：若置管时无菌操作不严格、营养液污染以及导管长期留置，可引起穿刺部位感染、导管性脓毒症等感染性并发症。长期肠外营养也可发生肠源性感染。

3. 代谢性并发症：营养液输注内容、速度、浓度不当或突然停用，可引起糖代谢紊乱、肝功能损害。

▶▶ 胃肠外营养护理 ◀◀

1. 输液过程中加强巡视，注意输液是否通畅，开始时应缓慢，然后逐渐增快滴速，最后保持输液速度均匀。一般成人首日输液速度 60 mL/h，次日 80 mL/h，第 3 天 100 mL/h。输液浓度也应由较低浓度开始，逐渐增加。输液速度及浓度可根据病人年龄及耐受情况加以调节。

2. 密切观察病人的临床表现，注意有无并发症的发生，若发现异常情况应及时与医师联系，配合处理。

▶▶ **胃肠外营养注意事项** ◀◀

1．全胃肠外营养液的输入一般不宜过快，应保持恒定，并注意有无异性蛋白输入引起过敏反应。

2．在严格无菌操作条件下，将全胃肠外营养液的高渗葡萄糖、氨基酸与脂肪乳剂等混合装入营养大袋内经静脉滴入。也可用双滴管，将氨基酸溶液与高渗葡萄糖等同时滴入双滴管中，混合后再进入静脉。输液装置中，由进气管进入的空气，应经 75％乙醇溶液过滤消毒。

3．输液完毕，可先将 3.84％枸橼酸溶液 2～3 mL 注入中心静脉导管内，再用无菌"堵针器"或肝素帽堵塞针栓，然后用无菌纱布包裹、固定。次日输液时，去除"堵针器"或肝素帽，接上双滴管装置，继续进行 PN 操作。

4．全胃肠外营养输液导管不宜同时用于抽血、输血、输血浆、输血小板等用，并应防止回血，避免堵塞导管。

5．病人如发高热应寻找病因，如怀疑为静脉导管引起或找不到其他病因，均应拔除导管，并将末端剪去一段，送细菌培养及药敏试验，同时全身应用抗生素。

6．输液过程中，每 2～3 天测定血电解质 1 次，必要时每天测定。如有条件，应测定每天氮平衡状况。最初几天应每 6 小时测定尿糖，每天测血糖 1 次；以后每天测尿糖 1 次，定期复查肝、肾功能。

7．注意观察有无高渗性非酮性昏迷症状，如血糖 ＞11.2 mmol/L（200 mg/dL）或尿糖超过（＋＋＋），应增加胰岛素用量，并减慢滴速。

8．长期全胃肠外营养疗法中，如病情需要，应据情适时补充全血或血浆。

给 药

依据药物的性质、剂型、机体组织对药物的吸收情况和治疗需要等，选择不同的给药途径。常用的给药途径有口服给药、局部给药和注射给药。

§15.1 口服给药

口服给药是一种最常采用的给药方法，也是病人接受程度最高的给药方法。口服给药包括直接吞服和舌下含服两种方式。口服药包括固体药、水剂药、酊剂药和油剂药等。药物经口腔黏膜或胃肠道吸收，达到治疗的目的。

▶▶ 适用对象 ◀◀

1. 凡无吞咽障碍或吸收障碍的病人均可口服给药。
2. 如需药物尽快吸收，可用舌下含服给药，如硝酸甘油控制心绞痛即可含服。此外，如喉片、甘草片等亦可含服。

▶▶ 准备 ◀◀

1. 操作者准备：着装整齐，洗手。掌握所用药物的基本作用、不良反应、用药注意事项等。
2. 病人准备：明确用药目的和注意事项，能主动配合。
3. 用物准备：药柜、药车、药盘、服药本、小药卡、水壶内盛凉开水、乳钵、药匙、量杯、滴管、药杯、弯盘、湿纱布、水壶内盛温开水、小桶内盛消毒液、脸盆内盛消毒毛巾。

4. 清洁药盘、药车后洗手。查对后将小药卡按床号顺序插在药盘上。

▶▶ 实施 ◀◀

（一）配药与摆药

在较大的医院中，一般由配药中心配药、摆药，然后交至病房发药。病房通常只设药柜，提供临时给药的药物。

1. 摆药：根据服药本摆药，并按规定核对医嘱、服药本、小药卡（图 15-1）。

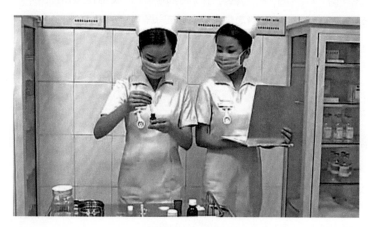

图 15-1　摆药

2. 配药：先配固体药，后配水剂、酊剂和油剂药物。

（1）固体药（片、丸、胶囊）用药匙取药，不可直接用手取。

（2）水剂：先将药液摇匀，左手持量杯，拇指置于所需刻度，举量杯使所需刻度和视线平，右手持药瓶使瓶签朝掌心，倒入所需药液后，将药液倒入小药瓶中盖好。若同时用几种药液，应分别放置。瓶口用湿纱布擦净，洗净量杯（图 15-2）。

（3）药液不足 1 mL，须用滴管吸取。滴管应稍倾斜，使药量准确（按

一手持量杯，拇指指尖置于所需刻度，举起量杯，使所需刻度与视线平，另一手拿药瓶，标签向上，倒药液至所需刻度处，将药液倒入药杯。

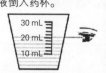

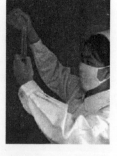

图 15-2　准备液体药

1 mL 15 滴计算）。

（4）为使药量准确，油剂或用滴计算的药液，应先在药杯内放入少量温开水。

（5）婴幼儿、鼻饲或上消化道出血的病人，应将药物研碎。

（6）药不足 1 片时要分装均匀，粉剂药物或口含片用纸包好。

（7）若使用单剂量包装的药物，则在发给病人时才拆开。

3．严格查对，防止差错。全部药物配完后，应根据服药本逐个核对药盘内的药物，然后再重新核对一次，准确无误后关上药盘。在发药前需请另一名护士再核对一次，无误后方可发药。

（二）发药及服药

1．核对：按规定时间发药，发药前认真核对床号、姓名。

2．发药与服药：同一病人的药一次取离药盘发给病人，向病人交待服药中的注意事项。看病人服药后方可离开。如遇病人不在或因故暂不能服药者，应将药物取回保管并交班。

3．舌下含服用药：是口服给药的途径之一，药物通过舌下口腔黏膜丰富的毛细血管吸收，可避免胃肠刺激、吸收不全和首过消除作用，而且生效快。如目前常用的硝酸甘油剂，舌下含服一般 2～5 分钟即可发挥作用，用药后病人心前区压迫感或疼痛感可减轻或消除。指导病人此类药物应放在舌下，让其自然溶解吸收，不可嚼碎吞下，否则会影响药效（图 15-3）。

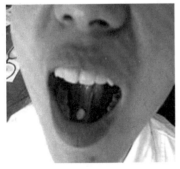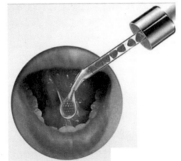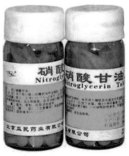

图 15-3　舌下给药

4．发药后处理：收回药杯，冲洗清洁、消毒待干后备用。整理用物、清洁药盘。

▶▶ **口服给药注意事项** ◀◀

1．对牙齿有腐蚀作用和使牙齿染色的药物，如酸类、铁剂，服用时应避免与牙齿接触，可用饮水管吸入或服药后漱口。服用铁剂，应忌饮茶，因铁剂和茶叶中的鞣酸结合，形成难溶性铁盐，妨碍吸收。

2．止咳糖浆对呼吸道黏膜起安抚作用，服后不宜饮水，以免冲淡药物，降低疗效。同时服用多种药物，则应最后服用止咳糖浆。

3．磺胺类药和发汗药，服后应多饮水。前者由肾脏排出，尿少时易析出结晶，引起肾小管堵塞；后者起发汗降温作用，多饮水可增强药物疗效。

4．刺激食欲的健胃药应在饭前服，使胃液分泌，可增进食欲。

5．助消化药以及对胃黏膜有刺激性的药物，应在饭后服，有利于食物消化或减少药物对胃壁的刺激。

6．服用强心苷类药物应先测量脉搏的频率（心率）及节律，如脉率低于60 次/min，或节律异常，应停服并报告医师。

§15.2　雾化吸入给药

雾化吸入给药是利用高速气流（含空气和氧气流）或超声波等作为动力源，使药液形成雾状，随吸气进入呼吸道达到治疗效果。

▶▶ **适用对象** ◀◀

为达下述各项目的之病人可予雾化吸入给药。
1．消炎、镇咳、祛痰。
2．解除支气管痉挛，使气道通畅，改善通气功能。
3．胸部手术前后，预防呼吸道感染。
4．配合人工呼吸，做呼吸道湿化或间歇雾化吸入药物。
5．应用抗癌药物治疗肺癌。

▶▶ **医用雾化器** ◀◀

医用雾化器类型有 3 种，主流类型为压缩式雾化器和超声波雾化器，还有一种是网式雾化器。

（一）超声波雾化器

超声波雾化器是应用超声波声能使药液变成细微的气雾，经由呼吸道吸入，达到治疗目的。其特点是雾量大小可调节；雾化器电子部分能产热，对雾化液有加温作用，使病人吸入温暖、舒适的气雾（图 15-4）。

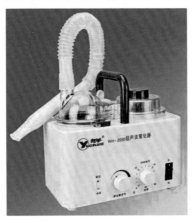

图 15-4 超声波雾化器

（二）压缩式雾化器

压缩式雾化器是利用压缩空气通过细小管口形成高速气流，供病人吸入。如果用氧气源形成高压气流，则此种雾化治疗称为氧气雾化吸入疗法（图 15-5）。

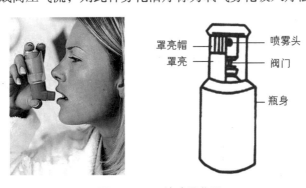

图 15-5 压缩式雾化器

（三）网式雾化器

通过振动子的上下震动，经网式喷雾头的孔穴将药液挤出，利用微小的超声波振动和网式喷雾头构造来喷雾，属于雾化器的一种新类型，兼具压缩式和超声式雾化器的特点，它体积小、携带方便，适宜于家庭和小儿使用（图 15-6）。

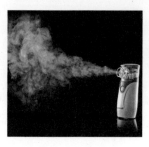 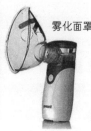 雾化面罩 鸭嘴器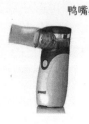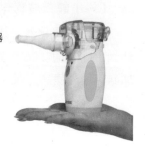

图 15-6 网式雾化器

▶▶ 准备 ◀◀

1. 操作者准备：着装整齐，洗手、戴口罩。

2. 病人准备：明确雾化吸入的目的、意义、注意事项，积极配合。

3. 用物准备：

（1）备雾化吸入设备：包括雾化吸入器、氧气吸入装置一套（湿化瓶不放水），5 mL 注射器和针头、药液、蒸馏水等。

（2）备药物：根据病情需要，备雾化吸入药物如抗生素（卡那霉素、庆大霉素等）、解痉药（氨茶碱、沙丁胺醇）、祛痰药（α - 糜蛋白酶、乙酰半胱氨酸）等。

4. 环境准备：移去火源，禁止吸烟。

▶▶ 实施 ◀◀

当前各种医用雾化器的产品多种多样，有供医院或供个人使用的雾化器；有使用氧气、超声、压力作为动力源的雾化器；有使用面罩、口含嘴式吸入的雾化器；还有不需使用面罩和口含嘴的喷雾式雾化器。它们的使用方法不尽相同，因此应按照产品说明书的使用方法进行操作。以下以医院用雾化器为例，介绍使用方法，供参考。

1. 准备雾化器：检查雾化器，连接雾化器主件与附件，加冷蒸馏水（或生理盐水）于水槽内。

2. 加药：将药液用生理盐水稀释至 30～50 mL 倒入雾化罐内，检查无漏水后，将雾化罐放入水槽，盖紧水槽盖。

5. 核对：携用物至病人处，核对病人床号、姓名。

6. 雾化吸入：协助病人取舒适卧位。接通电源，打开电源开关（指示灯亮），预热 3～5 分钟；调整定时开关至所需时间，打开雾化开关，调节雾量。将口含嘴放入病人口中（或用面罩），指导病人做深呼吸。

7. 结束雾化：治疗毕，取下口含嘴或面罩，关闭雾化器开关，再关电源开关。清理用物，雾化器消毒后备用。

▶▶ 雾化吸入给药注意事项 ◀◀

1. 雾化器内的药液必须浸没弯管的底部，否则药液喷不出。
2. 湿化瓶内不能放水，否则水易入雾化器而使药液被稀释。
3. 病人在吸入的同时应做深吸气，使药液充分达到支气管和肺内。
4. 操作时，严禁接触烟火和易燃品。

§15.3 局部给药

局部给药包括插入给药、皮肤给药和滴药法给药。插入给药包括直肠给药和阴道给药；滴药法给药包括滴眼药、滴耳药和滴鼻药。

§15.3.1 插入给药

常用插入给药的药物为栓剂，包括直肠栓剂和阴道栓剂。栓剂是药物与适宜基质制成的供腔道给药的固体制剂，其熔点为 37 ℃左右，置入体腔后缓慢融化吸收而产生药效。此外，油剂或片剂也偶用于插入给药。

适用对象

(一)直肠插入给药

常用于通便,如甘油栓通便。亦可用于其他方面,如解热镇痛栓剂,用于退热。

(二)阴道插入给药

自阴道插入栓剂,以起到局部治疗的作用,如插入消炎、抗菌药物治疗阴道炎等。

准备

1. 病人准备:了解用药目的,掌握放松和配合的方法。
2. 护士准备:衣帽整齐,修剪指甲,洗手,戴口罩。
3. 药物准备:根据需要备直肠插入药物或阴道插入药物。

(1)备直肠栓剂或油剂(如开塞露),指套或手套,以及卫生纸等(图15-7)。

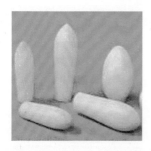
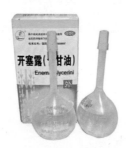
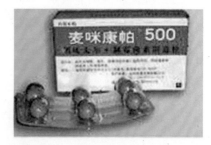

图 15-7 直肠栓剂和油剂

(2)备阴道栓剂、片剂、敷贴剂或其他剂型药物,备栓剂置入器、手套、卫生棉垫等(图15-8)。

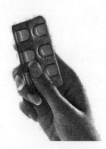
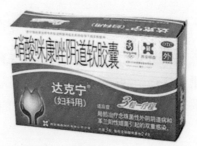

图 15-8 阴道栓剂与胶囊剂

4. 环境准备：需要时用屏风或围帘遮挡病人。

▶▶ 实施 ◀◀

（一）直肠插入法给药

1. 核对：携用物至病人床旁，核对病人床号、姓名。

2. 摆体位：协助病人取侧卧位，膝部弯曲，暴露肛门（图15-9）。

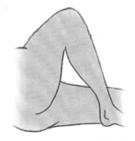

图15-9 直肠给药体位

3. 施治者戴上指套或手套，并嘱病人放松，让病人张口深呼吸，尽量放松。

4. 置药：将栓剂插入肛门，并用示指将栓剂沿直肠壁朝脐部方向送入6～7 cm。置入药物后，保持侧卧位15分钟，若栓剂滑脱出肛门外，应予重新插入（图15-10）。

5. 协助病人穿裤子，取舒适体位，整理床单位、清理用物、洗手并记录。

（二）阴道插入法给药

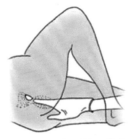

图15-10 直肠插入给药

1. 核对：携用物至病人床旁，核对病人床号、姓名、腕带。

2. 摆体位：协助病人取屈膝仰卧位，双腿分开，暴露会阴部。

3. 铺橡胶单及治疗巾于会阴下。嘱病人张口深呼吸，尽量放松。

4. 置药：利用置入器或戴上手套的手指将栓剂或其他剂型药物沿阴道下后方轻轻送入，达阴道穹（图15-11）。

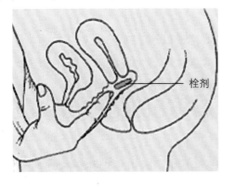

栓剂

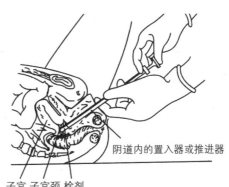

阴道内的置入器或推进器

子宫 子宫颈 栓剂

图15-11 阴道置药

5. 嘱咐病人至少平卧 15 分钟，以利药物扩散至整个阴道，利于药物吸收。

6. 取出治疗巾及橡胶单，为避免药物或阴道渗出物弄污内裤，可使用卫生棉垫。协助病人取舒适卧位，整理床单位及用物，洗手并记录。

▶ 插入给药注意事项 ◀

1. 严格执行查对工作。
2. 注意保护病人隐私部位。
3. 指导病人放松以及配合的方法。

§15.3.2 皮肤给药

皮肤给药是将药物直接涂于皮肤表面，以起到局部治疗的作用。皮肤用药有溶液、油膏、粉剂、糊剂及敷贴剂等多种剂型。

▶ 适用对象 ◀

1. 皮肤病病人：烧烫伤、湿疹、皮肤感染、手足癣等多种疾病均可皮肤给药。
2. 其他疾病病人：许多疾病病人可以使用贴敷剂治疗，如各类伤痛可用各种膏药贴敷治疗；核素贴敷剂可用于治疗血管瘤、皮肤瘢痕。

▶ 准备 ◀

1. 病人准备：了解用药目的和注意事项，清洁局部皮肤。
2. 护士准备：衣帽整齐，修剪指甲，洗手，戴口罩。
3. 用物准备：备所需皮肤用药、棉签、弯盘，需要时备清洁皮肤用物。
4. 环境准备：需要时用屏风或围帘遮挡病人。

▶ 皮肤药种类及给药法 ◀

涂搽或贴敷药物前先用温水与中性肥皂清洁皮肤，然后根据药物剂型的不同，采用相应的使用及护理方法。

（一）溶液剂

溶液剂一般为非挥发性药物的水溶液，如 3 ％硼酸溶液、乳酸依沙吖啶溶液（利凡诺溶液），有清洁、收敛、消炎等作用。主要用于急性皮炎伴有大量渗液或脓液者。用法：用塑料布或橡胶单垫于患处下面，用钳子夹持沾湿药液的棉球洗抹患处，待干。亦可用湿敷法给药（图 15-12）。

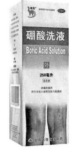

图 15-12 溶液剂

（二）糊剂

糊剂为含有多量粉末的半固体制剂，如氧化锌糊、甲紫糊等，有保护受损皮肤、吸收渗液和消炎等作用。适用于亚急性皮炎有少量渗液或轻度糜烂者。用法：用棉签将药糊直接涂于患处，药糊不宜涂得太厚，亦可将糊剂涂在纱布上，然后贴在受损皮肤处，外加包扎（图 15-13）。

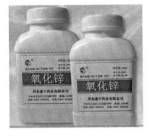

图 15-13 糊 剂

（三）软膏

软膏为药物与适宜基质制成有适当稠度的膏状制剂，如硼酸软膏、硫酸软膏等，具有保护、润滑和软化痂皮等作用，一般用于慢性增厚性皮损。用法：用搽药棒或棉签将软膏涂于患处，不必过厚，如为角化过度的皮损，应略加摩擦，除用于溃疡或大片糜烂受损皮肤外，一般不需包扎（图 15-14）。

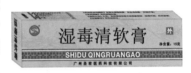

图 15-14 软 膏

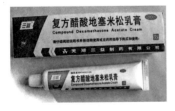

图 15-15 乳膏剂

（四）乳膏剂

乳膏剂为药物与乳剂型基质制成的软膏。分霜剂（如樟脑霜）和脂剂（如尿素脂）两种，具有止痒、保护、消除轻度炎症的作用。用法：用棉签将乳膏剂涂于患处，禁用于渗出较多的急性皮炎（图 15-15）。

（五）酊剂和醑剂

不挥发性药物的乙醇溶液为酊剂，如碘酊；挥发性药物的乙醇溶液为醑剂，如樟脑醑。两者均具有杀菌、消毒、止痒等作用，适用于慢性皮炎苔藓样变。用法：用棉签蘸药涂于患处，注意因药物有刺激性，不宜用于有糜烂面的急性皮炎、黏膜以及眼、口的周围（图 15-16、图 15-17）。

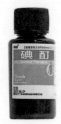

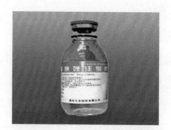

图 15-16 酊 剂 　　　图 15-17 醋剂（樟脑醋）

（六）粉剂

粉剂为一种或数种药物的极细粉末均匀混合制成的干燥粉末样制剂，如滑石粉、痱子粉等，能起干燥、保护皮肤的作用，适用于急性或亚急性皮炎而无糜烂渗液的受损皮肤。用法：将粉均匀地扑撒在受损皮肤处。注意粉剂多次应用后常有粉块形成，可用生理盐水湿润后除去（图 15-18）。

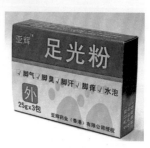

图 15-18 粉 剂

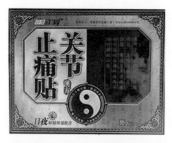

图 15-19 贴敷剂

（七）贴敷剂

贴敷剂是将药物制作成外用膏剂，直接外敷于身体某些特定部位，以治疗相应的病证。用中药制成的多种贴敷剂如止痛膏药、风湿膏药等广泛应用于临床，并具有良好疗效（图 15-19）。

将核素制剂贴敷于皮肤表面，可以治疗血管瘤、皮肤瘢痕等，有良好疗效，此即称为核素敷贴治疗。

▶▶ 皮肤给药注意事项 ◀◀

1. 观察用药后局部皮肤反应情况，尤其注意对小儿和老年病人的观察。
2. 了解病人对局部用药处的主观感觉，并有针对性地做好解释工作。

§15.4　滴药法给药

滴药法给药包括滴眼药、滴耳药和滴鼻药 3 种局部用药，分别简述如下。

§15.4.1　滴眼药法

滴眼药给药是一种应用十分广泛的给药法，既可用于个体或群体性眼病防治，也可用于眼科检查、手术的麻醉等。

▶▶ 目的 ◀◀

1. 眼部检查、治疗用：主要为散瞳药，用于某些手术后、虹膜睫状体炎、检查眼底时及儿童验光时。

2. 局部麻醉用：主要用于眼科手术麻醉或某些眼科疾病治疗时（如角膜异物挑除）。

3. 眼病治疗用：

（1）抗细菌及病毒药水：用于治疗眼部感染。

（2）治疗青光眼药水：这类药物都可能有副作用，一定严格执行处方用药。

（3）激素类眼药水：不能长期使用，否则易引起青光眼及白内障。

（4）滋润类眼药水：如人工泪液，用于缓解眼干燥症的症状。

▶▶ 准备 ◀◀

1. 病人准备：告知病人滴药的目的；教会病人自行滴眼药的方法。

2. 护士准备：整理衣帽，卫生洗手。

3. 用物准备：遵医嘱备药物、小治疗盘、无菌棉签、手电筒、小药杯、生理盐水（50 mL）、滴管、无菌干棉球罐、污棉球罐等。

4. 环境准备：环境整洁、安静。

▶▶ 实施 ◀◀

滴眼药水可由病人本人或他人进行，但具体实施的原则基本相同。

1. 准备：洗手，清洁病人脸部及眼部。

2. 核对眼药水：核对药物名称与浓度，拧开眼药瓶盖子，正确放置盖子，避免污染。

3. 病人体位：可取坐位、头部后仰或取仰卧位。

4. 滴眼药：眼向头顶方向注视，左手用中指和无名指轻轻将下眼皮拉下成袋状；右手持眼药水瓶，并将其放在眼睛上方，瓶口距眼约 2 cm，轻轻滴下眼药水 2～3 滴，然后适当眨眼睛，使眼药水均匀分布。眼药水瓶口不要碰到眼睛、眼睫毛或手，及时盖好眼药水瓶，以免造成污染。点完眼药水后应闭眼休息 5～10 分钟（图 15-20）。

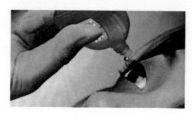
滴眼药水

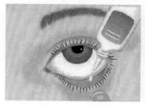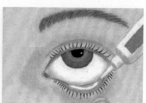
涂眼药膏

图 15-20　滴眼药与涂眼药膏

▶▶ **注意事项** ◀◀

1. 两种眼药水不能同时滴，应间隔 10 分钟以上。

2. 滴眼药水后用手指压迫泪囊区 2 分钟。

3. 点滴了表麻药后，病人 24 小时内不要用手揉眼，以防揉伤眼角膜。

4. 点滴了散瞳眼药水后，会有怕光、视朦的反应，病人应避光或佩戴墨色眼镜，待药效消退后，症状也将随之消失。

§15.4.2　滴耳药法

▶▶ **目的** ◀◀

1. 治疗中耳炎及外耳道炎。

2. 软化耵聍。

3. 麻醉或杀死外耳道昆虫类异物。

▶▶ **准备** ◀◀

1. 病人准备：告知病人滴药的目的；教会病人自行滴耳药的方法。

2. 护士准备：整理衣帽，卫生洗手。

3．用物准备：遵医嘱备药物、小治疗盘、无菌棉签、手电筒、小药杯、生理盐水（50 mL）、滴管、无菌干棉球罐、污棉球罐。

4．环境准备：环境整洁、安静。

▶▶ **实施** ◀◀

滴耳药水可由病人本人或他人进行，但具体实施的原则基本相同。

（一）体位

1．侧卧，患耳向上。

2．坐位，将头偏向患耳之对侧。

（二）滴药

1．牵引耳郭：滴药前，应将耳郭向后上方轻拉，使外耳道变直，便于药液顺耳道流入。如系病人本人滴药，则应用对侧手从头后将患耳耳郭牵向后上方，另一手向外耳道滴入药液。

2．滴耳药：顺外耳道后壁缓缓滴入药液 3～5 滴（药液温度不可太低，否则可刺激内耳发生眩晕），然后轻轻按压耳屏数次，以造成外耳道空气压力的变化，驱使药液进入外耳道深部（图 15-21）。

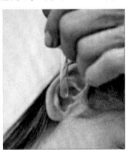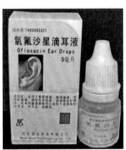

图 15-21　滴耳药滴耳

3．如系治疗中耳炎，滴药后应保持滴药时的体位数分钟，使药液与中耳充分接触。然后塞一消毒棉球于外耳道口，坐起。

4．如系耵聍栓塞，可直接滴入药液，每次药量可稍多（不溢出外耳道口为度），每天 5～6 次，3 天后做外耳道冲洗（有中耳炎病史者不宜冲洗）或取出。

5．如系外耳道昆虫类异物，可滴入乙醚、乙醇或氯仿（有鼓膜穿孔者不用）使其麻醉，或滴入植物油类使其窒息，然后冲出或取出。

▶▶ **注意事项** ◀◀

1．滴药前将患侧外耳道内的分泌物，用 3％过氧化氢溶液或消毒盐水清洗，消毒棉签拭净，以免药液失效或作用减弱。

2．滴入药液时，滴管不要接触外耳道，以免污染。药液的温度应同体温相近，以免过冷过热的药液刺激内耳，出现眩晕、恶心、刺痛等不良反应。

3．滴药后应维持体位数分钟，使药液在耳内充分起作用。有鼓膜穿孔者，滴药后可用手指按压耳屏数次，促药液经鼓膜进入中耳。软化耵聍，每次滴药量可适当增加，最好是在睡前滴药。

4．如需加滴对侧，片刻后再依照上法滴入。几种药液同时使用时，可每隔1～2 小时交替滴入。

§15.4.3　滴鼻药法

▶▶ **目的** ◀◀

1．滴入血管收缩药物，改善鼻腔黏膜充血水肿状况，保持鼻腔引流通畅，改善通气状况。

2．滴入油性药物保持鼻腔润滑，防止干燥结痂。

3．滴入抗生素等药物，达到消炎的作用。

▶▶ **准备** ◀◀

1．病人准备：告知病人滴药的目的，教会病人自行滴鼻药的方法。

2．护士准备：整理衣帽，卫生洗手。

3．用物准备：遵医嘱备药物、小治疗盘、无菌棉签、手电筒、小药杯、生理盐水（50 mL）、滴管、无菌干棉球罐、污棉球罐。

4．环境准备：环境整洁、安静。

▶▶ **实施** ◀◀

滴鼻药水可由病人本人或他人进行，但具体实施的原则基本相同。

1．病人先擤净鼻涕。

2．体位与滴药：滴鼻药一般采取卧位或坐位，滴药时交替按压鼻翼，向两侧鼻孔各滴入药液 2～3 滴，滴药后保持原体位 2～3 分钟，然后坐起。一般一天滴药 3～4 次。

（1）仰卧位滴药：肩下垫枕头，颈伸直，颏尖朝上，头尽量后仰。采取上述体位，药液就不会流入喉部而引起不适感。（图 15-22）

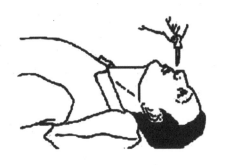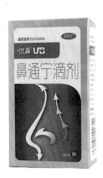

图 15-22　滴鼻药

（2）斜坡卧位滴药：高血压病人应避免仰卧位，可取斜坡卧位。滴右侧鼻腔时头向右肩倒，反之，滴左侧鼻腔时头向左肩倒。

（3）坐位滴药：紧靠椅背，头尽量后仰，滴药后使药液流入鼻腔。

▶▶ 滴鼻药注意事项 ◀◀

1．认真查对药液有无沉淀变质。
2．药瓶口、滴管口应距前鼻孔约 2 cm，以防污染。
3．滴鼻时勿吞咽，以免药液进入咽部造成不适。
4．每为一位病人滴药后，应洗手后再为另一个病人滴药。
5．高血压病人避免头部过分后仰，可取斜坡卧位。

§15.5　注射给药

注射给药法是根据不同需要，将无菌药液经不同途径注入人体内，达到预防和治疗疾病的目的。

▶▶ 注射给药优缺点 ◀◀

1. 优点：药物吸收快，血药浓度升高迅速，进入体内的药量准确（图 15-23）。

2. 缺点：存在组织损伤、疼痛，潜在并发症较多，不良反应出现迅速、处理相对困难。

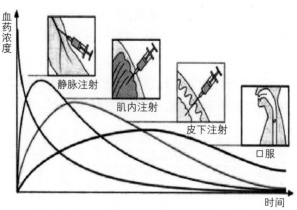

图 15-23　不同给药途径吸收速率示意图

▶▶ 适用范围 ◀◀

1. 需要药物迅速发生药效者。

2. 因各种原因不能经口服给药者：如吞咽障碍的病人或对消化道刺激性较强的药物等情况，皆不宜口服给药，应选用注射给药。

▶▶ 常用注射给药途径 ◀◀

常用的注射给药法包括皮内注射法、皮下注射法、肌内注射法、静脉注射法。此外，鞘内注射、胸腹腔注射、关节腔内注射等也均属注射给药（图 15-24、图 15-25）。

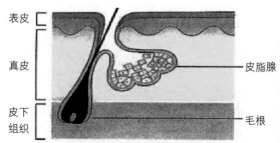

图 15-24　皮肤结构图

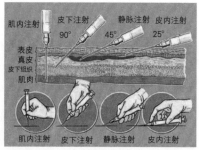

图 15-25　常用注射给药方法示意图

▶▶ 注射给药原则 ◀◀

1. 严格执行查对制度。

2. 严格遵守无菌操作原则，严格执行消毒隔离制度，预防交叉感染。

3. 选择合适的注射器及针头。

4. 选择合适的注射部位。

5. 熟练掌握注射技术：如药物抽取技术、无痛注射技术、静脉穿刺技术等。

▶▶ 注射给药用物准备 ◀◀

（一）备注射盘

1. 备皮肤消毒液：2% 碘酊、70% 乙醇或 1% 聚维酮碘（碘伏）。

2. 备无菌棉签、砂轮、弯盘、小刀或起瓶器。

（二）备注射器和针头

1. 注射器：根据注射需要选备 1 mL、5 mL、10 mL、20 mL 或 50 mL 的注射器（图 15-26、图 15-27）。

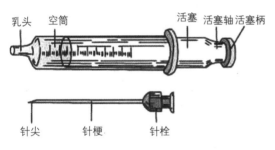

图 15-26 注射器与针头结构

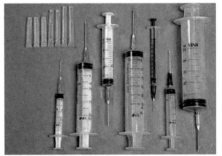

图 15-27 1～50 mL 一次性注射器

2. 针头：根据注射方法的不同，选备不同型号的针头（图 15-28）。

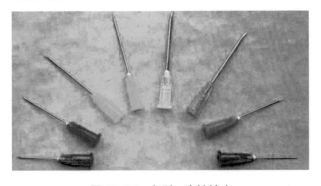

图 15-28 各型一次性针头

（三）备注射药物

1. 常用注射药物剂型：包括水剂、油剂、混悬剂等。不同剂型的注射药物吸收速率不同，水剂吸收最快，油剂吸收最慢。

2. 不同包装注射药抽取方法：

（1）安瓿吸药法：查对→弹→消毒（安瓿及砂轮）→锯→消毒→折→吸→套（图 15-29）。

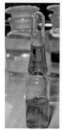

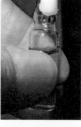
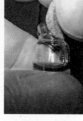
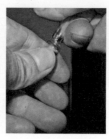
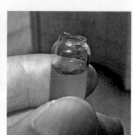

安瓿　　　　消毒　　　　锯安瓿颈部　　　　折断安瓿颈

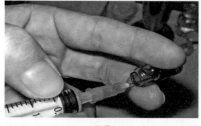

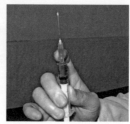
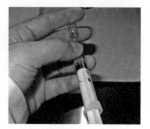

吸药　　　　　　　　　排气　　　　　　　　套住针头

图 15-29　安瓿吸药法

（2）密封瓶吸药法：查对→去铝盖→消毒→注入溶媒（粉剂）或空气（水剂）→吸药→拔针（图 15-30）。

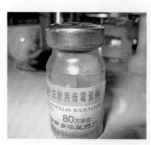
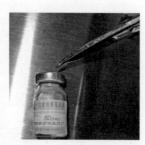
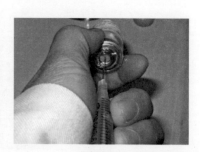

药瓶　　　　　　　　去铝盖　　　　　　　消毒刺入

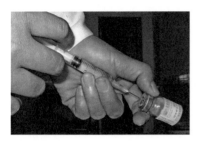

注溶媒或空气

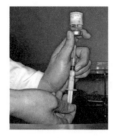

吸药

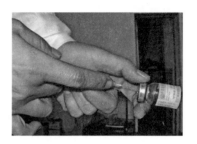

拔针

图 15-30　密封瓶吸药法

§15.5.1　皮内注射给药

皮内注射法是将小量无菌药液注射于表皮与真皮之间，用于药物过敏试验、预防接种和局部麻醉的先驱步骤。

▶▶ 适用范围 ◀◀

1. 药物过敏试验：如青霉素、碘剂、破伤风抗毒素（TAT）等的过敏试验。
2. 预防接种：如卡介苗预防接种等。
3. 局部麻醉的先驱步骤：局部麻醉时，一般都先用麻醉药皮下注射做一皮丘。

▶▶ 准备 ◀◀

1. 用物准备：备注射盘、1 mL 注射器、4 号半或 5 号针头、无菌持物钳、0.9% 氯化钠注射液、无菌棉签、弯盘、皮肤消毒剂、无菌纱布、砂轮、注射单。
2. 药品准备：按医嘱准备注射药物。如为药物过敏试验，另备 0.1% 盐酸肾上腺素、地塞米松、2～5 mL 注射器、吸痰管、供氧设备等。

▶▶ 实施 ◀◀

1. 核对：将用物带至病人床旁，对床号、姓名，向病人解释，再次询问过敏史、用药史、家族史。

2．选定注射部位：药敏试验一般选择前臂掌侧下段，预防接种可选择上臂三角肌下缘，局部麻醉则选取麻醉处。

3．消毒与再核对：乙醇消毒皮肤待干。排尽注射器内空气，查对注射卡和药瓶无误。

4．注药：左手绷紧注射部位皮肤，右手持注射器，针头斜面向上，与皮肤呈5°角刺入至针头斜面完全进入皮内；针头斜面完全进入皮内后放平注射器，用绷紧皮肤的手的拇指固定针栓，注入药液 0.1 mL，使局部隆起形成一个小皮丘。若需做参照试验，则用另一注射器，在对侧相应部位注入 0.1 mL 生理盐水（图 15-31）。

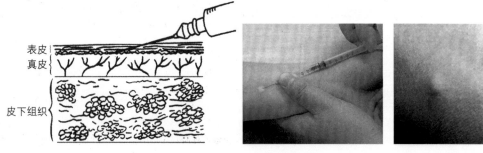

图 15-31　皮内注射与皮丘

5．拔针：注射完成后迅速拔出针头，嘱病人留观 20 分钟，并观察结果。

6．记录时间、签名、清理用物、注意观察病人反应。

7．皮试结果判定：阴性，皮丘无改变，周围不红肿，无自觉症状；阳性，局部皮丘隆起，并出现红晕硬块，直径 >1 cm，或红晕周围有伪足，痒感。严重者可发生过敏性休克。

▶▶ 皮内注射注意事项 ◀◀

1．操作熟练，注入药物量准确，一次注射成功。

2．试验结果可疑或阳性者，需做 0.9% 氯化钠注射液对照，确定为阳性者应做好记录，并通知医师及病人。

3．为防止延迟过敏反应，注射后应观察 5～10 分钟。在按治疗剂量注射药物前应再次询问病人反应，并观察有无过敏现象。

4．各种皮试液必须新鲜配制，剂量要准确。

§15.5.2 皮下注射给药

皮下注射法是将小量无菌药液注入皮下组织的方法，适用于各种疫苗的预防接种、局部麻醉和某些药物的注射。

▶▶ 适用范围 ◀◀

1. 不宜经口服给药的药物：如胰岛素注射等。
2. 注射需较迅速发挥药效的药物：如注射肾上腺素、阿托品等。
3. 预防接种。
4. 局部麻醉。

▶▶ 准备 ◀◀

1. 用物准备：治疗盘内盛无菌注射器和针头、皮肤消毒剂、无菌棉签、弯盘、药物、无菌持物钳、无菌纱布、砂轮、注射单。
2. 药物准备：根据医嘱，备所需之局部麻醉药，或胰岛素，或疫苗等。

▶▶ 实施 ◀◀

1. 查对：将用物带至病人床旁，对床号、姓名。向病人说明目的，做好解释。
2. 选择注射部位：注射部位可在上臂三角肌下缘、大腿前侧与外侧或两侧腹壁。
3. 消毒：常规消毒皮肤待干，排尽注射器内空气，查对注射卡和安瓿。
4. 给药：左手绷紧注射部位皮肤，右手持注射器，示指固定针栓，针尖斜面向上，与皮肤呈 30°～40°角，迅速刺入针头的 2/3，抽吸无回血即可缓慢注入药液（图 15-32）。
5. 拔针：注射完毕，用棉签轻压进针处，迅速拔针。注射后再次查对安瓿或药瓶。

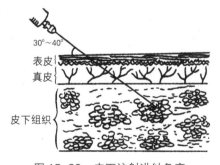

图 15-32 皮下注射进针角度

▶▶ 皮下注射注意事项 ◀◀

1. 注射时，右手示指固定针栓，但不可接触针梗，以免污染。

2. 针头刺入角度不宜超过45°，以免刺入肌层。

3. 尽量避免应用对皮肤有刺激作用的药物作皮下注射。

4. 需经常注射者，每次注射应注意更换注射部位，建立轮流交替注射部位的计划，以达到在有限的注射部位，吸收最大药量的效果。

5. 少于1 mL的药液时，必须用1 mL注射器抽吸药液，以保证注入药液的剂量准确无误。

§15.5.3　肌内注射给药

肌内注射给药是将无菌药液注入肌肉组织的方法，适用于需要迅速发挥药效或不能经口服、不宜或不能作静脉注射的药物。

▶▶ 适用范围 ◀◀

1. 需迅速发挥药效和不能口服的药物，可选用肌内注射。

2. 注射药量较大或药物刺激性较强时，可选用肌内注射。

3. 不能做静脉注射的药物，需要较快发生药效时可选用肌内注射。

▶▶ 准备 ◀◀

1. 用物准备：治疗盘内盛一次性注射器和针头、无菌持物钳、无菌棉签、弯盘、皮肤消毒剂、无菌纱布缸、砂轮、注射卡。

2. 药物准备：根据医嘱备注射药物，必要时备急救药物。

▶▶ 常用注射部位 ◀◀

最常选用臀大肌，其次是臀中肌、臀小肌、股外侧肌或上臂三角肌，婴幼儿应选臀中肌、臀小肌处注射，以免损伤坐骨神经。上述部位的定位方法如下。

（一）臀大肌注射定位法

1. 臀大肌十字定位法：是从臀裂顶点向左侧或右侧画一水平线，再从髂嵴最高点作一垂直平分线，将臀部分为四个象限，选其外上象限并避开内角即为注射区（图 15-33）。

2. 臀大肌联线定位法：是取髂前上棘和尾骨联线的外上 1/3 处为注射部位（图 15-34）。

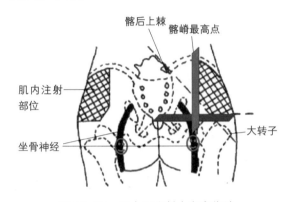 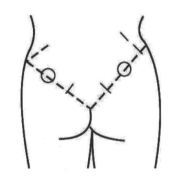

图 15-33　臀大肌注射十字定位法　　　　图 15-34　臀大肌注射联线定位法

（二）臀中肌、臀小肌注射定位法

1. 示指中指定位法：以示指尖和中指尖分别置于髂前上棘和髂嵴下缘处，髂嵴、示指、中指便构成一个三角形，注射部位在示指和中指构成的角内（图 15-35）。

2. 以髂前上棘外侧 3 横指处（病儿以自己手指宽度）为标准。

（三）三角肌注射定位法

取上臂外侧，肩峰下 2～3 横指处为注射部位（图 15-36）。

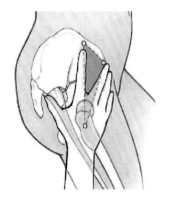 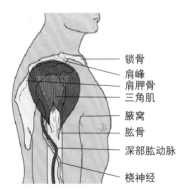

图 15-35　臀中肌、臀小肌注射定位法　　　图 15-36　三角肌注射定位法

▶▶ **肌内注射操作程序** ◀◀

肌内注射应按以下操作程序进行（图 15-37）。

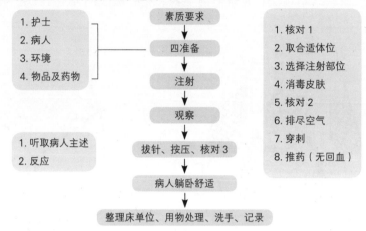

1. 护士	素质要求	1. 核对 1
2. 病人	四准备	2. 取合适体位
3. 环境	注射	3. 选择注射部位
4. 物品及药物	观察	4. 消毒皮肤
1. 听取病人主述	拔针、按压、核对 3	5. 核对 2
2. 反应	病人躺卧舒适	6. 排尽空气
	整理床单位、用物处理、洗手、记录	7. 穿刺
		8. 推药（无回血）

图 15-37　肌内注射操作程序

1. 抽取药物：查对药物，检查质量后，抽吸好药液，安瓿套于针头上，置无菌盘内。

2. 核对：用物带至病人床旁，对床号、姓名，向病人说明目的，做好解释，取得合作。

3. 消毒：消毒皮肤，待干。

4. 肌内注射：包括绷紧皮肤、进针、抽回血、推注药物和拔针等步骤（图 15-38）。

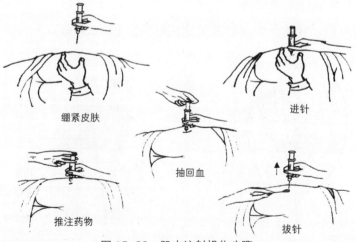

绷紧皮肤　　进针　　抽回血　　推注药物　　拔针

图 15-38　肌内注射操作步骤

（1）进针：左手错开并绷紧皮肤，右手持注射器如握笔状，垂直迅速刺入（臀大肌）或呈 45° ～60° 角迅速刺入（三角肌等），进针 2.5～3 cm，消瘦者及儿童应酌减注射深度（图 15-39）。

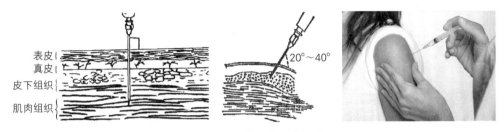

图 15-39 肌内注射深度示意图

（2）抽回血、注药与拔针：左手抽回血，右手固定针头，如无回血，缓慢注入药液，注射完毕后用干棉签轻压针眼处，迅速拔针，注射后查对安瓿或药瓶（图 15-40）。

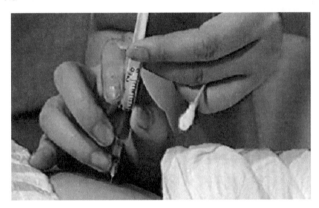

图 15-40 肌内注射方法

5. 注射完毕后，安置病人于舒适的卧位，整理床单位，清理用物，洗手。

6. 观察病人用药后的反应。

▶▶ 肌内注射注意事项 ◀◀

1. 切勿将针梗全部刺入，以防针梗从衔接处折断。

2. 同时注射两种药液时，应注意配伍禁忌。

3. 2 岁以下婴幼儿不宜选用臀大肌注射，因幼儿在未能独自走路前，其臀部肌肉一般发育不好，臀大肌注射有损伤坐骨神经的危险。应选用臀中肌、臀小肌注射。

4. 需长期做肌内注射的病人，注射部位应交替更换，以利药物吸收，减少硬结的发生。

§15.5.4　静脉注射给药

静脉注射给药适宜于需要迅速发挥药效，而药物不宜口服、皮下或肌内注射者；或由静脉注入药物做诊断性检查，如肝、肾、胆囊等 X 线造影摄片前注射各类造影剂，或核素显像前注射核素显像剂。

▶▶ 适用范围 ◀◀

1. 急重症的治疗和抢救。
2. 药物不宜口服、皮下或肌内注射，需要迅速发挥药效时。
3. 注入药物做某些诊断性检查，如酚红试验和肝、肾、胆囊等 X 线造影等。
4. 采集血标本。

▶▶ 准备 ◀◀

1. 用物准备：治疗盘内盛无菌注射器和针头（7～9 号）、皮肤消毒剂、无菌棉签、弯盘、药物、无菌持物钳、压脉带、无菌纱布、砂轮、注射卡及笔、一次性手套。

2. 药物准备：根据医嘱备所需之静脉注射药液（如葡萄糖液、生理盐水等）和所需注射之其他药物（如抗生素等）。

▶▶ 实施 ◀◀

1. 核查：查对床号、姓名、药物等，并向病人解释静脉注射目的。
2. 抽吸药液：排尽注射器内空气，再次查对药物。注射的药物剂型各有不同，如为水剂可直接抽入注射器内；如为粉剂则需先用生理盐水溶解后，再抽入注射器内（图 15-41）。

3. 选择合适的静脉：常用的静脉血管为外周静脉血管，成人及儿童一般常用四肢浅静脉（图 15-42）。

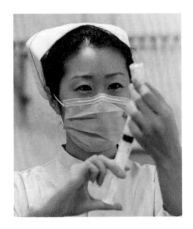

图 15-41　抽吸注射药液

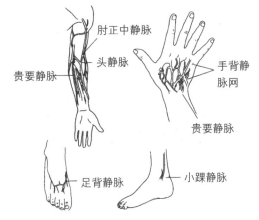

图 15-42　四肢浅静脉

4. 消毒及扎止血带：在穿刺部位垫小枕。先用聚维酮碘（络合碘）消毒皮肤 1 次，在穿刺部位上 6 cm 处系压脉带，再用聚维酮碘消毒皮肤待干。

5. 穿刺静脉：左手拇指绷紧注射部位皮肤并固定静脉，右手持注射器使针头斜面向上，与皮肤呈 20° 角，从静脉上方或侧方刺入皮下，再沿静脉走向潜行刺入静脉，见回血后再顺静脉进针少许，右手继续固定注射器和针头（图 15-43）。

6. 注药：放松左手，松压脉带；见回血后推动注射器活塞，缓慢注入药液，注意观察病情，询问病人的反应（图 15-44）。

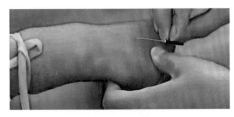

图 15-43　穿刺静脉

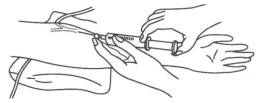

图 15-44　静脉推药

7. 拔针：注射完毕，用干棉签按压静脉穿刺部位，迅速拔出针头，并继续用干棉签压迫静脉穿刺部位数分钟，以免形成瘀斑或血肿。

8. 整理床单位和用物，洗手。

▶▶ **静脉注射注意事项** ◀◀

1．静脉注射宜选择相对粗直、弹性好、不易滑动和易于固定的静脉。

2．需长期静脉给药者，为保护静脉，应有次序地先下后上、由远端到近端地选择血管进行注射。

3．根据病情及药物性质，掌握注入药物的速度和病人的反应，观察注射局部以及病情变化。

4．对组织有强烈刺激的药物，应另备盛有等渗盐水的注射器和头皮针，注射时先作穿刺，并注入少量 0.9% 氯化钠注射液，证实针头确在血管内，再取下注射器（针头不动），调换抽有药液的注射器进行注射，以防止药液外溢于组织内而发生坏死。

5．仔细观察注射药物有无外渗，如有外渗应拔针重新注射。

§16

静脉输液

静脉输液法是利用液体静压的原理，将一定量的无菌溶液、药液或高营养液等直接滴入静脉的方法。因注射部位、方法以及输入液体种类的不同，可分为外周静脉输液、中心静脉输液、高营养输液（TPN）等。

§16.1　静脉输液概述

▶▶ **发展阶段** ◀◀

静脉输液方式发展经历了全开放式、半开放式和密闭式 3 个阶段，第一阶段全开放式输液法已基本停止使用，第二阶段半开放式输液法正逐步被第三阶段全路密闭式输液法所取代（图 16-1）。

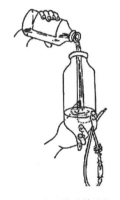
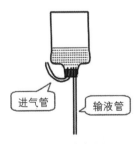
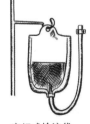

全开放式输液瓶　　　　半开放式输液瓶　　　　密闭式输液袋

进气管　　输液管

图 16-1　静脉输液方式

第一阶段：全开放式。使用时需把要输注的液体倒入一个大容量玻璃瓶内，盖上瓶盖，瓶的下端用一根橡胶管与病人连接。加入药物时需打开瓶盖从瓶的开口处加入，使液体大量暴露在空气中，空气中的微生物及微粒可直接污染液体。

第二阶段：半开放式。液体装在封闭的玻璃瓶或塑料瓶内，输液时在瓶口橡胶塞上插入一次性输液器，另一端与病人连接；同时在瓶口胶塞处插入通气管路，用于输液过程中空气进入瓶内产生压力。空气中的微生物及微粒仍可通过通气管路进入，对人体造成不良影响。

第三阶段：全路密闭式。液体装在软包装袋内，软袋在通常空气压力下能自动收缩，在输液时无需使用通气管路，即可保证袋内的药液通过封闭的输液管路输注给病人，全部输液过程中药液不与空气接触，从而彻底避免了微生物和微粒对输液的污染。

▶▶ **静脉输液适用范围** ◀◀

静脉输液的主要适用范围如下（图 16-2）。

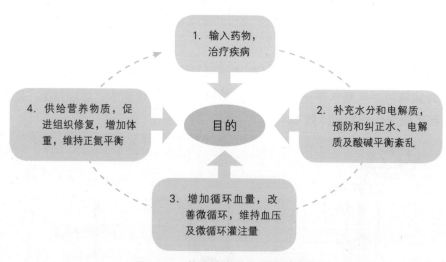

图 16-2 静脉输液的主要适用范围

1. 纠正水、电解质和酸碱平衡失调。
2. 补充水分和营养物质。
3. 输入药物，治疗疾病。

4. 增加循环血量，维持血压。

5. 利尿消肿，降低颅内压。

▶▶ 静脉输液优缺点 ◀◀

（一）主要优点

1. 药物易达到疗效浓度，并可持续维持疗效所需的恒定浓度。

2. 对肌肉、皮下组织有刺激的药物可经静脉给予。

3. 可迅速地补充身体所需的液体、电解质或血液。

4. 可行静脉营养品的输注。

（二）主要缺点

1. 处理不当易产生全身性或局部性的感染。

2. 药物过量或滴注过快易产生不良反应，甚至危及生命。

3. 持续性的过量输注，易造成循环负荷过重或电解质失衡。

4. 可造成医源性疾病的传播。

▶▶ 常用静脉溶液种类 ◀◀

静脉输液的溶液包括晶体溶液、胶体溶液和静脉高营养液（图 16-3）。

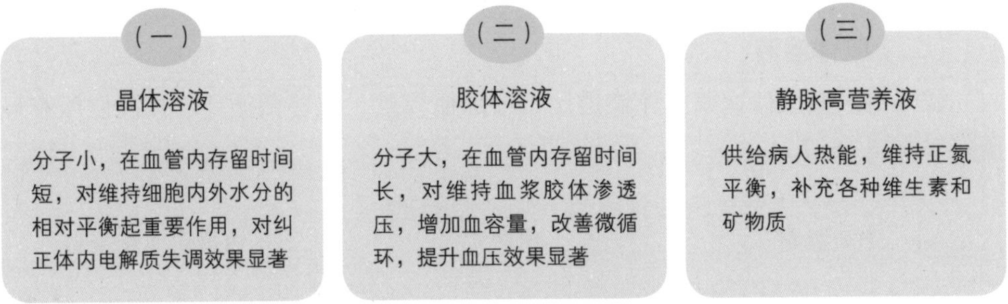

（一）晶体溶液	（二）胶体溶液	（三）静脉高营养液
分子小，在血管内存留时间短，对维持细胞内外水分的相对平衡起重要作用，对纠正体内电解质失调效果显著	分子大，在血管内存留时间长，对维持血浆胶体渗透压，增加血容量，改善微循环，提升血压效果显著	供给病人热能，维持正氮平衡，补充各种维生素和矿物质

图 16-3 静脉输液的溶液种类

（一）晶体溶液

晶体溶液有维持细胞内外水分的相对平衡和纠正水、电解质紊乱等作用。晶体溶液可分为以下几类（图 16-4）。

葡萄糖溶液	等渗电解质溶液	高渗溶液	碱性溶液
5%葡萄糖溶液 10%葡萄糖溶液	0.9%氯化钠溶液 5%葡萄糖氯化钠溶液	20%甘露醇 25%山梨醇 25%葡萄糖溶液 50%葡萄糖溶液	5%碳酸氢钠溶液 1.4%碳酸氢钠溶液 11.2%乳酸钠溶液 1.84%乳酸钠溶液
用于补充水分和热量	用于补充水分和电解质，维持体液容量和渗透压平衡	用于利尿脱水，提高血浆渗透压，消除水肿	用于纠正酸中毒，调节酸碱平衡

图 16-4　各种晶体溶液

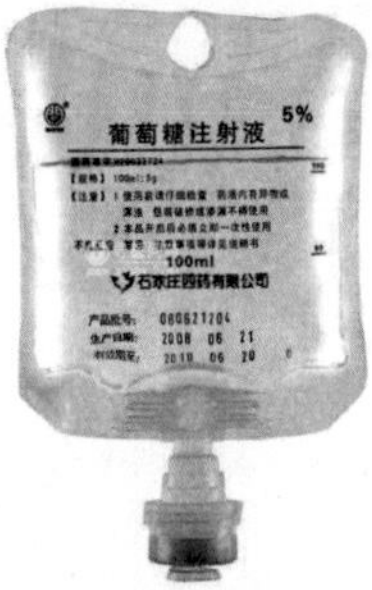

1. 等渗晶体液：包括 0.9%氯化钠溶液（生理盐水）、复方氯化钠溶液（林格液）、5%葡萄糖氯化钠溶液等。一般用于补充水分和电解质，维持体液容量和渗透压平衡（图 16-5）。

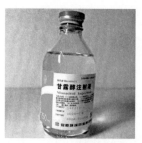

2. 碱性溶液：包括 5%碳酸氢钠溶液和 11.2%乳酸钠溶液等，用于纠正酸中毒，维持酸碱平衡。

图 16-6　高渗晶体溶液

图 16-5　等渗晶体溶液

3. 高渗溶液：包括 20%甘露醇、25%山梨醇、25%～50%葡萄糖溶液等，用于迅速提高血浆渗透压，回收组织水分进入血管内；用于利尿脱水、降低颅内压等（图 16-6）。

（二）胶体溶液

胶体溶液对维持血浆胶体渗透压、增加血容量、改善微循环、提高血压有显著效果（图 16-7）。

右旋糖酐	代血浆	5%白蛋白血浆蛋白
右旋糖酐 60 可提高血浆胶体渗透压，补充血容量 右旋糖酐 40 可降低血液黏度，改善微循环及抗血栓形成	常用羟乙基淀粉、氧化聚明胶、聚乙烯吡咯酮等 能增加循环血量和心排血量，在急性大出血时可与全血共用	可补充蛋白质和抗体，有助于组织修复和增加机体免疫力 能维持血浆胶体渗透压，减轻组织水肿

图 16-7　各种胶体溶液

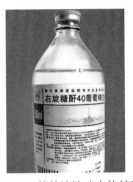

图 16-8　胶体溶液（右旋糖酐）

1. 右旋糖酐：常用的溶液有右旋糖酐 60 和右旋糖酐 40。右旋糖酐 60 能提高血浆胶体渗透压，有扩充血容量的作用；右旋糖酐 40 可降低血液黏度，改善微循环和防止血栓的形成（图 16-8）。

2. 代血浆：常用的溶液有羟乙基淀粉（706 代血浆）、氧化聚明胶、聚乙烯吡咯酮等。其扩容效果良好，输入后循环血量和心排血量均增加，且较少发生过敏反应，急性大出血时可与全血共用。

3. 血液制品：有 5% 白蛋白和血浆蛋白等。主要作用是提高胶体渗透压，扩大和增加循环血容量，补充蛋白质和抗体，纠正低蛋白血症，有助于组织修复和增强机体免疫力。

（三）静脉高营养液

静脉高营养液主要用于供给病人热能，维持正氮平衡，补充各种维生素和矿物质。主要由氨基酸、脂肪酸、维生素、矿物质、高浓度葡萄糖或右旋糖酐以及水分构成。常用溶液有复方氨基酸、脂肪乳剂等（图 16-9）。

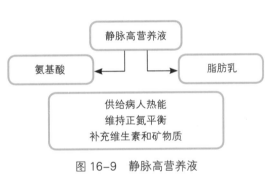

图 16-9　静脉高营养液

静脉输液途径

1. 周围静脉输液。
2. 中心静脉输液。
3. 头皮静脉输液。

常用静脉输液方法

常用静脉输液法包括周围静脉输液法、静脉留置针输液法、头皮静脉输液法、经外周中心静脉置管输液法。

➡➡ 静脉输液操作流程 ◀◀

静脉输液应按以下操作流程进行（图16-10）。

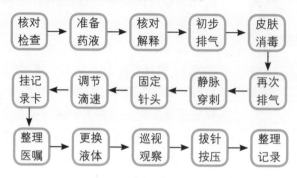

核对检查 → 准备药液 → 核对解释 → 初步排气 → 皮肤消毒

挂记录卡 ← 调节滴速 ← 固定针头 ← 静脉穿刺 ← 再次排气

整理医嘱 → 更换液体 → 巡视观察 → 拔针按压 → 整理记录

图16-10 静脉输液操作流程

➡➡ 静脉输液并发症 ◀◀

1. 发热：系输入致热物质引起，发热严重者应停止输液，必要时给予物理和药物降温，同时应保留输液器具进行检测，以便查找原因。

2. 急性肺水肿：系输液速度过快、血容量剧增所致，病人可有呼吸困难、咳泡沫痰、肺部出现大量湿啰音。应立即停止输液，并予紧急治疗。病人取端坐位、给高浓度氧及强心、平喘、利尿等药物治疗。

3. 静脉炎：系输注强刺激性药物或静脉置管刺激所致，表现输液静脉出现条索状红线，且常有压痛。治疗应采取减慢输液速度、稀释输液浓度等措施，必要时可予热敷、理疗、抗生素治疗等（图16-11）。

4. 空气栓塞：系输液时空气进入静脉所致，如气泡堵塞了肺动脉入口可造成急性缺氧、甚至死亡。此症重在预防，在输液全过程中均需防止空气进入静脉内（图16-12）。

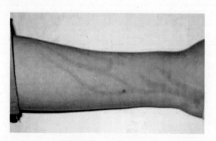

图16-11 静脉炎

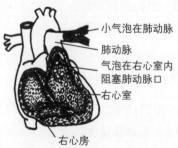

小气泡在肺动脉

肺动脉

气泡在右心室内阻塞肺动脉口

右心室

右心房

图16-12 肺动脉空气栓塞示意图

▶▶ 静脉输液注意事项 ◀◀

1. 严格执行"三查七对"制度：防止发生差错。

2. 严格无菌操作：预防感染性并发症。连续输液超过 24 小时应更换输液器。

3. 预防空气栓塞：输液时必须排尽管内空气，防止输液时液体流尽，输液结束后应及时拔针。

4. 观察输液情况：观察针头有无滑脱、局部有无肿胀、滴速是否恰当、有无输液反应等。

5. 药物配伍禁忌：抗生素类药物应现配现用；青霉素 G 钠（钾）盐与四环素、红霉素合用可出现沉淀、混浊、变色，效价降低；输液中需同时加入四环素、维生素 C 时应先溶解稀释四环素，再加入维生素 C。

6. 保护血管：对长期输液者可采取以下措施。

（1）四肢静脉从远端小静脉开始使用。

（2）穿刺时掌握 3 个环节，即选择静脉要准、穿刺要稳、针头固定要牢。

（3）输液中加入对血管刺激性大的药物如红霉素等，应待穿刺成功后再加药，宜充分稀释，输完药应再输入一定量的等渗溶液，以保护静脉。

7. 严格控制滴速：静脉输液的滴速要根据病情、年龄、滴入药物等进行调节。

（1）一般正常人输液的滴速为每分钟 60～80 滴，老人或儿童可控制在 50 滴 /min 左右。

（2）心血管疾病病人或输注某些特殊药品（如氯化钾）时，滴速可控制在 20～40 滴 /min。

（3）需要快速补充血容量时，可快速输液，甚至建立多个静脉通道同时输液。

8. 输液泵的应用：是安全输液的一个重大进展，目前多采用第三代计算机控制导管挤压定容量输液泵，有多功能监护及监测系统，输液容量范围为 1～499 mL / h，还有自动报警装置。

输液泵的使用适应证包括静脉高营养、输入化学治疗药品、抗生素及对心血管有特殊作用的药物等，用于重症监护病人，尤其是小儿监护病人。

§16.2 周围静脉输液

周围静脉输液包括 3 种方式，即开放式、半开放式和密闭式静脉输液，目前临床应用较多的是半开放式和密闭式静脉输液。

▶▶ 准备 ◀◀

1. 操作者准备：着装整齐、洗手、戴口罩，必要的药物基本知识准备。

2. 病人准备：明确穿刺输液目的，无紧张、焦虑情绪，主动配合，排空大小便。

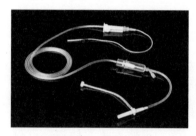

图 16-13 输液器

3. 用物准备：治疗盘内盛持物钳、无菌纱布缸、压脉带、皮肤消毒剂、弯盘 2 个、小枕、一次性手套、输液胶贴（胶布）、输液器、一次性注射器、输液溶液、药物、砂轮、无菌棉签、剪刀、笔、输液卡、输液架，必要时备夹板和绷带。

4. 输液器准备：检查一次性注射器、输液器的质量、批号、有效期（图 16-13）。

5. 药物准备：按照输液卡（瓶签）备齐拟输入液体及其他药物，查对液体及药物的名称、剂量、浓度及质量。

6. 配药：在确定无配伍禁忌后，按医嘱用注射器吸取药物，将药液加入输液瓶（袋）内，并再次核对输液卡，确认液体和药物无误后，在输液卡（瓶签）上签名，然后再请另一护士核对、签名（图 16-14）。

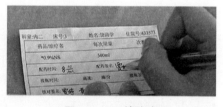

图 16-14 输液卡

▶▶ 实施 ◀◀

1. 核对：将用物带至病人床旁，再次核对床号、姓名及输液卡，向病人解释输液目的。

2. 准备输液：查对后将输液瓶（袋）挂于输液架上，取下输液管排气，关上调速器（图 16-15、图 16-16）。

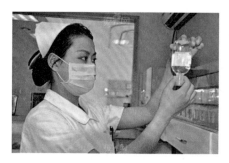 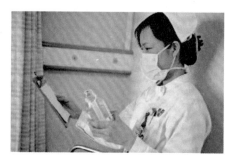

图 16-15 查对输入液体及核对输液卡

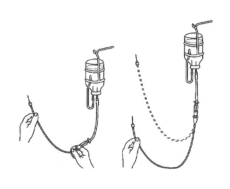 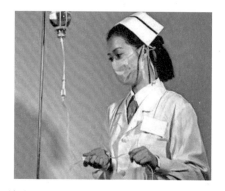

图 16-16 输液管排气

3. 选择输液静脉：通常选用四肢的浅静脉进行静脉输液。

（1）上肢：手背静脉网、肘正中静脉、头静脉、贵要静脉（图 16-17）。

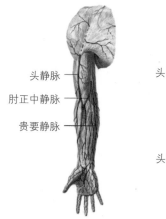 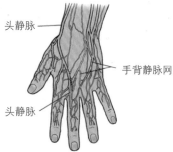

头静脉

肘正中静脉

贵要静脉

头静脉

手背静脉网

头静脉

上肢浅静脉

手部浅静脉

图 16-17 上肢浅静脉示意图

（2）下肢：足背静脉网、大隐静脉、小隐静脉（图 16-18）。

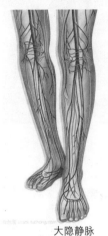 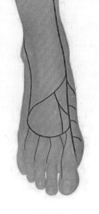 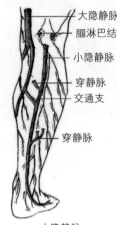

大隐静脉　　　　　　　　　足部静脉　　　　　　　　小隐静脉

图 16-18　下肢浅静脉示意图

4. 选择输液部位：应选择粗直、弹性好、较固定的静脉，避开发炎、硬化、栓塞、多次穿刺以及关节部位的静脉（图 16-19）。

5. 消毒：在穿刺部位上方 6 cm 系上压脉带，以穿刺点为中心螺旋式消毒皮肤，直径在 5 cm 以上。用 2% 碘酊消毒一遍，再用 70% 乙醇消毒两遍；或用聚维酮碘消毒两遍，再用乙醇消毒一遍（图 16-20）。

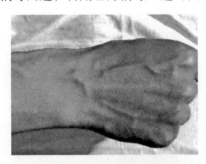 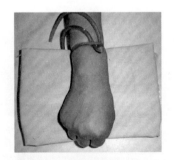

图 16-19　选择输液静脉与穿刺部位　　　　　图 16-20　系压脉带

6. 穿刺静脉：以左手绷紧消毒部位下的皮肤，右手拇指和示指握针柄，使针尖斜面向上，针头斜面与皮肤呈 15°～30°，由静脉上方或侧方平稳刺入皮下，再沿静脉走向潜行刺入静脉，见回血后再将针头平行推进少许（图 16-21）。

7. 固定：松压脉带，打开调速器，证实液体点滴通畅后用输液胶贴固定，必要时用夹板固定（图 16-22）。

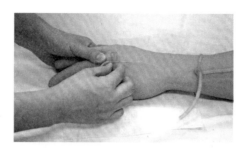

图 16-21　穿刺静脉

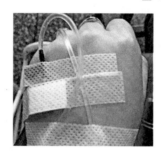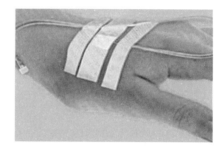

图 16-22　静脉输液固定法

8. 调节滴速：根据病情调节输液速度，成人一般 40～60 滴 /min，小儿 20～40 滴 /min（图 16-23）。

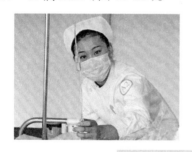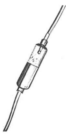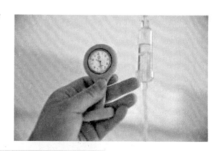

年龄	◆成人：40～60 滴 / min	
	◆儿童：20～40 滴 / min	
病情	◆年老体弱、婴幼儿、心肺疾病病人：宜慢	
	◆休克、脱水、脑水肿者：快速	
药物	◆高渗药、钾盐、升压药、降压药：慢滴	
	◆利尿剂、脱水剂：快滴	

图 16-23　调节输液速度

9. 输液卡签字：经再次查对无误后，在输液卡上记录时间、滴速。操作者在输液卡上签名（图 16-24）。

10. 协助病人取舒适的卧位，整理床单位，清理用物，洗手。向病人或家属交代注意事项，并根据情况进行健康教育。

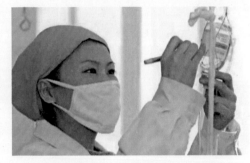

图 16-24　护士在输液卡上签名

§16.3　头皮静脉输液

头皮静脉输液适用于小儿，应注意不影响病儿活动，便于固定和保暖。由于小儿肢体脂肪较多，浅静脉显现不清，故较少选用肢体静脉进行输液。

▶▶ 准备 ◀◀

1. 人员及环境准备：同"周围静脉输液"。

2. 用物准备：输液一般用物准备、药物准备（含配药）及输液器准备与"周围静脉输液"准备相同。

此外，还需备 22 号或 24 号头皮针，按需要备 10 mL 注射器（抽吸 0.9% 氯化钠注射液备用）和备皮用物（图 16-25）。

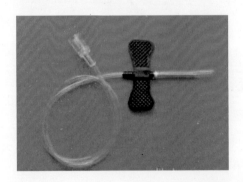

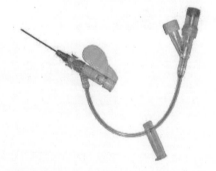

图 16-25　头皮针

▶▶ **实施** ◀◀

1. 同"周围静脉输液",将输液瓶（袋）挂在输液架上，排尽空气。

2. 选择穿刺静脉：必要时剃去局部头发，助手固定病儿头部及肢体，操作者立于病儿头侧，选择静脉，并注意头皮静脉与动脉的鉴别（图16-26）。

3. 消毒：用70%乙醇消毒局部皮肤，待干。

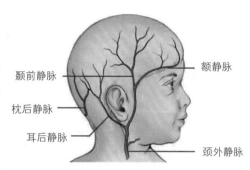

图 16-26 小儿头皮静脉分布

4. 穿刺头皮静脉：再次排气后，用左手拇指、示指分别固定静脉两端，右手持头皮针的针柄沿静脉向心方向平行刺入，见回血后松开调节器，确认点滴通畅后用胶布固定针头（图16-27）。

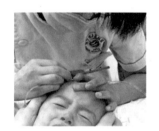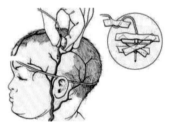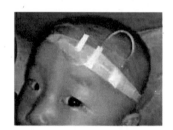

图 16-27 头皮静脉穿刺与固定

5. 调滴速：按病情、年龄和药液性质调节滴速，一般不超过 20 滴 /min。

6. 向病儿家属交代注意事项，并整理床单位及用物。

§16.4 静脉留置针输液

静脉留置针输液是指采用专门的静脉留置针输液的方法，能在较长时间内保持静脉通道，并可随时启用或暂停使用。静脉留置针的应用已经在很大程度上替代了静脉切开置管输液的方法。

适用对象

1. 需长期输液者：留置针一般可保留 3 天，从而减少因反复穿刺造成的痛苦和血管损伤。

2. 穿刺困难的病人：留置针可减少穿刺的次数，起到有效保护血管的作用。

3. 需在一定时段内保留静脉输液通道的病人。

准备

（一）操作人员准备

衣帽整洁，修剪指甲；洗手、戴口罩。

（二）用物准备

1. 备常规输液瓶（袋）、输液器及其他输液用品。

2. 备静脉留置针：静脉留置针又称为套管针，由不锈钢的针芯、软的外套管、针柄及肝素帽等组成。穿刺时将外套管和针芯一起刺入血管中，当套管送入血管后，抽出针芯，仅将柔软的外套管留在血管中进行输液。由于留置针的材料与血管的相融性好、柔软无刺激，故能在血管内保存较长时间（3～5 天）。

静脉留置针有多种类型，可分为开放式和密闭式。根据病人或病情需要选择合适型号的留置针，一般常用 24 号或 22 号留置针（图 16-28）。

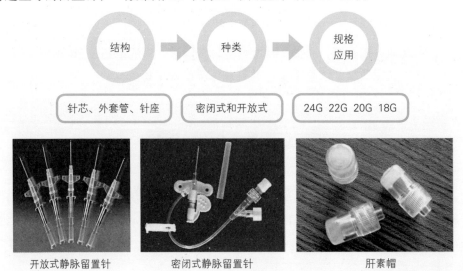

结构	种类	规格应用
针芯、外套管、针座	密闭式和开放式	24G 22G 20G 18G

| 开放式静脉留置针 | 密闭式静脉留置针 | 肝素帽 |

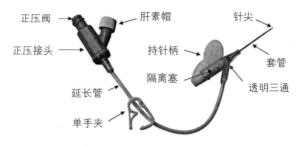

图 16-28　静脉留置针及结构图

3. 备无菌透明胶贴及普通输液贴。

（三）检查输液瓶（袋）及输液器

1. 检查输液瓶（袋）的完整性、密封性及内容物的有效期。

2. 核对所输的液体种类及药物。

（四）检查留置针

1. 检查包装有效期及有无破损。

2. 检查针头斜面有无倒钩。

3. 检查留置导管边缘是否粗糙。

4. 检查输液器的质量、批号及有效期。

（五）输液准备

连接留置针、输液器及输液瓶（袋），检查连接的严密性，并排空输液管内气体准备输液。

▶▶ 实施 ◀◀

（一）选择穿刺部位

选择穿刺部位的原则与"周围静脉输液"基本相同，但应尽量选择较为粗直和固定的静脉。

（二）留置针穿刺步骤

1. 扎止血带：于穿刺点上方 10～15 cm 处扎止血带。

2. 消毒：聚维酮碘消毒两次，干燥后穿刺。消毒范围为 8～10 cm。

3. 再次排气。

4. 取下针套。旋转松动外套管（松动针芯），防止针芯与外套管粘连（图 16-29）。

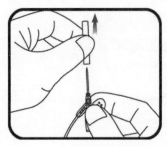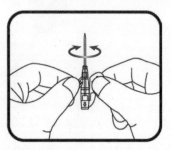

图 16-29　取下针套并旋转外套管

5. 穿刺静脉：

（1）绷紧皮肤，右手拇指与示指夹住针芯两翼，在血管上方以 15°～30° 角进针，见回血后放平针翼，沿静脉继续进针 0.2～0.5 cm（图 16-30）。

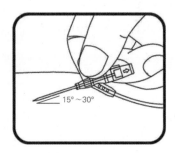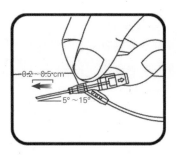

图 16-30　穿刺静脉

（2）左手持 Y 型接口，右手撤针芯 0.5～1 cm，然后持针座将针芯与外套管一起送入静脉（送外套管），但勿全部送入静脉，针管留 0.1～0.2 cm。

（3）左手固定两翼，右手迅速将针芯撤出（撤针芯）（图 16-31）。

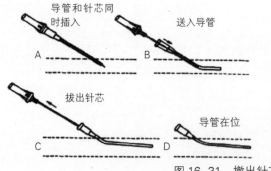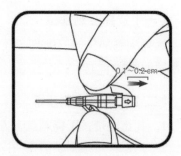

图 16-31　撤出针芯

（三）固定留置针

1. 用无菌透明贴固定留置针管。

2. 用普通胶布固定三叉接口、肝素帽和 Y 型接口处，并在固定三叉接口的小胶布上注明穿刺和拔管的日期、时间，有效期一般为 3 天（图 16-32）。

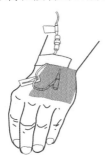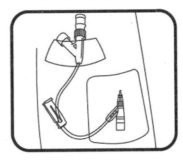

图 16-32 静脉留置针固定法

3. 固定针头：用特制的胶贴固定穿刺部位。

（四）输液

将输液器的输液针头插入留置针导管的肝素帽中，再次排空输液管内空气，即可开始输液（图 16-33）。

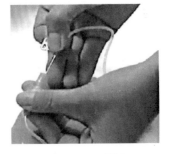

图 16-33 输液

（五）封管

每次输液完毕，需要封管。

1. 从肝素帽中拔出输液器针头。

2. 常规消毒肝素帽的胶塞，用注射器向肝素帽内注入封管液：将生理盐水或含适量肝素的生理盐水 5～10 ml 注入肝素帽内进行冲洗封管，每 6～8 小时重复一次。

（六）再次输液的处理

1. 常规消毒肝素帽囊。

2. 将静脉输液针头插入肝素帽内即可进行输液。

▶▶ 留置针输液注意事项 ◀◀

1. 对使用静脉留置针的肢体应妥善固定，尽量减少肢体的活动，避免被水沾湿。如需要洗脸或洗澡时，应用塑料纸将局部包裹好。能下地活动的病人，静脉留置针避免保留于下肢，以免由于重力作用造成回血，堵塞导管。

2. 每次输液前先抽回血，再用无菌生理盐水冲洗导管。如无回血，冲洗有阻力时，应考虑留置针导管堵管，此时应拔出静脉留置针，切记不能用注射器使劲推注，以免将凝固的血栓推进血管，造成栓塞。

§16.5 经外周中心静脉置管（PICC）输液

经外周中心静脉置管（PICC）输液是由周围静脉（贵要静脉、肘正中静脉、头静脉）穿刺置管，并将导管尖端置于上腔静脉的末端的方法。此法具有适应证广、创伤小、操作简单、保留时间长、并发症少的优点，常用于中、长期的静脉输液或化疗用药等，一般静脉留置导管可在血管内保留 7 天至 1 年。

PICC 是中心静脉置管方法的一次重大进步，由瑞典人塞丁格发明，1997 年引入我国，现正在逐步推广应用之中。

▶▶ PICC 置管的目的 ◀◀

1. 保护外周静脉，预防化学性静脉炎和药物渗漏性损伤。
2. 建立中长期安全静脉通道。
3. 减少病人反复静脉穿刺的痛苦。
4. 减少置管后并发症的发生。

▶▶ 适用范围 ◀◀

1. 需要长期静脉输液，但外周浅静脉条件差，不易穿刺成功者。
2. 需反复输入强刺激性药物，如化疗药物等。
3. 长期输入高渗透性或黏稠度较高的药物，如高糖、脂肪乳、氨基酸等。
4. 需要使用压力泵等施行快速输液者。
5. 需要反复输入血液制品，如全血，血浆，血小板等。
6. 需要每天多次静脉抽血检查者。
7. 需要多次测定中心静脉压者。
8. 长期需要静脉间歇给药者。

主要优点

PICC 与传统的中心静脉穿刺置管（CVC）相比较，PICC 具有许多优点（表 16-1）。

表 16-1　PICC 与 CVC 比较

比　较	PICC	CVC
操作者	经培训的护士	医师
穿刺难易	可见血管、成功率高	盲穿、成功率低
穿刺并发症	少，无危险	易出现血气胸，误伤动脉等
留置时间	数月至一年，长期留置	4 周，短期留置
感染率	低，<3%	高，26%～30%
对象	长期输液的病人、早产儿	急重症、大手术

PICC 静脉选择

PICC 应选择易于达到上腔静脉的径路，通常选取上肢静脉（图 16-34）。

1. 贵要静脉：为首选静脉。
2. 肘正中静脉：为次选静脉。
3. 头静脉：为第三选择静脉。

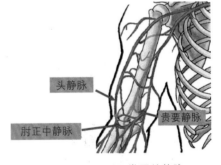

头静脉

贵要静脉

肘正中静脉

图 16-34　PICC 常用的静脉

静脉置管走向

静脉置管尖端最终应达到上腔静脉的末端部位（图 16-35）。

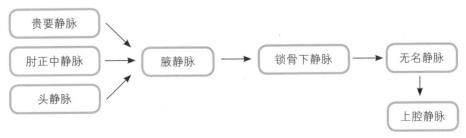

图 16-35　PICC 静脉置管走向

▶▶ **操作准备** ◀◀

（一）病人准备

1. 向病人说明穿刺目的。

2. 向病人介绍 PICC 置管的配合方法。

3. 病人签署知情同意书。

（二）用物准备

1. 备 PICC 穿刺套件：包括 PICC 导管（总长约 63 cm）、延长管、链接器、思乐扣、皮肤保护剂、肝素帽或正压接头（图 16-36）。

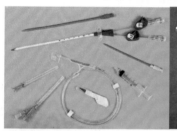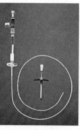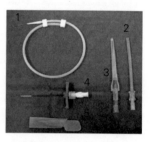

1. 导丝
2. 21G 的套管针
3. 20G 的套管针
4. 皮肤扩张器
5. 解剖刀

图 16-36　PICC 穿刺套件

2. 备 PICC 穿刺包：包内物品包括穿刺用品及穿刺操作手册等（图 16-37）。

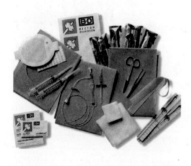

1. 可撕裂的导入鞘
2. PICC 硅胶导管（内含亲水性导丝，1.9F 不含）
3. T 型延长管（1.9F 不含）
4. 孔巾及手术方巾
5. 皮肤消毒剂（碘酊、乙醇棉棒）
6. 皮肤保护剂
7. 无菌透明贴膜
8. 无菌胶带
9. 测量尺 2 把
10. 止血带
11. 10 mL 注射器（2 支）
12. 2 cm×2 cm 纱布 4 块
13. 4 cm×4 cm 纱布 6 块
14. 镊子、剪刀各一把
15. 操作手册
16. 病人教育手册
17. PICC ID 卡

图 16-37　PICC 穿刺包内物品

3. 备其他物品：注射盘，无菌手套 2 副，0.9% 氯化钠溶液 500 mL，20 mL 注射器 2 个，10 cm×12 cm 透明敷贴，皮肤消毒液（0.5% 氯己定溶液，或 75% 乙醇 + 聚维酮碘，或 2% 碘酊 +75% 乙醇），抗过敏无菌胶布，皮尺，止血带。

此外，可视需要准备 2% 利多卡因、1mL 注射器、弹力或自粘绷带。

（三）操作者准备

PICC 通常是由经过培训的护士施行。

1．操作者应进行 PICC 置管原理和方法的专业培训，并取得培训合格证书。操作前应进行卫生手消毒，也有人主张操作前应进行外科洗手及穿无菌手术衣。

2．病人评估：评估病人病情及皮肤、静脉状况，以及病人合作程度与有无禁忌证。

3．确定穿刺点：选择粗、直、弹性好的肘部大静脉，首选贵要静脉，次选肘正中静脉，头静脉为末选。

4．制订治疗方案：包括用药及给药方式，以及疗程等，并备好 X 线检查申请单。

5．测量导管预置长度及臂围：上臂外展与躯干呈 90°，测量自预穿刺点至右胸锁关节，再下行至第 3 肋间隙的长度，此即为导管预置达上腔静脉的长度（成人一般为 45～48 cm）；如将此长度减去 2 cm 即为达锁骨下静脉的长度；在肘窝上 9 cm 处测双臂臂围并记录（图 16-38）。

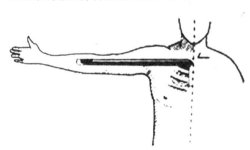
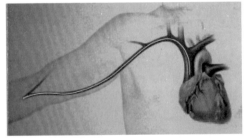

图 16-38　测量导管预置长度

▶▶ PICC 塞丁格穿刺流程 ◀◀

经皮穿刺置入 PICC 导管的方法系由瑞典人塞丁格发明，故其操作流程称为塞丁格穿刺流程。目前临床所使用的操作方法均属改良的塞丁格穿刺置管法，虽然具体操作步骤各有差异，但基本原理仍然不变（图 16-39）。

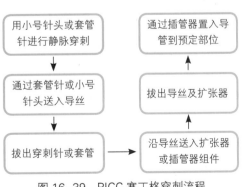

图 16-39　PICC 塞丁格穿刺流程

► PICC 操作程序 ◄

现在临床所用的 PICC 操作程序，一般均为改良塞丁格置管技术。该项技术是以一个相对较细的穿刺针插入静脉，送入导丝，局麻扩皮后，将扩张器及导入鞘顺导丝送入血管内，然后撤出导丝及扩张器，沿导入鞘送入导管，直至上腔静脉，最后以 X 线确定导管尖端位置。

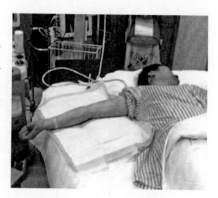

图 16-40　病人体位

1. 体位：病人取平卧位，上臂外展与身体成 90°（图 16-40）。

2. 病人皮肤消毒：打开 PICC 穿刺包，戴无菌手套，将一块治疗巾铺于穿刺肢体下，用已备消毒液消毒 3 遍，消毒范围为穿刺点上下 20 cm，两侧至臂缘。

3. 建立无菌区：更换无菌手套，冲洗手套滑石粉，铺孔巾及治疗巾，并将 PICC 穿刺套件及所需无菌用物置于无菌区域中。

4. 预冲导管：用注射器抽吸 0.9% 氯化钠溶液 20 mL 冲洗导管，检查导管是否通畅，再将导管置于 0.9% 氯化钠溶液中。

5. 静脉穿刺置管：穿刺工具一般为 20 G～22 G 穿刺针，助手协助扎止血带，静脉穿刺，单独推进套管鞘，拔出针芯。助手协助松开止血带（图 16-41）。

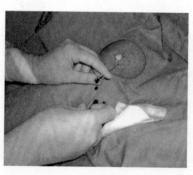

退出导引套管
置入导管 10～15 cm 之后退出套管
指压套管端静脉稳定导管
从静脉内退出套管，使其远离穿刺部位
劈开并移去导引套管
劈开套管并从置入的导管上剥下
在移去导引套管时要注意保持导管的位置
完全将导管置入预计深度，并达到皮肤参考线
移去导引钢丝
一手固定导管圆盘，一手移去导丝，移去导丝时，要轻柔、缓慢。若导管呈串珠样皱褶改变，表明有阻力

图 16-41　PICC 静脉穿刺

6. 送管：一手固定套管鞘，一手缓慢匀速送入导管，PICC 顶端至腋静脉时嘱病人向穿刺侧转头并将下颌压肩膀，以防导管误入颈静脉，继续送管至预定长度；拔出套管鞘，穿刺点压迫止血，缓慢抽出导丝（注意勿带出导管）；修剪导管长度至保留于体外 6 cm（图 16-42）。

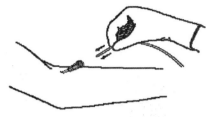

图 16-42　PICC 送入导管

7. 安装连接器：将 PICC 导管与连接器相连（图 16-43）。

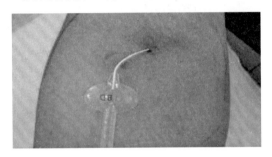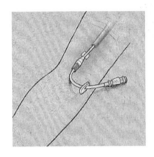

图 16-43　PICC 导管安装连接器

8. 抽回血、冲管，接肝素帽。

9. 导管固定：先用无菌胶布固定 PICC 导管连接器，穿刺点置无菌纱布，再以透明无菌敷贴加压粘贴，透明敷贴盖住连接器的翼型部分一半左右，然后用胶布交叉固定连接器和肝素帽（图 16-44）。

1. 将体外导管放置呈 "S" 状弯曲，在圆盘上贴胶带
2. 在穿刺点上方放置一小块纱布吸收渗血
3. 覆盖一透明贴膜在导管及穿刺部位，贴膜下缘与圆盘下缘平齐
4. 用第二条胶带在圆盘远侧交叉固定导管
5. 第三条胶带再固定圆盘

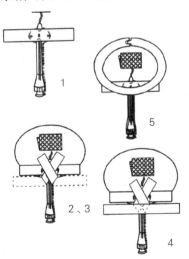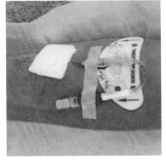

图 16-44　PICC 导管固定方法

10. X线确认：经X线确认导管在预置位置后，即可按需要进行输液（图16-45）。

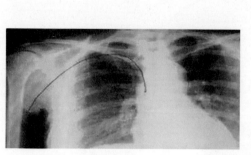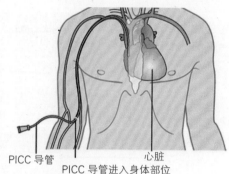

PICC 导管   心脏
PICC 导管进入身体部位

图 16-45 X 线确认 PICC 导管位置

11. 记录：穿刺时间、病人姓名、年龄、疾病诊断、导管型号、穿刺位置、置管长度、导管顶端到达位置、上臂臂围、拔管时间。

12. 一般维护：第一个24小时必须换药，如伤口无感染、渗血时，每7天更换敷料一次。如伤口敷料松开、潮湿时，随时更换。如穿刺部位有红肿、皮疹、渗出、过敏等异常情况，可缩短更换敷料时间，并要连续观察局部变化情况。每次更换敷料时应严格执行无菌操作，贴膜要自下向上撕取，并注意固定导管，防止脱管。更换后记录日期。病人洗澡时要用保鲜膜包裹穿刺部位，洗澡后要更换敷料。

在使用PICC输液前应用碘伏棉签擦拭肝素帽30秒，静脉治疗前后要用不小于10 mL的注射器抽取生理盐水冲洗管腔。在输血制品、营养液等高浓度液体后，用20 mL生理盐水进行脉冲式冲管。如输液速度较慢或时间较长时，应在使用中用生理盐水冲管，以防止堵管。

13. 拔管方法：拔管时应沿静脉走向，轻轻拔出，拔出后立即压迫止血（有出血倾向的病人，压迫止血时间要超过20分钟），并用无菌纱布块覆盖伤口，再用透明敷贴粘贴24小时，以免发生空气栓塞和静脉炎，并对照穿刺记录观察导管有无损伤、撕裂、缺损。

▶▶ PICC 护理要点 ◀◀

PICC导管将长时间留置，因此导管的维护工作十分重要，主要是预防导管相关并发症，保持导管通畅和保证病人的舒适度。

1. 置管后观察：穿刺局部有无红、肿、热、痛等症状，如出现异常，应及时测量臂围并与置管前臂围相比较。观察肿胀情况，必要时行 B 超检查。

2. 保持导管通畅：每次输液前需用 10～20 mL 生理盐水冲管；输液完毕后以连续脉冲方式注入 10～20 mL 生理盐水，最后将 2～5 mL 盐水或肝素盐水用注射器直接推注冲管，并用肝素帽封管。

3. 置管后应指导病人进行适当的功能锻炼，但应避免置管侧上肢过度外展、旋转及屈肘运动，勿提重物，避免物品及躯体压迫置管侧肢体。

4. 输血或血制品、抽血、输脂肪乳等高黏性药物后应立即用 0.9% 氯化钠溶液 20 mL 脉冲式冲管，不可用重力式冲管。

5. 疑似导管移位时，应再行 X 线检查，以确定导管尖端所处位置；禁止将导管体外部分移入体内。

6. 应注意及时发现静脉炎、导管堵塞、静脉血栓等并发症，并做相应处理。

§16.6　输液泵的应用

输液泵是机械或电子的输液控制装置，它通过作用于输液导管达到控制输液速度的目的。

▶▶ 适用范围 ◀◀

1. 严格控制输液速度。
2. 严格控制输入药量及速度：如应用升压药物、抗心律失常药等。
3. 婴幼儿的静脉输液。
4. 静脉麻醉。

▶▶ 准备 ◀◀

1. 备静脉输液之全部用品。
2. 备输液泵，检查并确认输液泵功能完好。

▶▶ **实施** ◀◀

输液泵的种类很多,其主要结构与功能大致相同。现在还有一种输液、输血加压袋,可以通过手动方式适当调节输液速度(图16-46)。

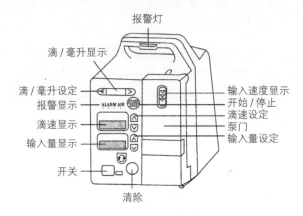

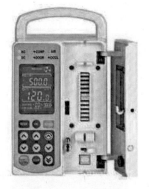
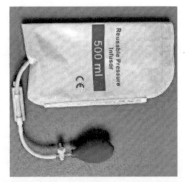

图 16-46 输液泵与输液输血加压袋

1. 将输液泵固定在输液架上(图16-47)。

2. 接通电源,打开电源开关。

3. 按常规排尽输液管内的空气。

4. 打开"泵门",将输液管呈"S"形放置在输液泵的管道槽中,关闭"泵门"。

5. 设定每毫升滴数以及输液量限制。

6. 按常规穿刺静脉后,将输液器与输液泵连接。

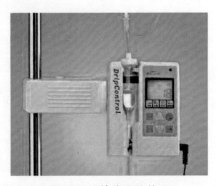

图 16-47 输液泵的使用

7. 确认输液泵设置无误后，按压"开始 / 停止"键，启动输液。

8. 当输液量接近预先设定的"输液量限制"时，"输液量显示"键闪烁，提示输液结束。

9. 输液结束时，再次按压"开始 / 停止"键，停止输液。

10. 按压"开关"键，关闭输液泵，打开"泵门"，取出输液管。

▶▶ 输液泵使用注意事项 ◀◀

1. 护士应了解输液泵的工作原理，熟练掌握其使用方法。

2. 在使用输液泵控制输液的过程中，护士应加强巡视。如输液泵出现报警，应查找可能的原因，如有气泡、输液管堵塞等情况，应予及时的处理。

3. 对病人进行正确的指导：

（1）告知病人，在护士不在场的情况下，一旦输液泵出现报警，应及时求助护士，以便及时处理出现的问题。

（2）病人、家属不要随意搬动输液泵，防止输液泵电源线因牵拉而脱出。

（3）病人输液侧肢体不要剧烈活动，防止输液管道被牵拉脱出。

（4）告知病人，输液泵内有蓄电池，病人如需如厕，可以请护士帮忙暂时拔掉电源线，返回后再重新插好。

静脉输血

静脉输血是将全血或成分血如血浆、红细胞、白细胞或血小板等通过静脉输入病人体内的方法。常用的输血方法有间接输血法、直接输血法和自体输血法。

静脉输血前应严格判断适应证与禁忌证，进行血型鉴定及交叉配血试验，选择输入的血液制品；输血过程中要严密观察病人的反应；输血后要积极预防和处理输血并发症。

§17.1 概　述

▶▶ 静脉输血目的 ◀◀

临床上常为以下各种目的进行输血（图17-1）。

1. 补充血容量：用于失血失液引起的血容量减少或休克病人。成年人一次出血量在500 mL 以内不需输血；出血量超过 1000 mL 者，应及时输血，补充血容量，以增加有效循环血量，升高血压，增加心排血量，促进循环。

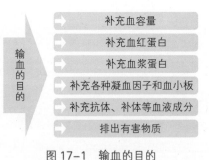

图 17-1　输血的目的

2. 纠正贫血：用于血液系统疾病引起的严重贫血和某些慢性消耗性疾病的病人，以增加血红蛋白含量，促进携氧功能。另外手术前有贫血者、血红蛋白过低者，应予以纠正，以提高手术的耐受力。

3. 治疗凝血功能障碍：供给血小板和各种凝血因子，有助于止血，用于凝血功能障碍的病人。

4. 增强机体免疫能力：输入抗体、补体增强机体免疫能力，用于严重感染的病人。

5. 维持胶体渗透压：输入白蛋白，维持胶体渗透压，减轻组织液渗出和水肿，用于低蛋白血症病人。

6. 排出有害物质：用于一氧化碳、苯酚等化学物质中毒，血红蛋白失去运氧能力或不能释放氧气供组织利用时，以改善组织器官的缺氧状况。

▶▶ 静脉输血的原则 ◀◀

静脉输血必须掌握以下基本原则（图17-2）。

1. 输血前必须做 ABO 系统血型鉴定及交叉配血试验，同时还应该做 Rh 系统血型鉴定。

2. 无论是输全血还是输成分血，均应选用同型血液输注。但在紧急情况下，如无同型血，可选用 O 型血输给病人。

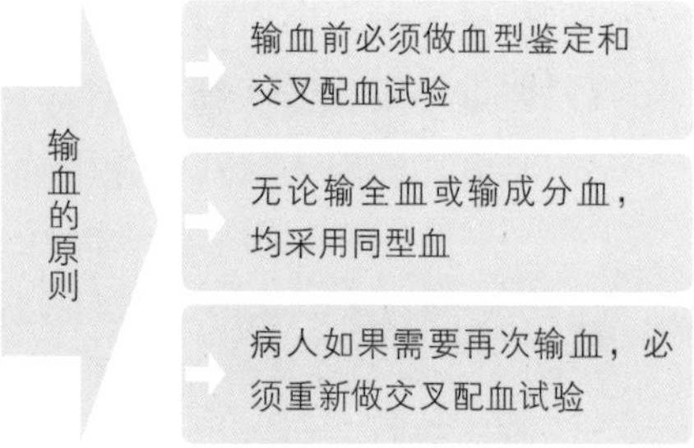

输血的原则：
- 输血前必须做血型鉴定和交叉配血试验
- 无论输全血或输成分血，均采用同型血
- 病人如果需要再次输血，必须重新做交叉配血试验

图 17-2 输血原则

AB 型血的病人除可接受 O 型血外，还可以接受 A 型血和 B 型血，但要求直接交叉配血试验阴性（不凝集），而间接交叉试验可以阳性（凝集）。因为输入的量少，输入的血清中的抗体可被受血者体内大量的血浆稀释，而不足以引起受血者的红细胞的凝集，故不出现反应。在上述特殊情况下可以输入非同型血，但一次输血量不宜过多，一般以不超过 400 mL 为度，且要放慢输入速度（表17-1）。

表 17-1 4 种血型间的输血关系

病人血型	可输血型	不可输血型
A	A、O	B、AB
B	B、O	A、AB
AB	AB、A、B、O	—
O	O	A、B、AB

3. 病人如果需要再次输血，则必须重新做交叉配血试验，以排除机体已产生抗体的情况。

▶▶ 静脉输血的适应证 ◀◀

1. 各种原因引起的大出血：大出血为静脉输血的主要适应证。一次出血量 >500 mL 时，需要立即输血，失血量 >1000 mL 时，应及时补充全血或血液成分。值得注意的是，血或血浆不宜用作扩容剂，晶体结合胶体液扩容是治疗失血性休克的主要方案。血容量补足之后，输血目的是提高血液的携氧能力，此时应首选红细胞制品。

2. 贫血或低蛋白血症：输注浓缩红细胞、血浆、白蛋白。

3. 严重感染：输入新鲜血以补充抗体和补体，切忌使用库存血。

4. 凝血功能障碍：应输注凝血功能相关血液成分。

▶▶ 静脉输血指征 ◀◀

1. 血红蛋白（Hb）>100 g/L 时，不必输血。

2. 血红蛋白（Hb）<70 g/L 时，应考虑输浓缩红细胞。

3. 出血量大于全身血液总量的 30% 以上时，可输全血。

▶▶ 静脉输血的禁忌证 ◀◀

静脉输血的禁忌证包括急性肺水肿、充血性心力衰竭、肺栓塞、恶性高血压、真性红细胞增多症、肾极度衰竭及对输血有变态反应者。

▶▶ 静脉输血方法 ◀◀

1. 间接输血：从献血者处采集全血或成分血，经储存后再输注给病人，称为间接输血。

2. 直接输血：从献血者处采集的血液，不经储存，直接输注给病人，称为直接输血。

3. 自体输血：将病人本人的血液，通过一定的方式和程序进行采集和保存，再于需要时回输给病人本人，称为自体输血。

4．成分输血：成分输血就是用物理或化学方法把全血分离制备成纯度高、容量小的血液成分，然后再根据病情的需要输给病人。

▶▶ 输血并发症及处理 ◀◀

（一）发热反应

1．相关因素：主要由致热原引起，如保养液或输血用具被致热原污染或违反无菌操作原则，造成污染而导致发热；或多次输血后，受血者血液中产生抗体而引起发热。

2．处理：反应轻者可先减慢输血速度，若症状继续加重则暂停输血，并给予0.9%氯化钠注射液静脉滴注，以维持静脉通路。

根据情况对症处理：如病人畏寒、寒战时应保暖，给热饮料、热水袋，加盖被。有高热时，行物理降温。必要时，按医嘱给抗过敏药、退热药或肾上腺皮质激素。

（二）过敏反应

1．相关因素：由于病人属过敏体质，输入血液中的异体蛋白同过敏机体的蛋白质结合，形成完全抗原而致敏；或献血员在献血前用过可致敏的药物或食物，使输入血液中含致敏物质。

2．处理：

（1）轻者应减慢其输血速度，继续观察，重者立即停止输血。

（2）出现呼吸困难时，给予氧气吸入；喉头水肿严重时，配合气管内插管或切开术；如发生过敏性休克，应立即行抗休克治疗。

（3）根据医嘱给予0.1%肾上腺素0.5～1 mL皮下注射，或用抗过敏药物和激素。

（三）溶血反应

1．相关因素：

（1）输入异型血可造成溶血，一般输入10～15 mL即可产生症状。输血前红细胞已被破坏溶血，血液储存过久、保存温度不当（血库冰箱应恒温4℃）、血液震荡过剧、血液内加入高渗或低渗溶液或影响pH值的药物、血液受到细菌污染等，均可导致红细胞大量破坏。

（2）Rh 阴性血型者接受 Rh 阳性血液后，其血清中产生抗 Rh 阳性抗体，当再次接受 Rh 阳性血液时可发生溶血反应。一般在输血后 1～2 小时发生，也可延迟 6～7 天后出现症状。

2．处理：

（1）发生溶血反应时立即停止输血，与医师联系，并保留余血。采集病人血标本重做血型鉴定和交叉配血试验，安慰病人，以缓解其恐惧和焦虑。

（2）维持静脉输液，以备抢救时静脉给药。

（3）口服或静脉滴注碳酸氢钠，以碱化尿液，防止或减少血红蛋白结晶阻塞肾小管。

（4）双侧腰部封闭，并用热水袋敷双侧肾区，防止肾血管痉挛，保护肾脏。

（5）密切观察生命体征和尿量，并记录。对少尿、无尿者，按急性肾衰竭护理。如出现休克症状，即配合抗休克抢救。

（四）循环负荷过重（肺水肿）

1．相关因素：输血速度过快，使循环容量急剧增加，心脏负荷过重而引起肺水肿。病人突然出现呼吸困难、气促、咳嗽、咳粉红色泡沫样痰，严重时痰液从口鼻涌出，两肺可闻及湿啰音。

2．处理：发现肺水肿症状，应立即停止输血，并报告医师。安置病人端坐体位，两腿下垂，以减少静脉回流，减轻心脏负担；加压给氧，同时给予20%～30% 乙醇湿化吸氧，减低肺泡内泡沫的表面张力，使泡沫破裂消散，减轻缺氧症状；按医嘱给予镇静、扩血管、强心、利尿药物，以减轻心脏负担。必要时用止血带四肢轮流绑扎，可有效地减少静脉回心血量，待症状缓解后，逐步解除止血带。此外，对无贫血的病人可通过静脉放血 200～300 mL，以减少静脉回心血量。

（五）出血倾向和枸橼酸钠中毒

1．相关因素：长期反复输血或短时间内输入血液量较多时，由于库血中血小板已基本破坏，凝血因子减少而引起出血；大量输血随之输入大量枸橼酸钠，如肝功能不全，枸橼酸钠尚未氧化即和血中游离钙结合而使血钙下降，以致凝血功能障碍、毛细血管张力减低、血管收缩不良和心肌收缩无力等。

2．防治原则：连续输血时，可根据医嘱间隔输入新鲜血或血小板悬液，以补充足够的血小板和凝血因子。输入库血 1000 mL 以上时，须按医嘱静脉注射 10% 葡萄糖酸钙或氯化钙 10 mL，以补充钙离子。

（六）细菌污染

1. 相关因素：在采血、保存、输血任何一个环节无菌操作不严，均可造成血液被细菌污染，其反应的程度，因细菌污染的种类、输血量和受血者的抵抗力不同而不同，严重者可出现中毒性休克、DIC、急性肾衰竭等，死亡率高。

2. 处理：一旦发现，应立即停止输血，通知医师，将剩余血与病人血标本送实验室检查，做血培养和药敏试验。高热者按高热病人处理。

（七）疾病感染

1. 相关因素：供血者带菌或带病毒，经输血可传给受血者。经输血传染的疾病有病毒性肝炎、疟疾、艾滋病及梅毒等。

2. 预防原则：对供血者应严格体检，优选供血者，凡人类免疫缺陷病毒携带者一律不能献血；凡有黄疸史、肝病、肝功能异常，或 3～5 年内患过疟疾者亦不能献血。

§17.2　血液制品

血液制品包括全血、成分血和其他血液制品如白蛋白制剂等（图 17-3）。

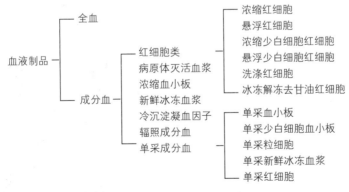

图 17-3　血液制品分类

▶ 全血 ◀

全血指采集的血液未经任何加工而全部于保存液中待用的血液，可分为新鲜血和库存血（图 17-4）。

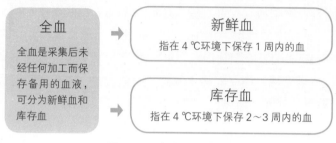

全血

全血是采集后未经任何加工而保存备用的血液，可分为新鲜血和库存血

新鲜血
指在 4 ℃环境下保存 1 周内的血

库存血
指在 4 ℃环境下保存 2～3 周内的血

图 17-4 新鲜血与库存血

（一）新鲜血

基本保存血液中原有成分，可补充各种凝血因子及血小板，对血液病病人尤为适用（图 17-5）。

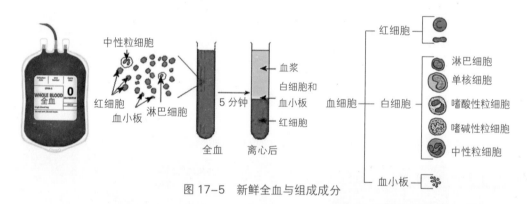

图 17-5 新鲜全血与组成成分

（二）库存血

在 4 ℃的冰箱内冷藏，可保存 2～3 周。它虽含有血液的各种成分，但白细胞、血小板、凝血酶原等成分破坏较多，钾离子含量增多，酸性增高（图 17-6）。

▶ 成分血 ◀

成分血是根据血液比重不同，用血液分离机将

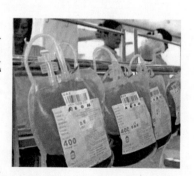

图 17-6 库存血

血液的各种成分加以分离提纯而获得的，包括血浆、红细胞、白细胞浓缩悬液、血小板浓缩悬液（图 17-7）。

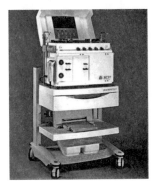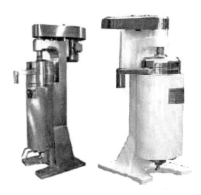

图 17-7 全自动血液成分分离机

（一）血浆

血浆是全血分离后所得的液体部分，其主要成分为血浆蛋白，不含血细胞，无凝集原（输注前不需做交叉配血试验）。血浆可分为以下几种（图 17-8）。

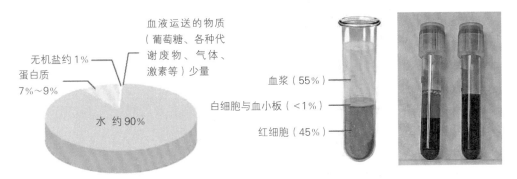

图 17-8 血浆及其组成成分

1. 新鲜血浆：含正常量的全部凝血因子，适用于凝血因子缺乏者。

2. 保存血浆：用于血容量及血浆蛋白较低的病人（图 17-9）。

3. 冰冻血浆：-30 ℃保存，有效期 1 年，用时放在 37 ℃温水中融化（图 17-10）。

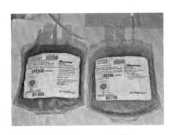

图 17-9 血浆

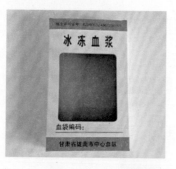
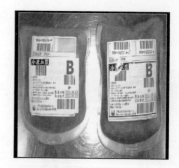

图 17-10　冰冻血浆

4．干燥血浆：冰冻血浆放在真空装置下加以干燥而成，保存期限为 5 年，用时可加适量等渗盐水或 0.1 ％枸橼酸钠溶液溶解。

（二）红细胞

1．浓缩红细胞：新鲜全血经离心或沉淀移去血浆后的剩余部分，适用于携氧功能缺陷和血容量正常的贫血病人（图 17-11）。

2．洗涤红细胞：红细胞经生理盐水洗涤数次后，再加入适量生理盐水，用于免疫性溶血性贫血病人。

3．红细胞悬液：提取血浆后的红细胞加入等量红细胞保养液制成，用于战地急救及中小手术者使用（图 17-12）。

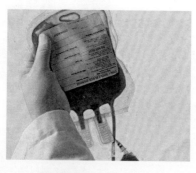
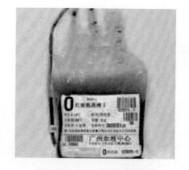

图 17-11　浓缩红细胞　　　　　图 17-12　红细胞悬液

（三）白细胞浓缩悬液

新鲜全血经离心后取其白膜层的白细胞，4 ℃保存，48 小时内有效，用于粒细胞缺乏伴严重感染的病人（图 17-13）。

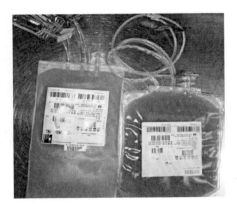

图 17-13　白细胞浓缩悬液

（四）血小板浓缩悬液

全血离心所得，22 ℃保存，24 小时内有效，用于血小板减少或功能障碍性出血的病人（图 17-14）。

（五）各种凝血制剂

如凝血酶原复合物等，用于各种原因引起的凝血因子缺乏的出血疾病。

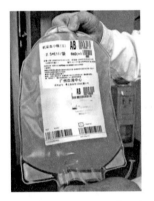

▶▶ 其他血液制品 ◀◀

图 17-14　血小板浓缩悬液

其他血液制品包括白蛋白、纤维蛋白原、抗血友病球蛋白浓缩剂、抗铜绿假单胞菌血浆等（图 17-15）。

其他血液制品
- 1. 白蛋白制剂：适用于低蛋白血症的病人
- 2. 纤维蛋白原：适用于纤维蛋白缺乏症、弥散性血管内凝血（DIC）病人
- 3. 抗血友病球蛋白浓缩剂：适用于血友病病人
- 4. 抗铜绿假单胞菌血浆：适用于铜绿假单胞菌感染的病人

图 17-15　其他血液制品

1．白蛋白液：从血浆提纯而得，能提高机体血浆蛋白和胶体渗透压，用于低蛋白血症病人（图 17-16）。

2．纤维蛋白原：适用于纤维蛋白缺乏症、弥散性血管内凝血（DIC）病人。

3．抗血友病球蛋白浓缩剂：适用于血友病病人。

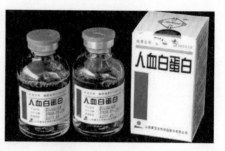

图 17-16　人血白蛋白

§17.3　血型鉴定与交叉配血试验

血型鉴定和交叉配血试验是输血前的必要准备工作，对保障病人输血安全具有十分重要的意义。ABO 血型系统输血前必须进行交叉配血试验；Rh 血型系统输血前必须进行 Rh 血型鉴定，目前我国许多中、小型医院输血前并未进行 Rh 血型鉴定。Rh 血型不合的输血可能会发生严重的溶血性输血反应，输血前检测受血者 Rh 血型，对于合理用血具有重要的临床意义，常规检测非常有必要。

血型鉴定除手工操作外，自动化血型鉴定仪也已获较广泛应用（图 17-17、图 17-18）。

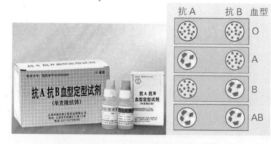

图 17-17　手工血型鉴定示意图

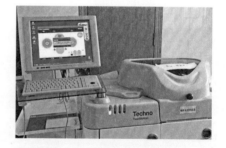

图 17-18　全自动血型鉴定仪

▶▶ 血型 ◀◀

血型是指红细胞膜上特异抗原的类型。根据红细胞所含的凝集原，把人类的血液区分为若干类型。血型是一种染色体特征，是人体的一种遗传性状，狭义来说是指红细胞抗原的差异，广义来说包括白细胞、血小板等血液各成分抗原的不同。1995 年国际输血协会认可的红细胞血型系统有 23 个，201 种抗原。临床上主要应用的是 ABO 血型系统和 Rh 血型系统。

（一）ABO 血型系统

人的红细胞内含有 A、B 两种类型的凝集原，根据红细胞内所含凝集原的不同，将人的血液分为 A、B、AB、O 4 型。红细胞上仅含有 A 凝集原者，为 A 型血；仅含 B 凝集原者，为 B 型血；同时含 A、B 两种凝集原者，为 AB 型血；既不含 A 也不含 B 凝集原者，为 O 型血。不同血型的人的血清中含有不同的抗体，但不会含有与自身红细胞抗原相应的抗体。在 A 型血者的血清中只含有抗 B 抗体（凝集素）；B 型血者的血清中只含有抗 A 抗体（凝集素）；O 型血者的血清中含有抗 A 和抗 B 两种抗体（凝集素）；而 AB 型血的血清中不含抗体（凝集素），这也是 AB 型血的人可以接受任何血型的血液的原因（图 17-19）。

血型	A 型	B 型	AB 型	O 型
红细胞型态	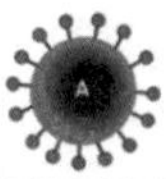	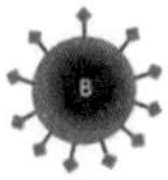	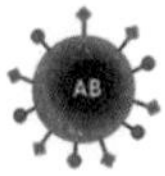	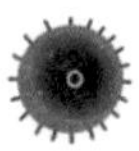
抗体存在	B 抗体	A 抗体	无	A 与 B 抗体
抗原存在	A 抗原	B 抗原	A 与 B 抗原	无

图 17-19 ABO 血型系统抗原、抗体分布示意图

（二）Rh 血型系统

人类红细胞除了含有 A、B 抗原外，还有 C、c、D、d、E、e 6 种抗原，称为 Rh 抗原（又称 Rh 因子）。因 D 抗原的抗原性最强，故临床意义最为重要。医学上通常将红细胞膜上含有 D 抗原者称为 Rh 阴性，而红细胞膜上缺乏 D 抗原者称为 Rh 阴性。我国人群中，Rh 阳性者约为 99%，Rh 阴性者仅占 1% 左右。

▶▶ 血型鉴定 ◀◀

（一）ABO 血型系统鉴定

ABO 血型是根据红细胞膜上是否存在凝集原 A 与凝集原 B 而将血液分为 A、B、AB、O 4 种血型。

通常是采用已知的抗 A、抗 B 血清来检测红细胞的抗原并确定血型。若被检

血液在抗 A 血清中发生凝集，而在抗 B 血清中不发生凝集，说明被检血液为 A 型；若被检血液在抗 B 血清中发生凝集，而在抗 A 血清中不发生凝集，说明被检血液为 B 型；若被检血液在抗 A 血清和抗 B 血清中均凝集，说明被检血液为 AB 型；若被检血液在抗 A 血清和抗 B 血清中均不凝集，则被检血液为 O 型（图 17-20、表 17-2）。

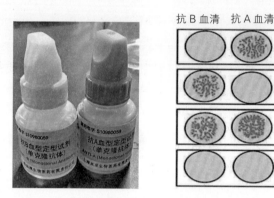

图 17-20　ABO 血型定型试剂及血型鉴定

表 17-2　ABO 血型鉴定

血　型	与抗 A 血清的反应（凝集）	与抗 B 血清的反应（凝集）
A	+	—
B	—	+
AB	+	+
O	—	—

（二）Rh 血型系统血型鉴定

人类红细胞除含 A、B 抗原外，还有 C、c、D、d、E、e 6 种抗原。Rh 血型是以 D 抗原存在与否来表示 Rh 阳性或阴性。汉族中 99％的人为 Rh 阳性，Rh 阴性者不足 1％。Rh 血型不合的输血可能会发生严重的溶血性输血反应，母子血型不合会发生新生儿溶血病或死胎。

Rh 血型主要是用抗 D 血清来鉴定。若受检者的红细胞遇抗 D 血清后发生凝集，则受检者为 Rh 阳性；若受检者的红细胞遇抗 D 血清后不发生凝集，则受检者为 Rh 阴性（图 17–21）。

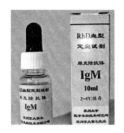

图 17–21　Rh 血型定型试剂

▶▶ 交叉配血试验 ◀◀

该试验的目的在于检查受血者与献血者之间有无不相合抗体。输血前虽已验明供血者与受血者的 ABO 血型相同，为保证输血安全，在确定输血前仍需再做交叉配血试验（图 17–22、表 17–3）。

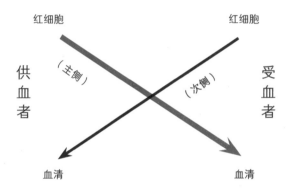

图 17–22　ABO 血型系统交叉配血示意图

表 17–3　ABO 血型正、反向定型及结果判断

正向定型			反向定型			结果判断
标准血清 + 被检者红细胞			标准红细胞 + 被检者血清			
		抗 AB	A 型	B 型	O 型	
抗 A	抗 B	（O 型血清）	红细胞	红细胞	红细胞	
+	−	+	−	+	−	A 型
−	+	+	+	−	−	B 型
+	+	+	−	−	−	AB 型
−	−	−	+	+	−	O 型

1. 直接交叉配血试验：用受血者血清和供血者红细胞进行配血试验，检查受血者血清中有无破坏供血者红细胞的抗体。实验结果绝不可出现凝集或溶血现象。

2. 间接交叉配血试验：用供血者血清和受血者红细胞进行交叉配血试验，检查输入血液的血浆中有无能破坏受血者红细胞的抗体。实验结果绝不可出现凝集或溶血现象。

§17.4　静脉输血方法

目前临床均采用密闭式输血法，具体的输血方法可分为间接输血法、直接输血法、自体输血法和成分输血。

§17.4.1　间接静脉输血

间接静脉输血，是指将供血者的血或某些血液成分抽出后，以特定的方式预存于血库；当病人（受血者）需要时，再将库存的供血者的血经静脉输注给病人。间接静脉输血是临床最常使用的输血方法，目前多采用密闭式间接静脉输血。

▶▶ 用物准备 ◀◀

同"密闭式输液"，仅将输液器换为输血器（滴管内有滤网，注射针使用9号静脉穿刺针头）及生理盐水。此外尚应根据医嘱准备血液制品（图17-23、图17-24；图17-25）。

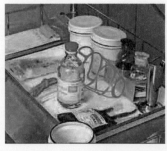
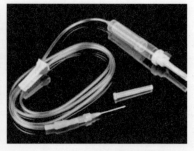
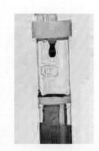

图 17-23　间接静脉输血用品准备　　图 17-24　静脉输血器　　图 17-25　输血滴管与滤网

▶▶ 间接静脉输血程序 ◀◀

间接静脉输血应按以下程序步骤进行（图 17-26）。

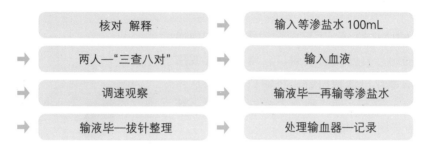

图 17-26　间接静脉输血程序

1. 取血：间接输血法凭取血单与血库人员共同做好"三查""八对"。"三查"即查血的有效期、血的质量和输血装置是否完好；"八对"即对姓名、床号、住院号、血瓶（袋）号、血型、交叉配血实验结果、血液制品的种类和剂量。查对无误后，在交叉配血单上签名（图 17-27）。

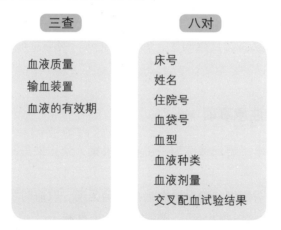

图 17-27　输血前的三查八对

取出的血液制品勿剧烈震荡，以免红细胞大量破坏而引起溶血；不能将血液加温，防止血浆蛋白凝固变性而引起反应。应在室温下放置 15～20 分钟后再输入。

2. 检查核对：携输血用物至床旁，输血前须与另一护士再次进行核对，确定无误方可输入。核对病人床号、姓名、血型、交叉配血试验结果、血袋及输血处方等。

3．建立静脉输液、输血通道：按周围静脉输液技术进行操作，建立输液、输血通道，先输入少量生理盐水（100 mL 左右）。

4．再次核对：再次经两位护士查对（三查、八对）确定无误后，核对者签名。

5．输血：护士以手腕旋转动作将血袋内血液轻轻摇匀。打开储血袋封口，常规消毒或用安尔碘消毒开口处塑料管，将输血器针头从生理盐水瓶上拔下，插入输血器的输血接口，缓慢将储血袋倒挂于输液架上。

6．调速、观察：调节速度，开始滴速宜慢，勿超过 20 滴 / min，观察 15 分钟无反应后，再根据病情调整滴速，一般成年人 40～60 滴 / min，儿童酌减。对年老体弱、心肺疾患输血者，更应谨慎，速度宜慢（图 17-28）。

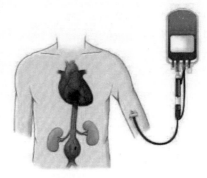

图 17-28　间接静脉输血示意图

7．输血结束：血液输注完毕后，再输入少量生理盐水，然后即可拔针或输入其他液体。

8．交代病人及家属勿自行调速、局部勿乱动、勿随意加温等有关注意事项，呼叫器放于易取处。

▶▶ 间接静脉输血注意事项 ◀◀

1．采集配血标本，要求每次为一位病人采集，禁止采集两位病人的血标本以免发生错误。

2．严格执行查对制度，确保输血治疗准确无误。取血时和输血前必须由两名专业人员按要求逐项"三查八对"，确保输入血液准确无误。

3．血液从血库取出后，勿剧烈震动，输血前轻轻摇匀，以免红细胞大量破裂而引起溶血。

4．库血不能加温，以免血浆蛋白凝固变性而引起反应。库存血取出后，应在室温下放置 15～20 分钟后输入。

5．血液内不得加入其他药物如钙剂、酸性或碱性药物、高渗低渗溶液等，以防血液变质。

6. 血液自血库取出后应在 30 分钟内输入，避免久放血液变质或污染。

7. 输注两个以上供血者的血液时，应间隔输入少量生理盐水，以防两个供血者的血液发生凝集反应，并避免与其他溶液相混，使血液变质。

8. 输血过程加强巡视，严密观察病人情况，注意有无输血反应并及时处理。

§17.4.2 直接静脉输血

直接静脉输血，是指将血液从供血者体内抽出后立即输注给病人。

▶▶ 用物准备 ◀◀

1. 治疗盘内备 3.8% 枸橼酸钠溶液、50 mL 注射器（按输入血量而定）、注射盘、无菌纱布罐、胶布、血压计、止血带、小垫枕。

2. 将备好的注射器内加入一定量的抗凝剂（50 mL 血中加入 3.8% 枸橼酸钠溶液 5 mL）。

▶▶ 直接静脉输血程序 ◀◀

直接静脉输血应按以下程序进行（图 17-29）。

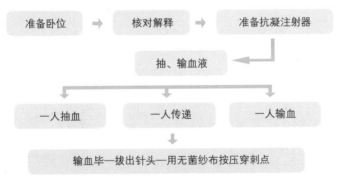

图 17-29 直接静脉输血程序

1. 供血者与受血者分别躺在邻近的两张床上，各露出一侧上臂。将血压计袖带缠在供血者上臂、充气，使压力维持在 100 mmHg（13.3 kPa）左右。

2. 常规消毒穿刺部位皮肤，通过静脉穿刺抽取供血者的静脉血，立即按静脉注射法直接输注给病人。操作时需要三人合作，一人抽血，一人传递，另一人输血,如此连续进行。在连续抽血时,不必拔出针头,只需更换注射器,并在更换时放松血压计袖带,用手指压住静脉前端,以减少出血。

3. 从供血者静脉内抽血不可过急过快,向病人静脉内推注也不可过快,并随时观察供血者及病人的情况,倾听其主诉。

▶▶ 直接静脉输血注意事项 ◀◀

1. 在连续抽血、输血过程中,只须更换注射器,不必拔针头,但要放松袖带,用手指压住穿刺部位前端静脉,以减少出血。

2. 输血完毕拔针,以纱布覆盖进针处,胶布固定。

3. 从供血者血管抽血不可过急、过快;同时要注意受血者面色、血压等的改变。

§17.4.3 自体输血

自体输血是指将病人自身的血液以适当的方式采集,经过保存或其他处理,在病人需要的时候再经静脉回输给病人自己。

在国外,自体输血占到总用血量的一半以上,但是自体输血在国内却不多见。自体输血是今后我国在输血工作中应努力加强的一个重要方面。

▶▶ 自体输血优点 ◀◀

1. 无须做血型鉴定和交叉配血试验,不会产生免疫反应。

2. 节省血源。

3. 避免了因输血而引起的疾病传播。

▶▶ 自体血采集方式 ◀◀

自体血采集有贮存式、稀释式、回收式等3种方式(图17-30)。

1. 术前预存自体血(储存式):

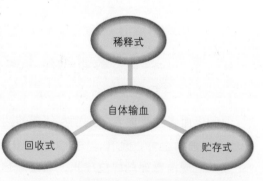

图 17-30 自体血采集方式

即术前抽取病人的血液，在血库低温下保存，待手术时再输还给病人。一般于术前3周开始，每周或隔周采血一次。注意最后一次采血应在手术前3天，以利机体恢复正常的血浆蛋白水平。

2. 术前采集自体血（稀释式）：于手术当天手术开始前采病人自体血，同时自静脉给病人输注晶体或胶体溶液，目的是在稀释血液的同时维持血容量，使术中失血时实际丢失的红细胞及其他成分相应减少。然后，根据术中失血及病人情况再将自体血回输给病人。

3. 术中失血回输（回收式）：是指用血液回收装置，将病人体腔积血、手术中失血及术后引流血液进行处理，然后回输给病人。如脾破裂、输卵管破裂，血液流入腹腔6小时内，无污染和凝血时，可将血液收集起来，加入适量抗凝剂，经过过滤后输还给病人（图17-31、图17-32）。

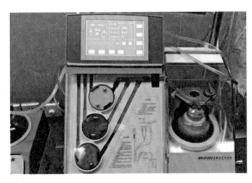

图 17-31　自体血液回收机

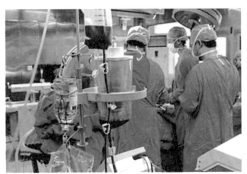

图 17-32　术中失血回输

▶▶ 自体输血注意事项 ◀◀

1. 严格遵守无菌技术原则和技术操作规程。

2. 自体失血回输的总量应限制在3500 mL以内，大量回输自体血时，应适当补充新鲜血浆和血小板。

3. 自体输血不需做血型鉴定和交叉配血试验，不会产生免疫反应。

§17.4.4　成分输血

成分输血是将血液中的各种有效成分分离出来，制备成高纯度和高浓度的制剂，然后根据病人的具体情况，有针对性地输注。成分输血的优点是：制剂容量小、纯度和浓度高、治疗效果好。成分输血是现代输血学的重要标志之一，现已在临床广泛应用。

▶▶ 成分输血种类 ◀◀

成分输血主要种类包括红细胞、血浆、血小板、白细胞。

1. 红细胞输注：可选择性输注红细胞悬液、少白细胞的红细胞、洗涤红细胞、照射红细胞、冰冻红细胞、年轻红细胞等。

2. 血浆及血浆蛋白输注。

3. 血小板输注：可选择性输注浓缩血小板、辐照血小板、少白细胞血小板。

4. 白细胞输注：应用浓缩白细胞应十分慎重，因为粒细胞可引起输血副作用，因此目前临床已少用。

▶▶ 成分输血不良反应 ◀◀

1. 同种免疫较为常见。

2. 畏寒、发热，严重者可有血压下降，呼吸急迫表现。

3. 肺部合并症有肺炎、肺水肿，以及由于白细胞聚集而形成微小栓子等。

4. 粒细胞输注发生巨细胞病毒感染者比输其他血制品更为多见。

▶▶ 成分输血注意事项 ◀◀

1. 某些成分血，如白细胞、血小板等（红细胞除外），存活期短，为确保成分输血的效果，以新鲜血为宜，且必须在 24 小时内输入体内。

2. 除血浆和白蛋白制剂外，其他各种成分血在输入前均需进行交叉配血试验。

3. 成分输血时，由于一次输入多个供血者的成分血，因此在输血前应根据医嘱给予病人抗过敏药物，以减少过敏反应的发生。

4. 由于一袋成分血液只有 25 mL，几分钟即可输完，故成分输血时，护士应全程守护在病人身边，进行严密的监护，不能擅自离开病人，以免发生危险。

5. 如病人在输成分血的同时还需输全血，则应先输成分血，后输全血，以保证成分血能发挥最好的效果。

临床监护

　　临床动态监护是对人体重要的生理、生化指标进行实时连续性的监测，并将所获信息进行存储、显示、分析，对超出设定范围的参数发出报警的系统。它可以实时、连续、长时间地监测病人的重要生命体征参数，具有重要的临床价值，是重危病人病情监测和护理的重要手段。

§18.1　概　述

▶▶ 发展概况 ◀◀

　　医用临床监护设备是从医务人员对心电图（ECG）的监测需求开始的。20 世纪 60 年代前后完成了 ECG 持续床旁监测，70 年代建立了血压持续监测，80 年代又建立了血氧的持续监测；进入 21 世纪后，随着临床对危重病人和潜在危险病人的监护要求不断提高，特别是医院重症监护病房（ICU/CCU）对监护系统的需求不断提高，临床监护技术快速发展。目前监护系统除要求具有多参数生命体征监护功能外，还要求在监护质量以及医院监护网络方面有进一步的提高，以更好地满足临床监护、药物评价和现代化医院管理的需要。

▶▶ 医用监护仪分类 ◀◀

　　1. 按仪器构造功能分类：分为一体式监护仪和插件式监护仪。
　　2. 按仪器接受方式分类：分为有线式监护仪和遥测式监护仪。

3．按功能分类：分为通用型监护仪和专用型监护仪。

4．按使用范围分类：分为床边监护仪、中央监护仪和离院监护仪。

5．按监护仪的作用分类：分为纯监护仪和抢救、治疗用监护仪。

6．按监测参数分类：分为单参数监护仪和多参数监护仪。

▶▶ 医用监护仪功能 ◀◀

1．显示功能：医用监护仪最初只能用数字显示，以后逐步发展到数字与波形同屏显示和彩色显示。

2．监测功能：目前，医用监护仪不仅能监测心电图（ECG）、血压（NIBP）、血氧饱和度（SpO_2）、体温（TEMP）、呼吸（RESP）等基本参数，还可以连续监测有创血压、心排血量（心输出量）、特殊麻醉气体等参数。此外，监测功能还从数字监测发展到了图表监测等。

3．分析功能：随着电路的高度集成化，监护仪逐渐发展到有强大的软件分析功能，如心律失常分析、起搏分析、ST段分析等，并可根据临床需要进行监测信息储存、回顾。

4．联网功能：随着通信网络的快速发展，单台监护仪监测病人已经不能满足大量病人信息的处理和监测的需要。通过中央网络信息系统，将医院多台监护仪联网，能同时监测多个病人，使每个病人都能得到及时的监护和治疗。

▶▶ 监护仪构成及工作原理 ◀◀

医用监护仪通常由信息采集、信息数字化处理、信号显示与存储等部分组成，其工作原理如下（图18-1）。

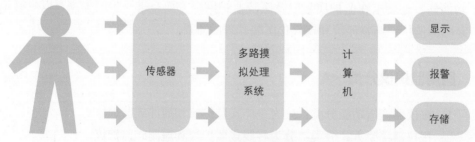

图18-1 医用监护仪工作原理

（一）信息采集

通过各种不同的传感器，可采集多种生理参数如呼吸、脉搏、体温、血压、心电图、脑电图、血糖、血氧饱和度等的相关信息（图 18-2）。

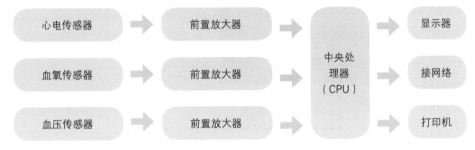

图 18-2　信息采集与处理

（二）信号的模拟处理

将传感器获得的信号加以放大，并对信号中感兴趣的部分进行数字化处理，形成数字化信息。

（三）信息的显示

数字化信息通过计算机处理，即可在监护仪屏幕上显示。

1. 数字或表格显示：显示心率、体温等数据。
2. 图形显示：可显示参数随时间变化的曲线，用作分析。
3. 信息存储：用记录仪作永久的记录，以便存档。
4. 报警：光报警和声报警。

（四）信息处理

计算机软件记录和报警。通过计算机处理，不仅可完成信息的显示、存储、传输，还可对信息进行运算、分析及诊断等。

▶▶ 监护仪的临床应用 ◀◀

根据监护需要的不同，监护仪可设计为单项指标监测或多项指标监测；亦可设计为图像监测、表格监测、动态监测等。临床动态监护仪可监测以下项目（图 18-3）。

1. 心率和心电图监测：主屏可同时显示心率、心律和心电图波形。

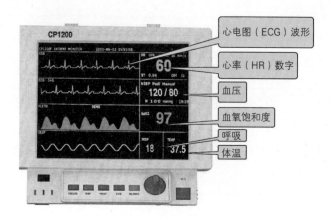

图 18-3　监测项目示意图

2．呼吸频率和呼吸功能监测：主要包括呼吸频率、节律的数字和波形显示，如有无潮式呼吸、呼吸暂停、浅慢呼吸等。

3．静态或动态血压监测：及时准确地监测血压的动态变化，有助于判断病人体内血容量、心肌收缩力、外周血管压力等变化。

4．血氧饱和度监测：可以实时地为判断病人缺氧状态提供依据，以便及时采取有效治疗措施。

5．血糖监测：持续的血糖水平监测，不仅有助于糖尿病的诊断，而且可以了解血糖水平与进食、运动、服药等的关系。

6．颅内压和脑电图监测：是颅脑外科手术前后的重要监护手段，可实时地了解脑水肿和脑电图的变化（图 18-4）。

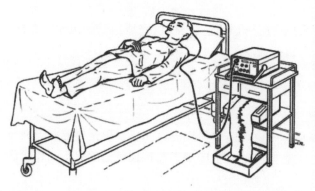
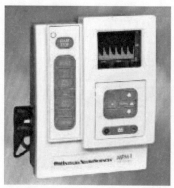

图 18-4　颅内压监护

7. 其他专科项目监测：如麻醉药浓度监测、二氧化氮浓度监测等，可为临床麻醉提供重要支撑；胎心动态监测适用于高危产妇、婴儿宫内窒息和"宝贵胎儿"等情况，可为判定胎儿生存状态提供可靠依据，有助于选择正确的分娩时机和方式（图 18-5）。

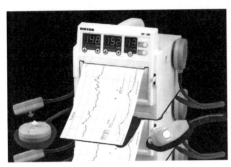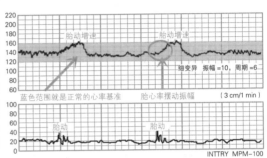

图 18-5　胎心监护仪和监护图

§18.2　多功能临床监护仪

多功能监护仪是目前在医院中使用最广泛的监护设备，能同时显示多项生理指标。

▶▶ 监测对象 ◀◀

凡是病情较危重需要进行持续不间断监测心搏的频率、节律与体温、呼吸、血压、脉搏及血氧饱和度等病人，均可使用多功能监护仪进行监护。

▶▶ 设备类型 ◀◀

医院中常用的多功能监护仪包括一体式监护仪和插件式监护仪。

1. 一体式监护仪：是一种固定功能的监护仪，一般用于单项或数项功能指标监测，如血压、心率、血氧饱和度等（图 18-6）。

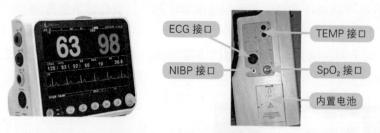

图 18-6　一体式多功能监护仪

2.插件式监护仪：模块化设计的插件式监护仪，可以灵活方便地选择和组合监测参数。对于常用的监测功能模块，可以配备于每台监护仪；对于特殊的功能模块，可以根据需要有选择地配备（图 18-7）。

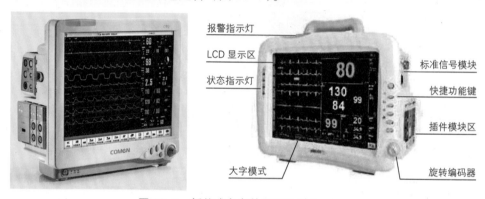

图 18-7　插件式多参数医用监护仪

▶▶ 监测方法与内容 ◀◀

（一）监测方法

多功能监测仪可同时监测多项指标，一般是通过屏幕显示进行直接监测，必要时也可传输至院内其他地点进行监测，甚至进行远程监测。此外，还可实时下载监测项目的动态图形变化。

（二）监测内容

一体式监护仪只能监测已设定好的监测内容；插件式监护仪则可根据需要选择不同的插件，监测不同的内容。下列是临床常用的监测项目。

1.心电监护：心电监护是动态阅读长时间记录的常规体表心电图，通常采用简化的心电图导联来代替体表心电图导联系统，一般是将4个肢体导联分别移动到胸前壁4个角落，这样既可保证良好的监测质量，又不影响病人床上活动和各种诊疗措施的实施。

2. 呼吸监测：采用阻抗法原理。胸部安置的心电监测导联电极在监测心电图的同时获得呼吸活动曲线及呼吸频率。

3. 体温监测：电测温度计监测皮肤或中心温度。

4. 无创血压监测：采用袖带充气式血压监测或脉波测压法（用脉搏指套传感器，实现无创连续测压）。

5. 血氧饱和度监测：根据血红蛋白的光吸收特性设计，传感器为指夹式或耳贴式，在血氧饱和度70%～100%范围内测量准确度高，误差在±2%内。

6. 血pH及电解质浓度的监测：利用针型传感器，通过静脉穿刺将其置入血管内，可连续显示血pH及钾、钠、钙离子浓度，避免了反复抽取病人血液测定电解质，减轻病人痛苦。

▶▶ 设备使用程序 ◀◀

（一）开机
将监护仪与电源线接通，同时接好地线，打开主机开关（图18-8）。

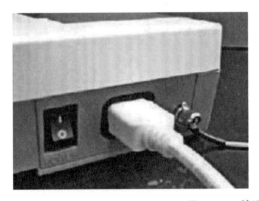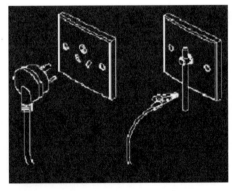

图18-8 接通电源线与地线

（二）安装信息采集装置
通过在病人身上安装多种信息采集装置，采集人体相关信息。

1. 心电信息采集：通常采用改良的导联体系采集心电活动信息，并与主机相连，所获心电图资料一般仅用于临床监护，而不用于心电图诊断（图18-9）。

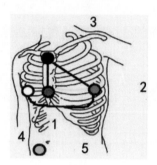

1. 棕色（V）：胸骨下段，第5肋间
2. 红（LL）：左腋中线第5肋间
3. 黑（LA）：胸骨柄处
4. 白（RA）：右腋中线第5肋间
5. 绿（N）：第6肋下或右髋部
（仅用于监护，不能用于诊断）

图18-9 安放心电导联电极片（改良五导联）

2. 血压信息采集：将采集血压信息的袖套以正确的方法绑于上臂下端部位（图18-10）。

3. 血氧饱和度信息采集：将血氧饱和度传感器安放于成人指尖或小儿足部。血氧探头位置应与测血压手臂分开，以免在测血压时，阻断血流，而测不出血氧（图18-11）。

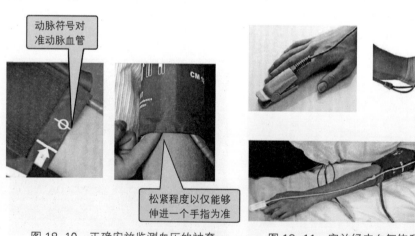

动脉符号对准动脉血管

松紧程度以仅能够伸进一个手指为准

传感器不要放在有动脉导管、静脉注射管或进行血压测量的血压袖套的肢体

图18-10 正确安放监测血压的袖套　　图18-11 安放经皮血氧饱和度传感器

4. 呼吸信息采集：通过心脏导联电极片或血氧探头均可采集到动态的呼吸信息。

5. 体温信息采集：通过置于病人体表的体温探头即可采集体温信息。

（三）设定报警系统

根据病人情况，在相对安全的范围内设定各报警限（ALARM），打开报警系统；关掉不必要的声音，保证监测波形清晰、无干扰。

（四）启动临床监护

调至主屏，对各项设定指标进行数字和图像的观察和信息采集，为临床诊疗提供支持。此外，还应向病人交代在监护期间应注意的问题（图18-12）。

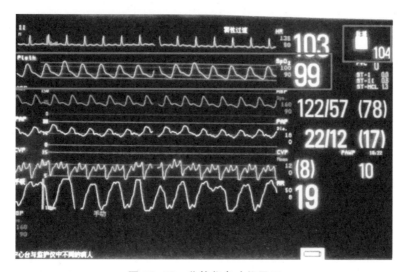

图 18-12　监护仪多功能显示

（五）停止监护

关闭监护仪，撤除导联线及电极片、血压计袖带等信息采集装置。

▶▶ 监护仪使用注意事项 ◀◀

1. 正确安放采集信息的感应器和电极片。
2. 密切观察主屏上显示的各项数据和心电图等的波形变化，及时处理干扰和电极脱落等问题。
3. 定期更换电极片安放位置，防止皮肤过敏和破溃。
4. 报警系统应始终保持打开，出现报警应及时处理。

§18.3 动态心电图监测系统(Holter 心电图系统)

动态心电图（dynamic electrocardiography，DCG）于 1957 年由美国人 Holter 首创，故又称 Holter 心电图。1961 年美国推出"Holter 心电图系统"应用于临床，1978 年引进我国。Holter 心电图系统可连续记录 24～72 小时心电活动的全过程，包括休息、活动、进餐、工作、学习和睡眠等不同情况下的心电图资料，来发现常规心电图不易发现的心律失常和心肌缺血，是临床分析病情、确立诊断、判断疗效的重要客观依据。

▶▶ Holter 设备 ◀◀

Holter 心电图系统设备包括以下几部分。

1. 信息采集装置：利用改良的心电三导联或五导联，采集病人心电信息（图 18-13）。

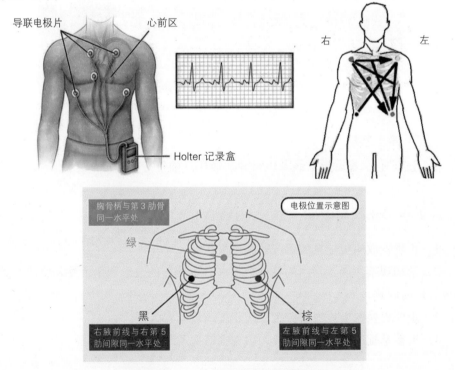

图 18-13　Holter 系统信息采集

2. 信息存储装置：采集的心电信息存储于记录盒内，病人可随身佩戴记录盒（图 18–14）。

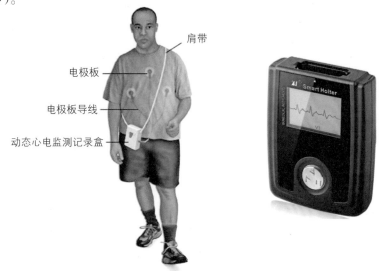

肩带

电极板

电极板导线

动态心电监测记录盒

图 18–14　Holter 系统记录盒

3. Holter 软件：软件存储于电子计算机中，将记录盒与计算机相连即可分析、储存盒内的全部信息，并将结果打印报告供临床参考（图 18–15）。

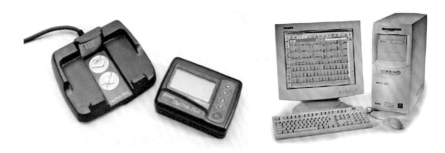

图 18–15　Holter 系统信息分析设备

▶▶ Holter 基本功能 ◀◀

Holter 心电图系统有以下 4 项基本功能。

1. 心律失常分析。

2. 心肌缺血分析。

3. 心率变异性分析。

4. 起搏信号分析。

▶▶ Holter 临床应用 ◀◀

1. 观察正常人（包括小儿）心电图中心率和心律的动态变化。

2. 对各种心律失常病人可检测出有无威胁生命的心律失常，以便得到及时合理的治疗。如室性早搏病人进行 Holter 动态心电图检查时，常见检测出成对或室性心动过速。

3. 常用于各种心血管疾病如心肌梗死、心肌病、心肌炎等所致各种心律失常的监测。

4. 动态心电图广泛用于抗心律失常药的疗效评价工作。

5. 动态心电图用于突发晕厥的病人，可以发现心源性晕厥的病例，以便病人能得到及时治疗。

▶▶ Holter 使用注意事项 ◀◀

1. 在衣着方面，女士最好不要戴胸罩，男士应穿宽松的衣服。

2. 不能接触辐射、放射性物质，应尽量避免使用手机、微波炉、半导体收音机等。

3. 与动态心电记录仪接触的皮肤部分应没有局部感染，保持卫生。

4. 做 Holter 监测期间不能洗澡，最好不要在监测期间做剧烈运动，以免出汗引起仪器脱落。

▶▶ 其他动态心电图监护仪简介 ◀◀

除 Holter 心电图系统外，还有一些其他类型的动态心电图监护设备应用于临床院外监护，简要介绍如下。

（一）便携式心电监测仪

由于心脏病的发生具有突发性的特点，病人不可能长时间地住在医院，但又需实时得到医护人员的监护，便携式心电监护仪就发挥了重要作用。该类型设备具有便携、易操作和廉价等优点，适合于心血管疾病病人及其他高危人群使用。设备使用方法请阅读设备所附之说明书（图 18-16）。

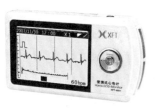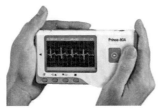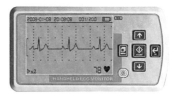

图 18-16　便携式心电监护仪

（二）远程心电监测仪与监测系统

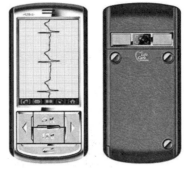

远程移动心电监护系统是随着网络技术的发展而出现的，通过数字式全信息记录发射器，可以连续采集病人各种生活状态下的心电信息，监测心脏电生理变化。利用移动 GPS 信息发射技术发送监测数据、自动分析诊断预警、接收医师下达的诊断医嘱；利用现代网络技术将长时间监测心电信息传输到监护中心，通过动态心电分析软件，给出诊断报告（图 18-17）。

图 18-17　远程心电监测仪

§18.4　动态血糖监测系统（CGMS）

CGMS 是最新高科技产品，能持续、动态地监测血糖变化。该系统在日常生活状态下检查记录血糖数据，每 3 分钟自动记录血糖数据一次，一般检测 72 小时内的动态血糖变化，绘制出精确的血糖变化曲线，在曲线上标有饮食、运动等事件。通过这张全面、详细、完整的血糖图谱为临床的及时诊断和合理治疗提供重要线索。

▶▶ CGMS 设备与使用 ◀◀

动态血糖监测系统的设备构成和使用方法介绍如下。

1. 葡萄糖感应探头（传感器）：是一种细小、无菌、柔软的探头，可用注针器将其插入皮下组织并用胶贴固定，另一端与记录装置相连，即可连续 3 天测试细胞间液内的葡萄糖水平（图 18-18）。

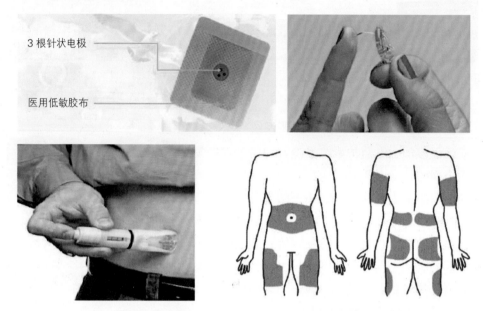

3 根针状电极

医用低敏胶布

图 18-18　葡萄糖感应探头、注针器与安放部位

2. 血糖发射器：血糖发射器的功能是将通过葡萄糖感应探头采集的血糖信息，通过无线传输的方式，发送给血糖接收器，无线传输距离 >10 m（图 18-19）。

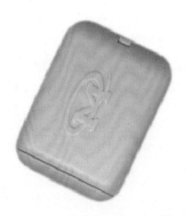
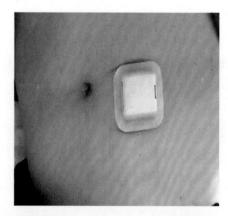

图 18-19　血糖发射器

3. 血糖接收器：血糖接收器通过有线或无线的方式接收并处理血糖发射器发出的血糖信息，并将其显示于液晶屏上，同时记录保存。接收器小巧轻便，可

佩戴于身边，能连续工作 3 天，每天自动记录 288 个血糖值，可存储 2 周的数据（图 18-20）。

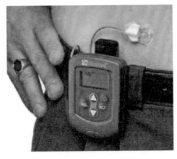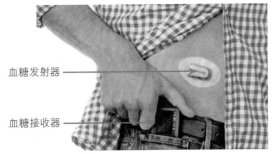

血糖发射器

血糖接收器

图 18-20　血糖发射器与接收器

4. 信息提取器：通过该设备提取记录器中的信息，再经电脑中的处理软件处理，即可提供每天血糖图、多日血糖图、血糖波动趋势分析等资料（图 18-21）。

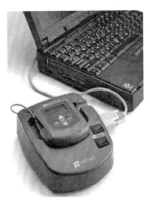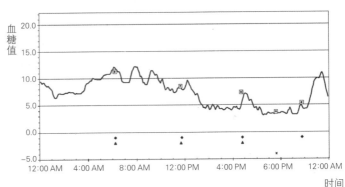

图 18-21　信息提取器与动态血糖图

5. 监测日记：由病人记录监测日记，包括每天就餐、运动、服药等相关事件及时间，供临床分析监测结果时参考。

▶▶ CGMS 的临床意义 ◀◀

1. 通过每天获取的 288 个时间点血糖数据，明确高血糖程度及所占比例。

2. 了解全天动态血糖变化特点。

3. 指导合理用药，精细降糖。

4. 分析饮食和运动对血糖水平的影响。

▶▶ **其他动态血糖监测设备** ◀◀

（一）无创式动态血糖仪

无创式动态血糖仪是近年来出现的
一种无创、无痛、能连续测定血糖的设
备。它通过电化学传感器和电渗透原理
来检测皮下组织液中的葡萄糖浓度，无
需针刺采血。这种血糖仪像普通手表一
样戴在手腕上，透过皮肤测定血糖，每
10 分钟记录一个读数，连续监测 13 小
时（图 18-22）。

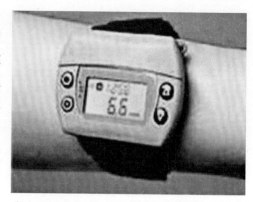

图 18-22　表式无创动态血糖仪

（二）臂膀植入血糖仪

臂膀植入血糖仪由一个植入皮下的感应器和外部测量仪两部分组成。感应器
的直径 6 mm，厚度如同普通纸张一般，无需电源驱动。当病人在测量仪前挥动植
入感应器的臂膀时，测量仪就能以脉冲的方式读取病人的血糖值，工作原理和装
在商店待售服装上的磁感应防盗器相似。

（三）集成血糖仪

集成血糖仪由胰岛素泵和血糖仪连接组成，是完全自动化的血糖监测和胰岛
素输注系统，由戴在手腕部火柴盒大的血糖仪监测血糖，其结果能通过无线电模
块将相关的信息自动传送到胰岛素泵，胰岛素泵再根据指令自动输注适量胰岛素，
使血糖维持正常水平。这在一定程度上完全模拟了正常人的胰岛素血糖调节功能，
该仪器将微泵、微通道、硅针与控制系统融为一体，体积小，无痛。这样就不用
每天测血糖和注射胰岛素了，可以给病人减轻痛苦，带来极大的方便。

临床常用护理技术

本章主要介绍导尿术、灌肠法、乙醇拭浴、坐浴、给氧、插胃管、胸膜腔闭式引流和股静脉穿刺等内容。

§19.1　插胃管

插胃管是一项常用的护理技术，用于手术前准备、鼻饲、胃肠减压和洗胃等。

▶▶ 操作目的 ◀◀

1. 经胃肠减压管引流出胃肠内容物，为腹部手术做术前准备。
2. 对不能经口进食的病人，从胃管灌入流质食物，保证病人摄入足够的营养、水分和药物，以利早日康复。

▶▶ 适应证 ◀◀

1. 急性胃扩张。
2. 上消化道穿孔或胃肠道梗阻。
3. 急腹症有明显胀气者或较大的腹部手术之术前准备等。
4. 昏迷病人或不能经口进食者，如口腔疾患、口腔和咽喉手术后的病人。
5. 不能张口的病人，如破伤风病人。
6. 早产儿和病情危重的病人，以及拒绝进食的病人。

7. 服毒自杀或误食中毒需洗胃的病人。

▶▶ 禁忌证 ◀◀

1. 鼻咽部有癌肿或急性炎症的病人。

2. 食管静脉曲张、上消化道出血、鼻腔阻塞、食管狭窄或梗阻、心力衰竭和重度高血压病人。

3. 吞食腐蚀性药物的病人。

▶▶ 操作准备 ◀◀

1. 操作者准备：着装整齐、洗手、戴口罩。

2. 病人准备：理解插胃管的目的，主动配合。

3. 用物准备：备齐插硅胶鼻胃管的用物，如纱布、硅胶胃管、50 mL 注射器、治疗碗、棉签、胶布、别针等（图 19-1）。

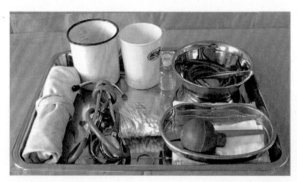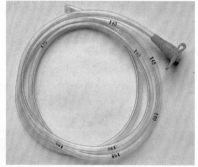

图 19-1　插胃管用物准备

▶▶ 操作程序 ◀◀

1. 体位：病人取坐位或半坐卧位。昏迷者平卧，头稍后仰，颌下铺治疗巾，用湿棉签检查并清洁鼻腔。

2. 测量：测量胃管插入长度，一般为前额发际至胸骨剑突处之长度或由鼻尖经耳垂至胸骨剑突处的距离（成人 45～55 cm，婴幼儿 14～18 cm），做好标记（图 19-2）。

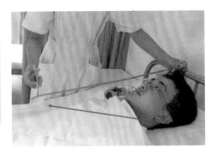

1. 前额发际→剑突距离
2. 鼻尖→耳垂→剑突距离

具体长度: 成人 45～55 cm
　　　　　婴幼儿 14～18 cm

图 19-2　测量胃管插入长度

3. 插管：润滑胃管前段，左手持纱布托住胃管，右手用钳子夹住胃管前端，自鼻孔轻轻插入约 14 cm 时，清醒病人嘱其做吞咽动作，将胃管乘势送入所需长度（图 19-3）。

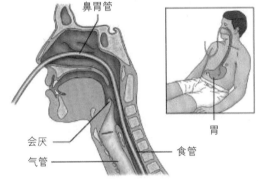

图 19-3　胃插管示意图

昏迷病人可将胃管末端置换药碗内，放在病人口角旁；当插入 14～16 cm 时应检查证实胃管未盘曲在口中；然后以左手托起病人头部，使下颌贴近胸骨柄以加大咽部通道弧度，继续插管使管端沿咽部后壁滑行插入胃内。如出现呛咳、呼吸困难、发绀等情况，可能误入气管，应立即拔出重插（图 19-4）。

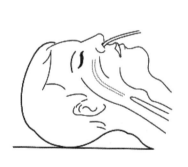
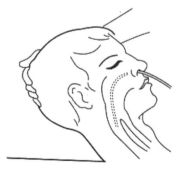

图 19-4　昏迷病人插胃管示意图

4. 证实：通过抽出胃液，在胃区听到气过水声或胃管无气泡冒出等方法证实胃管确达胃中（图 19-5）。

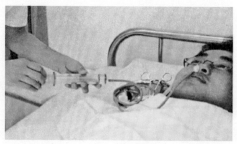

抽：抽出胃液

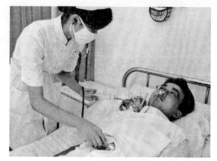

听：气过水声

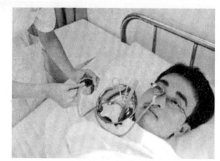

看：无气泡冒出

图 19-5　证实胃管插管成功的方法

（1）用注射器能抽吸出胃液（图 19-6）。

（2）将胃管开口端置于水中，无气体逸出。

（3）用注射器注入 10 mL 空气，同时用听诊器在胃部能听到气过水音，即可证实胃管在胃内（图 19-7）。

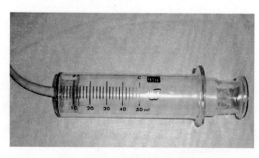

图 19-6　注射器抽吸胃液

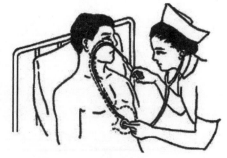

图 19-7　听胃内气过水声

5. 固定：夹紧胃管开口端，胶布固定胃管（图 19-8）。

6. 拔胃管：一手将胃管折叠捏紧，另一手持纱布于近鼻孔处包裹胃管，边拔管边用纱布擦净胃管，拔到咽喉处时快速拔出，以免液体滴入气管。拔出后将胃管盘于弯盘内，倒入医用垃圾桶内（图 19-9）。

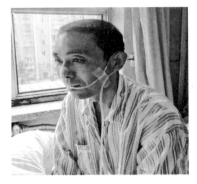
图 19-8　胃管固定

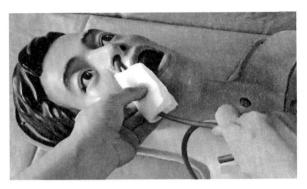
图 19-9　拔胃管方法示意图

§19.2　导尿术

导尿术是在严格无菌操作下，用导尿管经尿道插入膀胱引出尿液的方法。

▶▶ 导尿目的 ◀◀

1. 为尿潴留病人放出尿液，以减轻痛苦。

2. 协助临床诊断，如留取不受污染的尿标本作细菌培养，测量膀胱容量、压力及检查残余尿，进行尿道或膀胱造影。

3. 为膀胱肿瘤病人进行膀胱腔内化疗。

▶▶ 导尿准备 ◀◀

1. 操作者准备：着装整齐、洗手、戴口罩。

2. 病人准备：理解导尿目的，主动配合。

3. 用物准备：备无菌导尿包（内装双腔气囊导尿管 2 根、弯盘 2 个、小药杯盛消毒棉球数个、液状石蜡瓶、标本瓶、血管钳 2 把、孔巾、纱布数块）、无菌持物钳、无菌手套 1 双、一次性手套 1 双、治疗碗（内盛消毒棉球数个）、血管钳、聚维酮碘、弯盘、橡胶单、治疗巾等，备绒毯，备便盆。

4．环境准备：关门窗，调节室温，拉窗帘或屏风遮挡。

▶▶ 导尿实施 ◀◀

（一）女病人导尿

1．备齐用物携至床边，查对床号、姓名，向病人做好解释，使其配合操作。

2．嘱病人清洗外阴，或协助重症病人清洗。

3．病人取仰卧屈膝位，脱去一侧裤腿，两腿略向外展，显露外阴；对侧腿部用棉被或毛毯遮盖，注意保暖。

4．垫橡胶单和治疗巾于臀下，左手戴手套，协助暴露会阴；右手持血管钳夹0.1％苯扎溴铵酊（或聚维酮碘）棉球消毒会阴，顺序由内向外，自上而下，每个棉球限用1次，污棉球及手套放弯盘内。

5．取无菌导尿包置病人两腿之间并依序打开，倒0.1％苯扎溴铵酊（或聚维酮碘）溶液于小药杯内。

6．戴无菌手套，铺孔巾，使孔巾和导尿包包布连接形成一无菌区。

7．按操作顺序排列无菌用物。用液状石蜡棉球润滑导尿管前端后置弯盘内备用。将另一弯盘移近外阴处，左手分开并固定小阴唇，右手持血管钳夹0.1％苯扎溴铵酊（或聚维酮碘）棉球自上而下，由内向外分别消毒尿道口及双侧小阴唇（尿道口须消毒两次），每个棉球限用一次。用过的血管钳、棉球置弯盘内移至床尾。

8．左手继续固定小阴唇，右手将盛导尿管的弯盘置于孔巾口旁，用血管钳持导尿管对准尿道口轻轻插入4～6 cm，见尿液流出后再插入1 cm左右（气囊导尿管再插入3～4 cm），松开左手，固定导尿管，将尿液引入无菌弯盘内或留取中段尿标本（图19-10）。

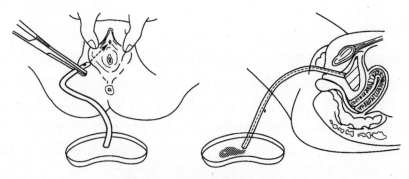

图19-10　插入导尿管（女性）

9. 如需留置导尿管者，要妥善固定导尿管。常用的固定方法有胶布固定法和带气囊导尿管固定法。

（1）胶布固定法：用宽 4 cm、长 12 cm 胶布一块，上 1/3 贴于阴阜上，下 2/3 剪成 3 条分别贴于导尿管及两侧大阴唇上，或用 2～3 条胶布分别将导尿管固定在一侧大阴唇和大腿内侧上 1/3 处（图 19-11）。

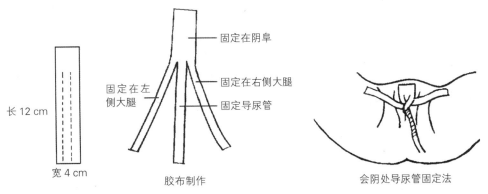

图 19-11　女病人留置导尿管固定法

（2）带气囊导尿管固定法：将导尿管插入膀胱后，向气囊内注入 0.9% 氯化钠注射液 5 mL，夹紧气囊末端，轻拉导尿管以证实导管已固定。

10. 导尿完毕，拔出导尿管或根据需要留置导尿管（图 19-12）。

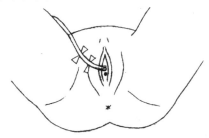

图 19-12　女性带气囊导尿管固定法

11. 撤去用物，擦净外阴，协助病人穿好裤子，整理床单位及用物。与病人交流，了解病人对导尿的反应，根据病人具体情况进行健康教育。

12. 做好记录，送检尿标本。

（二）男病人导尿

1. 用物准备、病人导尿体位及消毒方法同女病人导尿。

2．操作者戴一次性手套，右手持止血钳夹消毒棉球消毒外阴、阴囊、阴茎；左手用无菌纱布裹住阴茎，将包皮向后推，用0.1％苯扎溴铵酊棉球擦拭，自尿道口向外旋转消毒龟头、包皮及冠状沟，一个棉球限用一次。外阴清洗完毕脱手套。

3．取无菌导尿包放于病人两腿之间依次打开，倒聚维酮碘溶液于小药杯内；戴无菌手套，铺孔巾，使孔巾下缘连接包布构成一无菌区。

4．润滑导尿管前端置弯盘内，左手用纱布裹住阴茎，自尿道口向外旋转的方法消毒尿道口及龟头，用过的棉球及血管钳放入弯盘内移开。

5．左手握持阴茎向腹壁方向提起，右手持止血钳夹导尿管轻轻插入20～22 cm，见尿液流出，再插入2 cm，将尿液引入无菌弯盘内。如系使用带气囊导尿管，则应在插入导尿管见尿液流出后，再插入7～10 cm（图19-13、图19-14）。

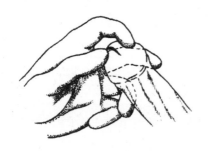
图 19-13　分开尿道口（男性）

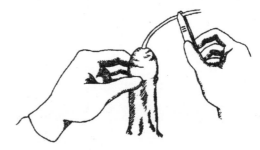
图 19-14　插入导尿管（男性）

6．如需留置导尿管者，要妥善固定管。常用的固定方法有蝶形胶布固定法和带气囊导尿管固定法。

（1）蝶形胶布固定法：用蝶形胶布粘于阴茎两侧，再用细长胶布作半环形（开口处向上）固定蝶形胶布，在距尿道口1 cm处再用细绳将导尿管与蝶形胶布的折叠端扎住（图19-15）。

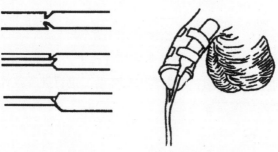
蝶形胶布的制作　　　　　蝶形胶布固定
图 19-15　蝶形胶布固定法

（2）带气囊导尿管固定法：将导尿管插入膀胱后，向气囊内注入 0.9% 氯化钠注射液 5 mL，夹紧气囊末端，轻拉导尿管以证实导管已固定（图 19-16）。

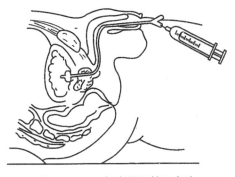

图 19-16　气囊导尿管固定法

7. 导尿完毕，拔除导尿管。撤下孔巾，用纱布擦净外阴部，脱手套，协助穿裤，撤去绒毯、橡胶单及治疗巾，整理床单位及用物。

8. 护士洗手，做记录。留置尿标本者，将尿标本贴好标签后送检。

▶▶ **导尿注意事项** ◀◀

1. 用物必须严格消毒灭菌，按无菌操作进行，以防尿路感染。

2. 选择光滑、通畅、粗细适宜的导尿管，插管动作应轻柔，以防损伤尿道黏膜。同时要注意保护病人自尊，耐心解释，操作环境要遮挡。

3. 为女病人导尿时，如误入阴道，应更换导尿管重新插入。

4. 若膀胱高度充盈且又极度虚弱的病人，第一次放尿不应超过 1000 mL，因为大量放尿，使腹腔内压力突然降低，血液大量滞留在腹腔血管内，可能导致血压下降而虚脱；又因为膀胱内突然减压，引起膀胱黏膜急剧充血和微血管破裂而发生血尿。

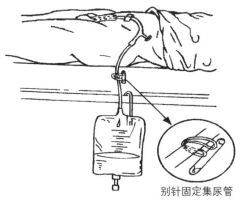

别针固定集尿管

图 19-17　集尿袋的应用

5. 加强对留置导尿管的护理：

（1）保持导尿管的通畅：防止导尿管脱出、扭曲、受压，以利尿液引流。鼓励病人多饮水，及时观察尿液有无异常，每周做尿常规检查 1 次。

（2）使用集尿袋：每天定时更换集尿袋，及时倾倒尿液，记录尿量。集尿袋及引流管位置应低于耻骨联合，防止尿液反流，每周更换导尿管 1 次（图19-17）。

（3）保持尿道口清洁：女病人用 0.1% 苯扎溴铵酊棉球擦洗尿道口，每天 1～2 次；如分泌物过多，可先用 0.02% 高锰酸钾溶液清洗，再用 0.1% 苯扎溴铵酊棉球擦洗。男病人用 0.1% 苯扎溴铵酊棉球擦净龟头及包皮污垢。

（4）拔管：长期留置导尿管者，在拔管前应做间歇引流夹管，以锻炼膀胱的反射功能。

§19.3　氧气疗法

通过各种给氧方法提高动脉血氧分压和动脉血氧饱和度，增加动脉血氧含量，纠正各种缺氧状态，促进组织的新陈代谢，维持机体生命活动。

▶▶ 缺氧的分类 ◀◀

根据缺氧的原因和血气变化的特点，可把单纯性缺氧分为以下 4 种类型。

1. 低张性缺氧：指由动脉血氧分压（PaO_2）明显降低导致的组织供氧不足。当 PaO_2 低于 60 mmHg（8 kPa）时，可直接导致动脉血氧含量（CaO_2）和动脉血氧饱和度（SaO_2）明显降低，因此低张性缺氧又称低张性低氧血症。

2. 血液性缺氧：指因 Hb 量或质的改变，使 CaO_2 减少所出现的缺氧。或同时伴有氧合血红蛋白（HbO_2）结合的氧不易释出所引起的组织缺氧。一氧化碳中毒和各种贫血可导致血液性缺氧。由于 Hb 数量减少引起的血液性缺氧，因其 PaO_2 正常而 CaO_2 减低，又称等张性缺氧。

3. 循环性缺氧：指组织血流量减少使组织氧供应减少所引起的缺氧，又称低动力性缺氧。循环性缺氧还可以分为缺血性缺氧和淤血性缺氧。缺血性缺氧是由于动脉供血不足所致；淤血性缺氧是由于静脉回流受阻所致。

4. 组织性缺氧：是指由于组织、细胞利用氧障碍所引起的缺氧。

▶▶ 氧疗适应证 ◀◀

以上四类缺氧中，低张性缺氧（除静脉血分流入动脉外）由于病人 PaO_2 和 SaO_2 明显低于正常，吸氧能提高 PaO_2、SaO_2、CaO_2，使组织供氧增加，因而疗效最好。氧疗对于心功能不全、心排血量严重下降、大量失血、严重贫血及一氧化碳中毒，也有一定的治疗作用。

▶▶ 缺氧程度判断 ◀◀

缺氧的一般症状包括全身皮肤、嘴唇、指甲青紫，血压下降，瞳孔散大，昏迷；严重的甚至导致呼吸困难、意识障碍，最后因心脏停搏而窒息死亡。

缺氧程度主要根据临床表现、动脉血氧分压（PaO_2）和动脉血氧饱和度（SaO_2）来确定。

1. 轻度低氧血症：$PaO_2 > 50$ mmHg（6.67 kPa），$SaO_2 > 80\%$，无发绀。该类病人一般不需氧疗，如有呼吸困难，可给予低流量（氧流量 $1 \sim 2$ L/min）、低浓度氧气吸入。

2. 中度低氧血症：PaO_2 $30 \sim 50$ mmHg（$4 \sim 6.67$ kPa），SaO_2 $60\% \sim 80\%$，有发绀和呼吸困难，该类病人需给氧治疗。

3. 重度低氧血症：$PaO_2 < 30$ mmHg（4 kPa），$SaO_2 < 60\%$，有显著发绀、呼吸极度困难并出现三凹征，是氧疗的绝对适应证。

血气分析血压分压监护数据是判断是否需要吸氧治疗和监测用氧效果的客观指标，当病人 PaO_2 低于 50 mmHg（6.67 kPa）时，应给予吸氧。

▶▶ 供氧装置 ◀◀

1. 压缩氧气筒：通过高压将氧气压缩在钢筒或铝合金筒中，是最常用的供氧设备。优点是价格便宜，不存在自然耗失，容易获得；缺点是笨重，相同容积储氧量比液氧少，需反复充装。压缩氧气筒属高压容器，应做好防火、防热、防爆（图 19-18）。

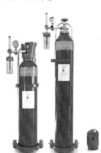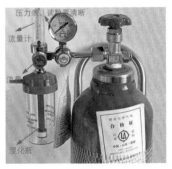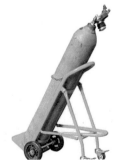

图 19-18　压缩氧气筒及运送推车

2．液氧罐中心供氧：在低温（－183 ℃）条件下，氧气液化成液体，其体积较含相同氧量的压缩氧气瓶的体积小得多，且该装置为低压系统，不会爆炸，装置轻便，再充装容易。大型液态氧罐是医院集中供氧的氧源。此外还有一种小型液氧罐，便于外出携带应用，可用于抢救、高原旅游或慢性缺氧者（图 19-19）。

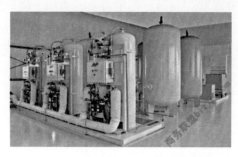
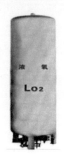

图 19-19　大型液氧罐中心供氧

3．汇流排中心供氧：将多个压缩氧气罐串联，即形成中心供氧汇流排，通过给氧管路供应至各个病房的供氧终端（图 19-20）。

4．空气制氧机供氧：是一种耗电设备，将空气中氮气（N_2）和氧气（O_2）分开。大型机适用于医院集中供氧。此外还有一种小型制氧机，适合于家庭氧疗（图 19-21）。

5．氧气袋供氧：主要于急救转运中使用（图 19-22）。

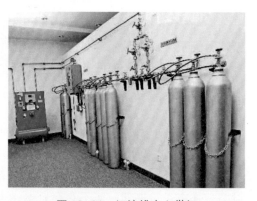

图 19-20　汇流排中心供氧

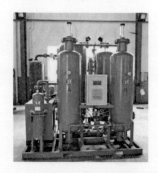
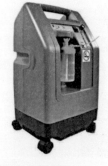

图 19-21　大型制氧机及家用制氧机

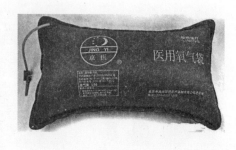

图 19-22　氧气袋供氧

▶▶ **给氧方式** ◀◀

临床给氧治疗有多种方式，可根据病人病情选用。

1．鼻导管或鼻塞给氧法：该法是用软导管从鼻腔插至咽软腭部位，或用塑胶鼻塞置于鼻前庭给氧。此法简便实用、舒适，临床最常用。氧流量一般不超过 6 L/min，给氧浓度 50% 以下。鼻塞法较导管法能减少气流对黏膜的刺激，其缺点是吸入氧浓度不稳定，易受潮气量大小及呼吸频率的影响，如潮气量大、呼吸频率慢，则吸入氧浓度高，反之则低（图 19-23）。

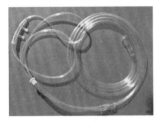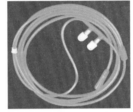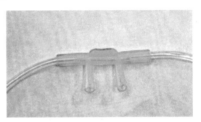

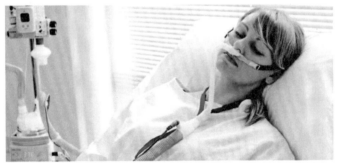

图 19-23　鼻导管与鼻塞给氧

2．面罩给氧：该法是用胶质口鼻罩给氧，氧浓度固定，比导管给氧舒服，但死角大、耗氧量多。常用面罩有如下几种。

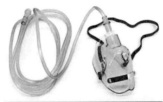

（1）简单面罩：一侧注入氧气，呼气则从面罩的四周逸出。为消除面罩死角所产生的重复呼吸，气流量不宜小于 4 L/min，如要求氧浓度达 40%～50%，氧流量需 12～15 L/min（图 19-24）。

（2）部分重复呼吸面罩：包括面罩和呼吸囊（氧袋）两部分，面罩与氧袋间无活瓣，呼气时部分气

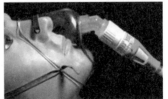

图 19-24　简单面罩

体进入袋内，故吸入气保持一定量二氧化碳（CO_2）。重复呼吸量决定于氧流量的大小和呼吸囊的容积（图19-25）。

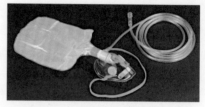

图 19-25　部分重复呼吸面罩

（3）非重复呼吸面罩：即活瓣面罩。配有一个可扩张的氧气袋，呼气时袋内储以100%氧气，吸气时通过单向活瓣使袋内氧气被吸入，故吸入为纯氧；呼气时，活瓣关闭氧气袋，呼出气由面罩周边排出。空气加压的高压氧舱内使用的就是改良的这种面罩。

3. 氧帐与头罩给氧：在氧帐中可控制温度、湿度、氧浓度，并能将输入的氧气过滤消毒，但由于设备较复杂、价格贵，且护理较困难，临床较少应用。近来有人采用头帐，结构简单，使用方便，附有射流氧稀释装置，可控制氧浓度，较面罩舒适，但耗氧量较大，适用于新生儿或大面积烧伤病人供氧（图19-26）。

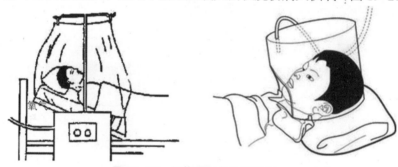

图 19-26　氧帐给氧与头罩给氧

4. 呼吸器供氧：采用经口或鼻气管插管或气管切开，连接呼吸器给氧，可用于严重呼吸衰竭的抢救，既可纠正缺氧，又能排出潴留的CO_2，给氧浓度可根据病情随意调节。无创性口鼻面罩呼吸器正压通气给氧，使PaO_2提高，改善缺氧，而将$PaCO_2$保持在可以耐受的水准（<65 mmHg），对身体无害，在呼吸衰竭抢救中，已被普遍应用（图19-27）。

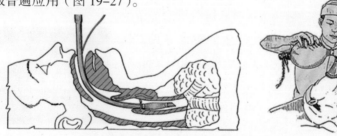

图 19-27　口鼻面罩正压通气给氧

5. 呼吸机给氧：多型全自动呼吸机在救治危重病人及麻醉领域广泛使用；小型家用制氧机供氧，已被许多病人选用，非常方便。

▶▶ 氧疗的副作用 ◀◀

1. 呼吸抑制：缺氧伴严重 CO_2 潴留者给予高浓度氧疗时可能发生呼吸抑制，这是由于高浓度氧疗消除了低氧对呼吸的驱动作用，应立即降低氧浓度，使用呼吸兴奋剂，必要时采用机械辅助呼吸。

2. 氧中毒：一般认为，在 1 个大气压条件下，吸入氧浓度低于 40% 的氧疗是安全的；长时间吸入浓度高于 60% 氧气，要注意有可能引起肺型氧中毒，高浓度氧疗连续吸氧时间不宜超过 24 小时。高浓度氧疗还可导致呼吸抑制，通气量下降，二氧化碳潴留。

▶▶ 停止给氧指标 ◀◀

1. 氧疗后病情稳定，缺氧及 CO_2 潴留改善，心率较前减慢，呼吸较前平稳，呼吸空气 30 分钟后 $PaO_2 > 60\ mmHg$、$PaCO_2 < 50\ mmHg$，即可停止氧疗。停氧前先减少氧流量，如病情平稳，再行逐步撤除。

2. 如发现病人有氧中毒的现象，应停止给氧或调整吸氧浓度，或改为间歇性吸氧。

▶▶ 氧疗注意事项 ◀◀

1. 加温、加湿：氧气是一种干燥气体，直接吸入呼吸道可致呼吸道黏膜干燥和分泌物黏稠，不易咳出，并损害纤毛运动。因此，鼻导管给氧时，应通过加湿瓶加湿；气管切开或气管内插管者，应定期滴入液体以湿润呼吸道。除加湿外，吸入气体应加温至 37 ℃，以减少对呼吸道的刺激。

2. 加强监护：吸氧时必须进行监护，注意吸氧后病人的反应。若吸氧后病情改善，意识好转，呼吸幅度加大，频率减慢，呼吸困难好转，心率减慢 10 次 /min 以上，证明氧疗有效；反之，吸氧后呼吸幅度减小、微弱，意识模糊、嗜睡或昏迷加重，证明病情恶化，氧疗不当，最好立即做血气分析，以明确诊断，并应检查是否因导管阻塞或氧量过大、浓度过高等原因引起呼吸抑制，并采取相应措施。

3. 注意安全：氧气系助燃物质，使用时必须远离火种，防止燃爆事故。

►► 高压氧治疗简介 ◄◄

高压氧治疗在我国应用十分广泛，这是一种在高压环境下吸氧的治疗方法。高压氧治疗时需将病人置于加压舱内，在 1.2～3.0 个大气压环境下吸入高浓度氧，可大幅度提高血液中的物理溶解氧量，从而达到治疗一氧化碳中毒、气性坏疽、缺氧性脑病等直接或间接与缺氧有关的疾病。高压氧舱分为多人舱、单人舱、婴幼儿舱等，其供氧方法包括面罩吸氧和纯氧舱供氧（图 19-28）。

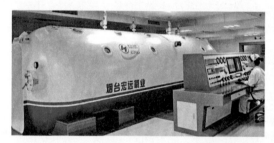
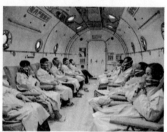

多人氧舱及舱内吸氧

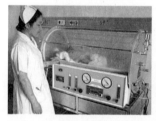
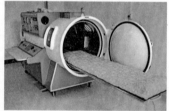
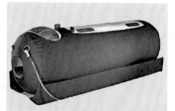

婴幼儿氧舱　　　　单人氧舱　　　　软体氧舱

图 19-28　高压氧舱与高压氧治疗

§19.4　乙醇拭浴

乙醇是一种挥发性的液体，拭浴时在皮肤上迅速蒸发，吸收和带走机体大量的热，而且乙醇又具有使血管扩张的作用，因而散热能力较强，能迅速降低体温。

▶▶ **目的** ◀◀

为高热病人降温。

▶▶ **准备** ◀◀

1. 病人准备：卧位舒适，愿意配合。
2. 护士准备：衣帽整洁、洗手、戴口罩。向病人及家属解释拭浴的目的、方法、注意事项及配合要点。
3. 用物准备：
（1）治疗车上层：25%～35%乙醇200 mL（温度32 ℃～34 ℃）盛于治疗碗中、小毛巾2块、大毛巾、热水袋及布套、冰袋及布套、清洁衣裤、速干手消毒剂。
（2）治疗车下层：医疗垃圾桶、生活垃圾桶。
（3）必要时备屏风、便器等。
4. 环境准备：病室安静、整洁，室温适宜，酌情关闭门窗，必要时围帘或屏风遮挡。

▶▶ **实施** ◀◀

1. 携用物至床旁，核对、解释。
2. 协助病人排尿。
3. 松开床尾被盖，协助病人取舒适卧位，脱去上衣，松解裤带。
4. 头部置冰袋，足底置热水袋（图19-29、图19-30）。

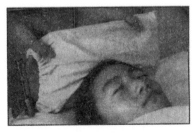 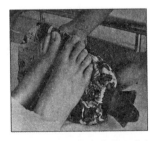

图19-29 置冰袋于头部　　图19-30 置热水袋于足底部

5. 将大毛巾垫于拭浴部位下。

6. 小毛巾缠于手上呈手套状（图 19-31）。

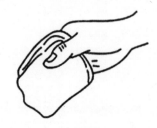

图 19-31　缠毛巾呈手套状

7. 以离心方向按顺序拭浴：双上肢→背部→双下肢（图 19-32）。

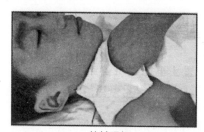

拍拭颈部

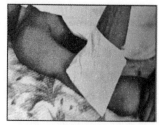

拍拭上臂

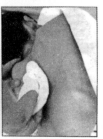

拍拭背部

图 19-32　拭浴

8. 擦浴完毕，取下热水袋。

9. 整理床单位和用物。

10. 30 分钟后测体温，若体温下降至 <39 ℃，取下冰袋。

11. 洗手，记录擦浴时间、效果、反应。

12. 将降温后的体温绘制于体温单上。

►► 乙醇拭浴注意事项 ◄◄

1. 乙醇温度应接近体温，避免过冷的刺激使大脑皮质更加兴奋，进一步促使横纹肌的收缩，致使体温继续升高。

2. 拭浴时以拍拭方式进行，不用摩擦方式（因摩擦生热）。在拭腋窝、腹股沟、腘窝等血管丰富处时，应适当延长时间，以利散热。一般拭浴时间为 15～20 分钟。

3. 禁拭后颈部、胸前区、腹部及足底等处。

4. 拭浴过程中，密切观察病人情况，如出现寒战、面色苍白等，应立即停止，并及时与医师联系。

5. 拭浴后 30 分钟测量体温并记录，如体温降至 39 ℃以下，应取下头部冰袋。

6. 新生儿、血液病病人等禁忌使用。

§19.5 大量不保留灌肠

灌肠用导管自肛门经直肠插入结肠灌注液体，以达到通便、排气的治疗方法。大量不保留灌肠是将 500～1000 mL 溶液通过肛管，由肛门经直肠灌入结肠，刺激肠蠕动，清除肠腔粪便和积气。

▶▶ 目的 ◀◀

1. 解除便秘。

2. 清洁肠道，为手术、检查和分娩做准备。

3. 稀释和清除肠道内有害物质。

4. 为高热病人降温。

▶▶ 准备 ◀◀

1. 操作者准备：着装整齐，洗手、戴口罩，态度端正，准备充分。

2. 病人准备：解除思想顾虑，缓解紧张、焦虑情绪，主动配合操作。

3. 用物准备：备一次性灌肠设备或灌肠筒及灌肠管（灌肠管全长 120 cm）、弯盘、止血钳、润滑剂、棉签、一次性手套、卫生纸、橡胶单及治疗巾、便盆及便盆布、屏风、绒毯、水温计，根据病人情况备灌肠溶液（图 19-33）。

4. 环境准备：关门窗、拉床帘或屏风遮挡，保护病人隐私。

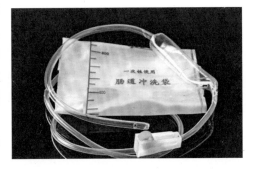

图 19-33 一次性灌肠器

▶▶ **实施** ◀◀

1．备齐用物携至床边，对床号、姓名，向病人解释目的，嘱病人排便。

2．病人取左侧卧位，双膝屈曲，裤脱至膝部，臀移至床沿，上腿弯曲，下腿伸直或微弯，垫橡胶单与治疗巾于臀下（图19-34）。

3．挂灌肠筒于输液架上，液面高于肛门40～60 cm；操作者戴手套；肛管前端涂润滑剂，肛管连接灌肠筒，排气，夹紧肛管，弯盘置于臀边（图19-35）。

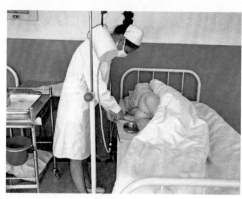

图 19-34　灌肠体位　　　　　　　　　图 19-35　挂灌肠筒

4．左手用手纸分开臀部显露肛门，右手持血管钳夹住肛管前端轻轻插入7～10 cm，松开左手固定肛管，松开血管钳，让溶液缓缓流入，观察液面下降情况，观察病人反应（图19-36）。

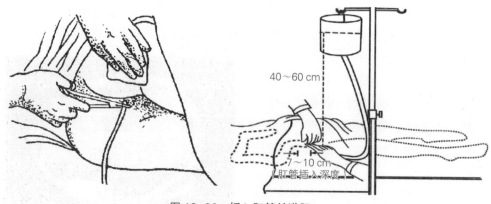

图 19-36　插入肛管并灌肠

5．溶液将流完时夹紧橡胶管，用卫生纸包住肛管拔出，放入弯盘内。用手纸擦净肛门，弯盘移至护理车下，脱手套，助病人穿裤、平卧，保留5～10分钟后排便。

6. 排便后取出橡胶单、治疗巾，整理床单位，撤去屏风，开窗换气。

7. 清理用物，记录灌肠结果。洗手。

▶▶ **大量不保留灌肠注意事项** ◀◀

1. 保护病人的隐私，尽量少暴露病人的肢体，防止受凉。

2. 掌握溶液的温度、浓度、压力和量。为伤寒病人灌肠液量不得超过500 mL，压力要低，即液面不得高于肛门30 cm。

3. 降温灌肠应保留30分钟后再排出，排便后30分钟再测体温，并做记录。

4. 肝性脑病病人禁用肥皂水灌肠，以减少氨的产生与吸收；充血性心力衰竭或钠潴留的病人禁用0.9%氯化钠注射液灌肠。

5. 灌肠过程中注意观察病情，如病人感觉腹胀或有便意，可适当降低灌肠筒高度以减慢液体流速或暂停片刻，嘱病人张口呼吸以放松腹肌，减低腹压。如病人出现脉数、面色苍白、出冷汗、剧烈腹痛、心慌气急，应立即停止灌肠，与医师联系给予处理。

6. 急腹症、消化道出血、妊娠、严重心血管疾病等不宜灌肠。

§19.6 保留灌肠

保留灌肠是自肛门灌入药物，保留在直肠或结肠内，通过肠黏膜吸收，达到治疗目的。

▶ **目的** ◀

1. 常用于镇静、催眠及灌注肠道杀菌剂等。
2. 通过保留灌肠灌入中药药液。

▶▶ **准备** ◀◀

1. 一般准备与"大量不保留灌肠"相同，但需另备保留灌肠的相关设备和物品如保留灌肠器等（图 19-37）。

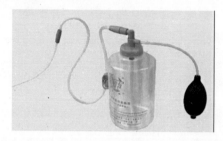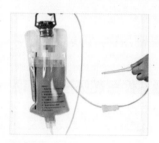

图 19-37　保留灌肠器

2. 备所需的灌肠药物。

▶▶ 实施 ◀◀

1. 备齐用物带至床旁，对床号、姓名，向病人解释目的，嘱病人排便，必要时可做不保留灌肠。

2. 根据病情选择适宜卧位（左侧或右侧卧位）。双膝屈曲，裤脱至膝部，臀部移至床沿，上腿弯曲，下腿伸直或微弯，垫橡胶单与治疗巾于臀下，垫小枕于橡胶单下以抬高 10 cm。

3. 抽吸好药液注入灌肠筒或置妥备用，润滑肛管前端，夹紧肛管，弯盘置臀边。

4. 左手用手纸分开臀部，显露肛门，右手持血管钳夹住肛管前端或用戴一次性手套的手握住肛管前端，轻轻插入 15～20 cm，松开血管钳。如连接灌肠筒，灌肠筒液面距肛门应不超过 30 cm，药液宜在 15～20 分钟内灌入。如灌入药液量较少时，可用注射器缓慢推入（图 19-38）。

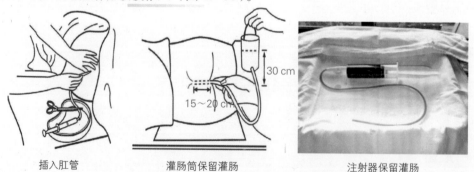

插入肛管　　　　　　　　灌肠筒保留灌肠　　　　　　　　注射器保留灌肠

图 19-38　灌肠筒或注射器低压保留灌肠

5. 药液流尽时夹紧肛管，分离注射器，再抽取 5～10 mL 温开水从肛管缓慢注入。

6. 分离注射器，抬高肛管，反折或捏紧肛管，用手纸包住肛管拔出并放于弯盘内。

7. 用卫生纸轻揉肛门处。嘱病人屈膝仰卧，抬高臀部，待 10～15 分钟后取出小枕、橡胶单和治疗巾，嘱病人保留 1 小时以上。

8. 整理床单位，撤去屏风，开窗，清理用物，观察病人反应，并做好记录。洗手。

▶▶ 保留灌肠注意事项 ◀◀

1. 在做保留灌肠前，对灌肠目的和病变部位应了解清楚，以便掌握灌肠的卧位和插入肛管的深度。

2. 灌肠前，应嘱病人先排便。肛管要细，插入要深，液量要少（＜200 mL），压力要低，使灌入药物能保留较长时间，以便充分吸收。

3. 肛门、直肠、结肠手术后的病人及排便失禁的病人不宜保留灌肠。

§19.7 坐浴疗法

热水坐浴用于减轻或消除会阴部及肛门部的充血、水肿、炎症、疼痛，保持其清洁、舒适，预防感染，促进伤口愈合。

▶▶ 准备 ◀◀

1. 用物准备：备水温计、坐浴设备（坐浴椅、坐浴盆等）、无菌纱布、浴巾、屏风。必要时备换药用物（图 19-39）。

2. 环境准备：冬天调节室温，注意遮挡病人，保护隐私。

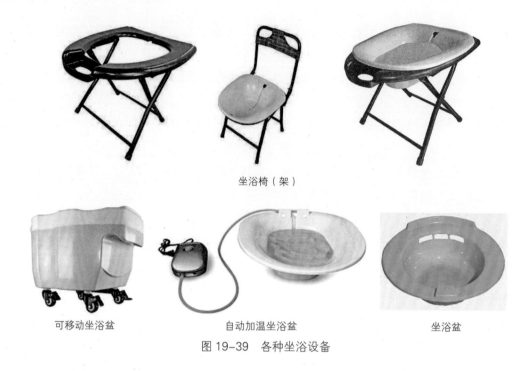

坐浴椅(架)

可移动坐浴盆　　　　　　　自动加温坐浴盆　　　　　　　坐浴盆

图 19-39　各种坐浴设备

▶▶ **实施** ◀◀

1. 备齐用物携至病人床旁或其他适宜的地方,注意保护病人隐私。

2. 核对病人床号、姓名,向病人说明坐浴的目的和方法。

3. 嘱病人排空大、小便及洗净双手,将备好的药液和温水倒入盆内至 1/2 满(图 19-40)。

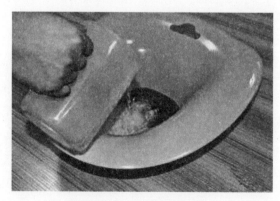

图 19-40　调配坐浴药液

4. 测量水温，将水温调至 38 ℃～41 ℃，嘱病人脱裤至膝，露出臀部坐于坐浴盆内，并随时调节水温至病人能耐受。坐浴时间一般为 15～20 分钟（图 19-41）。

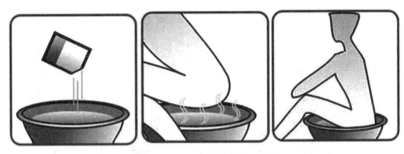

图 19-41 坐浴姿势及部位

5. 坐浴毕，擦干臀部。如有伤口，坐浴后按换药法处理伤口。
6. 清理用物、消毒备用。洗手，记录。

▶▶ 坐浴疗法注意事项 ◀◀

1. 坐浴中注意观察病人面色和脉搏，如病人诉乏力、眩晕应停止坐浴。
2. 女病人月经期、妊娠后期、产后 2 周内、阴道出血和盆腔急性炎症均不宜坐浴，以免引起盆腔内感染或早产。
3. 冬天应注意室温和保暖。
4. 注意水温及药液浓度，防止烫伤。

§19.8 股静脉穿刺术

股静脉穿刺术是常用的护理操作技术，主要用于采集血液标本进行实验室检查，也适用于抢救危重病人时注入药物或置管加压输血、输液。

▶▶ 穿刺目的 ◀◀

常用于急救时输液、输血或采取血标本等，必要时可经股静脉下腔静脉置管进行长期输液。

➡ 穿刺部位 ◀

股静脉位于股三角区股鞘内。穿刺点位于腹股沟韧带下方紧靠股动脉内侧 0.5 cm 处（图 19-42）。

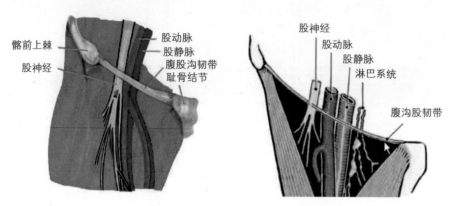

左图标注：髂前上棘、股神经、股动脉、股静脉、腹股沟韧带、耻骨结节

右图标注：股神经、股动脉、股静脉、淋巴系统、腹沟股韧带

图 19-42　股动、静脉解剖关系图

➡ 用物准备 ◀

治疗盘内放皮肤消毒剂、无菌持物钳、棉签、弯盘、无菌干燥 10 mL 注射器及 7～8 号针头、试管、输血或输液用物。如行股静脉插管则准备静脉留置针及导管。

➡ 实施 ◀

1. 体位：病人仰卧，将穿刺侧大腿外旋，小腿屈曲成 90°，臀下垫一小沙袋或小枕。

2. 消毒：股静脉穿刺如仅需采取血样或一次性注射给药时，可常规消毒穿刺部位皮肤及操作者左手示指；如需中心静脉置管时，操作者应戴无菌手套，穿刺部位应消毒、铺无菌巾及孔单。

3. 穿刺：用左手示指在腹股沟韧带中部，扪准股动脉搏动最明显处并固定；右手持注射器，使针头和皮肤呈直角或 45°，在股动脉内侧 0.5 cm 处刺入，刺入深度为穿刺针的 1/3～1/2，然后缓缓将空针上提并抽吸活塞，见抽出血液后即固定针头位置（图 19-43）。

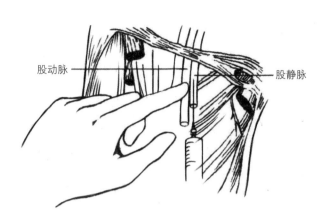

股动脉————— —————股静脉

图 19-43　股静脉穿刺

4．如需注射药物，则于注射完毕后迅速拔针，局部用无菌纱布加压止血至不出血为止。

5．如需采血，则于采血后拔出针头，局部用无菌纱布加压止血至不出血为止。将抽取的血液标本顺管壁缓慢注入标本管，贴标签送检。

▶▶ **股静脉穿刺注意事项** ◀◀

1．严格无菌操作，防止感染。

2．如抽为鲜红色血液，提示穿入股动脉，应立即拔出针头，用无菌纱布紧压穿刺处 5～10 分钟，直至无出血为止。

3．抽血或注射完毕，立即用无菌纱布压迫数分钟，以免引起局部出血或血肿。

4．尽量避免多次反复穿刺，以免形成血肿。

§19.9　胸膜腔闭式引流

胸膜腔是保持负压的密闭空间，可使具有弹性的肺脏不断扩张、收缩，以维持正常的呼吸功能。但是，空气、血液、渗出液等潴留在胸腔内时，改变了胸腔的负压状态，将影响肺扩张和气体交换，为此通过胸腔引流排出空气和液体等，恢复胸腔内的负压状态，以改善呼吸状况。

▶▶ **适应证** ◀◀

1. 气胸：中等量以上的气胸。
2. 血胸：难以自行吸收或难以用穿刺抽吸法消除的血胸。
3. 脓胸：量较多，脓液黏稠或合并有食管、支气管瘘者。
4. 开胸手术后均需做胸膜腔闭式引流。

▶▶ **闭式引流装置** ◀◀

胸膜腔闭式引流装置包括引流管和水封瓶。

1. 胸膜腔引流管：包括覃形管、梯形管、双腔管等（图 19-44）。

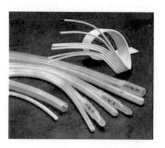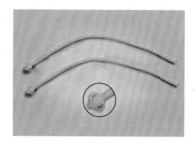

图 19-44 各式胸膜腔引流管

2. 胸膜腔闭式引流瓶（袋）：如图 19-45 所示。

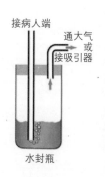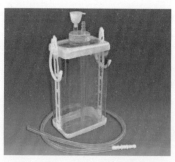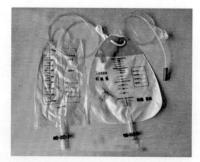

图 19-45 胸膜腔闭式引流瓶（袋）

▶▶ **闭式引流原理** ◀◀

1. 当胸膜腔内因积液或积气形成高压时，胸膜腔内的液体或气体可排至引流瓶内。

2. 当胸膜腔内恢复负压时，水封瓶内的液体被吸至引流管下端形成负压水柱，阻止空气进入胸膜腔。

▶▶ 闭式引流操作程序 ◀◀

1. 置管：系将引流管置入胸膜腔内，置管方法详见《医学临床"三基"技能图解 医师分册》相关章节（图 19-46）。

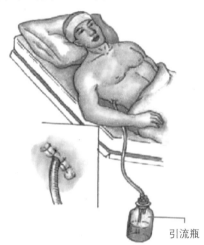

引流瓶

图 19-46 胸膜腔置管引流

2. 连接引流瓶：将胸膜腔引流管与水封瓶（袋）相连接，进行闭式引流。引流出来的气体可经排气管排出；引流的液体存储于引流瓶内，引流液量过多时可采用双联水封瓶或多联水封瓶引流（图 19-47）。

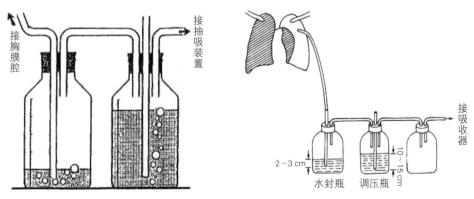

接胸膜腔　　接抽吸装置　　　　　接吸收器

水封瓶　调压瓶　2～3 cm　10～15 cm

图 19-47 胸膜腔闭式引流

▶▶ 闭式引流护理要点 ◀◀

1. 病人取半坐卧位，有利于引流和保持呼吸通畅。
2. 妥善固定引流管并保持通畅。
3. 注意观察病情变化，并予以记录。
4. 掌握拔管指征，适时拔管，拔管后注意观察病情。
5. 指导病人应注意的事项。

临床检验标本采集

　　临床检验标本是指采取病人少许的血液（含动脉血、静脉血、毛细血管血）、排泄物（粪、尿）、分泌物（痰、鼻分泌物）、呕吐物、体液（胸腔积液、腹腔积液、脑积液等）和脱落细胞（食管、阴道）等样品，通过实验室检查，可了解机体的功能状态、疾病的性质及病情的进展情况。随着实验诊断自动化程度的不断提高，临床检验标本的采集方法也发生了重大改变，以下主要介绍血、粪、尿、痰、拭子的标本采集目的、方法和注意事项。

§20.1　静脉血标本采集

　　静脉血标本采集是临床应用极为广泛的一项技术，现在普遍采用的是真空管血标本采集法，传统的注射器抽血采集血标本的方法已基本废弃。根据临床所需检查项目的不同，静脉血标本分为全血标本、血清标本、血培养标本和毛细血管血标本。

▶▶ 静脉采血意义 ◀◀

1. 协助明确疾病诊断。
2. 推测病程进展。
3. 制订治疗措施。
4. 观察病情变化。

▶▶ 血标本分类 ◀◀

1. 全血标本：用作红细胞沉降率、血常规和测定血液中某些物质的含量，如肌酐、尿素氮、尿酸、血糖等。

2. 血清标本：全血自然凝固后析出的液体为血清，用于生物化学、免疫学检测，如血清酶、脂类、电解质、肝功能检测等。

3. 血培养标本：查找血液中的致病菌。

4. 毛细血管血标本：可用作手工血常规检查。

▶▶ 静脉采血设备 ◀◀

1. 真空一次性静脉采血器：是由采血针、穿刺针和软管组成的双向采血设备，采血器一端为静脉穿刺针，另一端可插入真空管采血。一次静脉穿刺后，可抽取单个或多个血样（图20-1）。

2. 一次性静脉采血真空管：是由试管和管盖组成

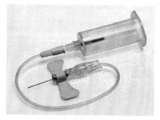

图20-1 真空采血器

的真空管。真空管内放有不同的添加剂（抗凝剂和促凝剂等），并以不同的颜色相区别，不同颜色的真空管可满足各种检验项目对血样的要求（图20-2）。

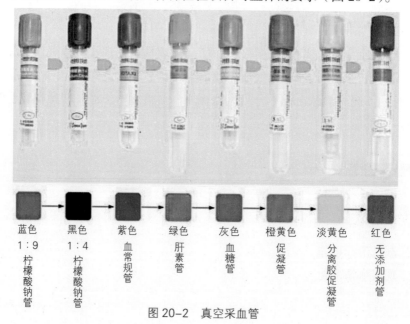

蓝色	黑色	紫色	绿色	灰色	橙黄色	淡黄色	红色
1：9	1：4	血常规管	肝素管	血糖管	促凝	分离胶促凝管	无添加剂管
柠檬酸钠管	柠檬酸钠管						

图20-2 真空采血管

▶▶ 静脉采血方法 ◀◀

1. 真空管采血法：双向针一端插入真空试管内，另一端刺入静脉，血液在负压作用下自动流入试管内。由于在完全封闭状态下采血，避免了血液外溢引起的污染，并有利于标本的转运和保存。标准真空采血管采用国际通用的头盖和标签颜色显示采血管内添加剂种类和试验用途。

2. 注射器采血法：此法已基本弃用。

3. 毛细血管采血法：是通过耳垂或手指皮肤采集少量血标本，是血常规检查的传统采血方法，现已很少应用（图 20-3）。

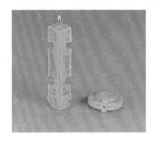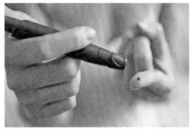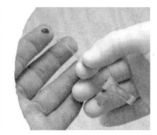

图 20-3 毛细血管血标本采集法

▶▶ 真空管采血流程 ◀◀

1. 使用扎脉带，嘱病人握紧拳头。

2. 皮肤消毒后将采血针刺入静脉（图 20-4）。

3. 见回血后，用穿刺针扎穿真空管胶塞，血液自动流入试管，采血 5 mL 左右。如必要，可连续采集多管不同标本（图 20-5）。

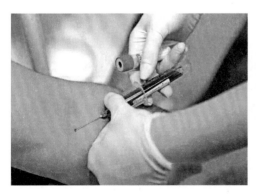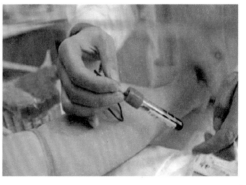

图 20-4 采血针穿刺静脉 　　图 20-5 采集静脉血标本于真空采集管内

4. 标本采集完毕后便解开扎脉带。

5. 采血完毕后，先拔出采血针，待滴血停止后再拔出试管端穿刺针。

6. 如需多管血样，待第一管采集完毕，将穿刺针拔出刺入另一真空管即可。

7. 如同时采多个项目的标本，采血顺序为：血培养→不含添加剂的试管→凝血标本管→其他标本管。需抗凝的试管，拔出后按要求轻轻摇匀（图20-6）。

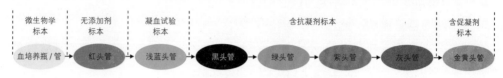

图20-6　采集多个血标本的顺序

8. 抗凝试管内有抗凝剂，需立即颠倒混匀6～7次，防止血液凝固（图20-7）。

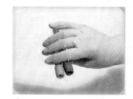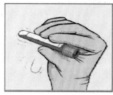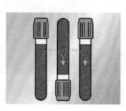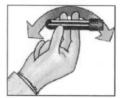

图20-7　混匀血液样品

▶▶ **静脉血标本采集注意事项** ◀◀

1. 严格无菌操作。

2. 严格核对制度：姓名和标本的核对一定要做到准确无误，否则将导致严重后果。

3. 选择真空采血管：应根据静脉血检测目的之不同，选择相应的采集管。

4. 采血时间：一般采血时间以上午8～10时为宜。特殊检查项目的血标本则应在特定的时间采集，如查找疟原虫应在午夜采血。

5. 空腹采血：采血前应禁食6～8小时，否则会影响检测结果。

6. 迅速采血：采血时应动作迅速，尽可能缩短止血带使用时间，用止血带压迫时间最好不超过半分钟，否则将使生化结果升高或下降。

7. 输液时采血：不能从输液通道进行采血。若病人正在进行静脉输液，应在输液对侧手臂采血；若女性病人做了乳腺切除术，应在手术对侧手臂采血。

§20.2　动脉血标本采集

动脉血标本采集临床应用范围有限，主要用于血气分析。

▶▶ 目的 ◀◀

动脉血标本主要用作血气分析。

▶▶ 采血部位选择 ◀◀

多取桡动脉和股动脉采血。

▶▶ 实施 ◀◀

1. 备注射盘一套，含 5 mL 玻璃注射器、橡皮塞、肝素钠（抗凝剂）1 mL（12500 U）。

2. 询问、了解病人身体状况，并向病人说明动脉采血的目的及方法，取得病人配合。

3. 选择穿刺动脉：肱动脉、股动脉、桡动脉以及其他任何部位的动脉都可以作为采血点，但多选择肱动脉和桡动脉，摸清拟穿刺动脉的走向和搏动情况。

4. 注射器准备：抽取 2 mL 抗凝剂湿润管壁，并排空气，推掉注射器内的抗凝剂，仅余注射器乳头处少量的抗凝剂即可（图 20-8）。

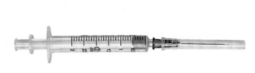
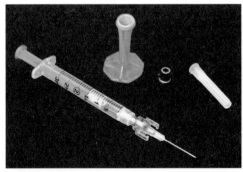

图 20-8　动脉血样采集器

5. 消毒：操作者的手指，消毒面积要大，直径在 5 cm 以上，固定血管的示指和中指，其消毒面积须达两个关节以上亦可戴无菌手套进行操作。

6. 抽取少量肝素，湿润注射器后排尽。亦可使用专用的血气针进行动脉标本采血。

7. 消毒穿刺部位，确定动脉及其走向后，迅速进针，动脉血自动顶入血气针内，一般需要血样 1 mL 左右（图 20-9）。

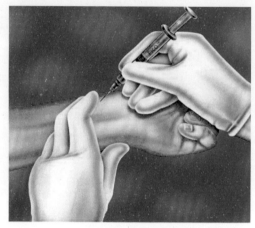

图 20-9 桡动脉穿刺

8. 拔针后立即将针尖斜面刺入橡皮塞或专用凝胶针帽隔绝空气（图 20-10）。

9. 将血气针轻轻转动，使血液与肝素充分混匀，立即送检（图 20-11）。

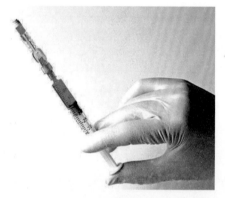

图 20-10 血标本隔绝空气

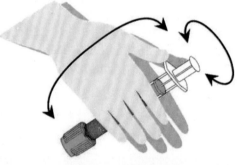

图 20-11 转动血气针

10. 垂直按压穿刺部位 5～10 分钟。

11. 采血完毕后整理用物、洗手。

▶▶ 动脉血标本采集注意事项 ◀◀

1. 严格无菌操作，预防感染。

2. 穿刺部位应压迫止血至不出血为止。

3. 若饮热水、洗澡、运动，需休息 30 分钟后再采血，避免影响结果。

4. 血气分析的注射器内要排尽空气。

5. 有出血倾向者慎用。

6. 如使用注射器采血时,应先铺无菌治疗盘,再选用 0.5 mL(12500 U / 支)肝素湿润注射器后排尽空气置于无菌治疗盘内,写好铺盘时间备用。

7. 标本及时送检。

§20.3　尿标本采集

为适应不同检验目的的需要,尿标本的采集大致可分为尿常规检验标本的采集、尿培养标本的采集、尿沉渣检验标本的采集等。

▶▶ 目的 ◀◀

尿常规送检标本一般应能完成下述检查内容。

1. 尿液颜色、尿相对密度:正常为淡黄色,尿相对密度常为 1.010～1.025。

2. 尿透明度:正常为清澈透明。

3. 尿酸碱度(尿 pH 值):正常一般为酸性。

4. 血细胞:

(1)红细胞正常范围:男,0;女,0～2(高倍视野)。

(2)白细胞正常范围:男,0～3;女,0～5(高倍视野)。

5. 蛋白:正常为阴性。

6. 其他:如尿糖、管型等。

▶▶ 实施 ◀◀

1. 容器贴上标签,查对无误。

2. 用物携带至病人床旁,核对床号、姓名,告知病人标本采集的目的和方法。

3. 标本采集:

(1)常规标本的采集:嘱病人留清晨首次中段尿液 5～10 mL 于标本容器中,立即送检(图 20-12)。

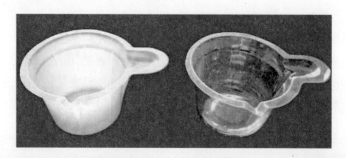

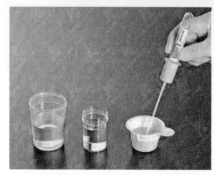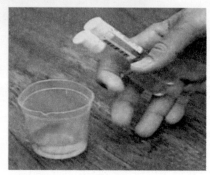

图 20-12　尿标本采集器

（2）12 小时或 24 小时尿标本：嘱病人于清晨 7 时排空膀胱后开始留尿。留第 1 次尿后放防腐剂，至次日清晨 7 时排净最后一次尿，将 24 小时尿液全部送检。如收集 12 小时尿标本时，则从晚上 7 时至次日清晨 7 时止。

（3）尿培养标本采集：协助病人取适宜的卧位，放好便盆；护士戴无菌手套，按导尿术清洁、消毒外阴和尿道口，请病人将前段尿液排在便盆内，再留取 5 mL 中段尿于无菌试管中，塞好管口，立即送检。

▶▶ 尿标本采集注意事项 ◀◀

1. 常规尿标本留晨起第一次尿。

2. 会阴部分泌物过多时，应先清后再冲洗，再收集尿标本。女病人月经期不宜留取尿标本，不可将粪便等混入尿液中。

3. 昏迷或尿潴留病人可通过导尿术留取尿标本。

4. 留取 12 小时或 24 小时尿标本应做好交接班。

5. 留取尿培养标本，应严格无菌操作，在抗生素应用前采集。

6. 不可取尿袋里的尿液标本送检。

§20.4 粪标本采集

为适应不同检验目的的需要，粪标本的采集可分为常规标本采集、隐血标本采集、寄生虫及虫卵标本采集和培养标本采集等。

▶▶ **目的** ◀◀

1. 粪便常规检查。
2. 粪便隐血实验。
3. 查找寄生虫卵。
4. 粪便细菌培养。

▶▶ **实施** ◀◀

1. 容器上贴上标签，查对无误。

2. 携带用物至病人床旁，核对床号、姓名，告知病人标本采集的目的和方法。

3. 标本采集：

（1）常规标本采集：用竹签采取少量粪便（约蚕豆大小）放入蜡纸盒内送检，或用粪便采集器采取粪便标本送检。如无脓血黏液可采取多个不同部位及两端的粪便，如有脓血黏液，应选择脓血黏液部分（图20-13）。

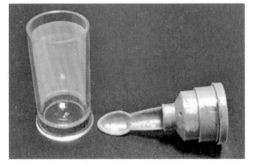

图 20-13　粪便采集器

（2）隐血标本采集：嘱病人在采集标本前3天禁食肉类、鱼、肝、血、大量绿叶蔬菜等食物及含铁药物，以免出现假阳性反应。3天后按常规粪便标本取样送检。

（3）寄生虫及虫卵标本采集：一般可在粪便不同部位按常规方法取样5～10 g，装入洁净容器中送检。① 检查寄生虫卵：用棉签采集不同部位的标本5～10 g装入带盖容器中及时送检。取标本时应尽量取便中脓血及黏液部分。② 检查阿米巴原虫：在采取标本前用热水将便盆加温，便后连同便盆立即送检。因阿米巴原虫在低温下可失去活力难以找到。③ 检查蛲虫卵：在清晨病人起床前或晚上临睡前，用特制的肛门拭子或温棉签轻擦肛门周围皱裂处，放入置有温生理盐水试管中立即送检。

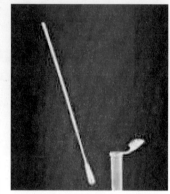

（4）粪培养标本采集：嘱病人排便于便盆中，用无菌棉签采取粪便的脓血、黏液部分少许，置培养试管中立即送检。必要时可用无菌棉签蘸生理盐水，由肛门插入 6～7 cm，轻轻转动棉签取出粪便少许，插入培养试管中送检（图 20–14）。

图 20–14　粪培养标本采集管

▶▶ **粪标本采集注意事项** ◀◀

1. 采集培养标本时，如病人无便意，可用长无菌棉签蘸生理盐水，由肛门插入 6～7 cm，顺一个方向轻轻旋转后取出，将棉签插入培养试管内，盖紧送检。

2. 病人服用驱虫药或做血吸虫孵化实验，应留取全部粪便送检。

3. 标本及时送检；灌肠后的粪便不宜作为标本。

§20.5　痰标本采集

根据医嘱采集痰标本，进行临床检验，为诊断和治疗提供依据。

▶▶ **目的** ◀◀

1. 痰抹片查找癌细胞。

2. 痰结核分枝杆菌培养。

3. 普通痰培养。

▶▶ **实施** ◀◀

1. 用物携带至病人床旁，对床号、姓名。向病人解释目的，说明方法，仔细核对检验单。

2. 痰标本采集：

（1）常规标本采集：嘱病人晨起漱口后用力咳出气管深处的痰液，盛于清洁容器内送检。如找癌细胞，应立即送检。

（2）24小时痰标本采集：标签贴于容器上，注明留痰起止时间。嘱病人将24小时（晨7时至次晨7时）痰吐入容器内，不可将唾液、漱口水、鼻涕等混入痰内，及时送检。

（3）痰培养标本采集：嘱病人清晨用复方硼砂溶液（朵贝尔液）漱口，再用清水漱口，深吸气后用力将痰吐入无菌培养瓶（皿）内，立即送检。

▶▶ **痰标本采集注意事项** ◀◀

1. 如查癌细胞，应立即送检或用95%乙醇或用10%甲醛固定后送检。

2. 不可将唾液、漱口水、鼻涕等混入痰液中。

3. 正确选择容器。

4. 24小时痰标本采集时，应注明起止时间。

§20.6 各类拭子标本采集

利用拭子在咽、鼻、宫颈等身体不同部位采集检验标本，进行细菌学或细胞学检查，为临床诊断提供依据。

▶▶ **目的** ◀◀

1. 用拭子抹片进行细菌学检查。

2. 用拭子涂片进行细胞学检查。

3. 用拭子标本进行细菌培养。

▶▶ **实施** ◀◀

1. 备齐用物携带至病人床旁。告知病人标本采集的目的和方法。

2. 标本采集：

（1）咽拭子标本采集：点燃酒精灯；嘱病人张口发"啊"音，必要时用压舌板压舌；用蘸无菌生理盐水的消毒长棉签或专用的取样拭子擦拭两侧腭弓及咽、扁桃体上的分泌物，再将试管口在酒精灯火焰上消毒，并将取样棉签插入无菌试管中，塞紧（图20-15）。

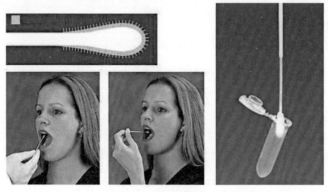

图 20-15　咽拭子标本采集

（2）鼻拭子标本采集：将取样拭子轻慢地送至鼻腔深部并轻轻转动取样，将取样拭子插入无菌试管中并盖紧瓶盖（图20-16）。

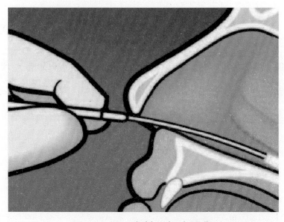

图 20-16　鼻拭子标本采集

（3）子宫颈拭子标本采集：子宫颈检验标本采集可用专用拭子采样做涂片或细菌培养，方法同上。亦可用专用的子宫颈标本采集器采样，直接做涂片检查（图20-17）。

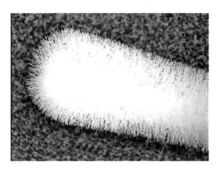
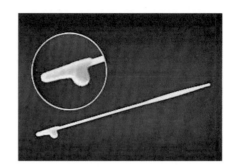

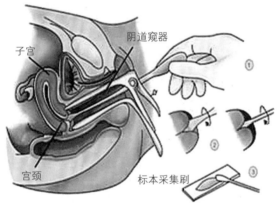

图 20-17　子宫颈拭子标本采集

▶▶ 拭子标本采集注意事项 ◀◀

1. 做真菌培养时，须在口腔溃疡面采集分泌物。
2. 注意棉签不要触及非检查部位，防止污染标本，影响结果。
3. 避免在进食2小时内采集咽拭子标本，以防呕吐。
4. 妇女月经期不宜进行子宫颈拭子标本取样。

常用急救技术

常用急救技术包括止血术、包扎法、固定术、洗胃法等急救技术，以及心肺复苏术、心内注射术、环甲膜穿刺术等。

§21.1 急救止血法

各种原因所致出血达总血量 20% 以上时（＞800 mL）即出现明显的休克症状，失血量达总量的 40% 就有生命危险。因此急性大出血应立即采取止血措施。

▶▶ 出血分类 ◀◀

1. 外出血：血液自伤口向体外流出。
2. 内出血：血液由破裂的血管流入组织、脏器和体腔内。胃肠、肺、肾、膀胱等体腔与外界相通，可表现为呕血、咯血、血尿、便血。与外界不相通者，如腹腔内、骨盆、腹膜后，主要表现为失血性休克和血红蛋白与血细胞比容持续降低。

▶▶ 出血特点 ◀◀

1. 动脉出血：血色鲜红，血液流出呈喷射状或搏动式冲出。因血液急速漏出，血管断端需结扎才能止血，危险性大。
2. 静脉出血：血色暗红，血液持续缓慢地流出，仅用压迫填塞即可止血。但深部大静脉也需结扎才能止血。

3．毛细血管出血：血色鲜红，血液从创面渗出。加压包扎或伤口缝合后出血可停止。

止血适应证

1．周围血管创伤性出血。

2．某些特殊部位创伤或病理血管破裂出血，如鼻出血、脑出血、肝脾破裂出血、胃出血、食管静脉曲张破裂出血等。

3．手术区域的出血。

止血方法与步骤

（一）手压止血法

用手指、手掌或拳头压迫出血区域近侧动脉干，暂时性控制出血。压迫点应放在易于找到的动脉径路上，压向骨骼方能有效。如头、颈部出血，可指压颞动脉、颌动脉；上肢出血，可指压锁骨下动脉、肱动脉、肘动脉、尺动脉、桡动脉；下肢出血，可指压股动脉、腘动脉、胫动脉（图 21-1）。

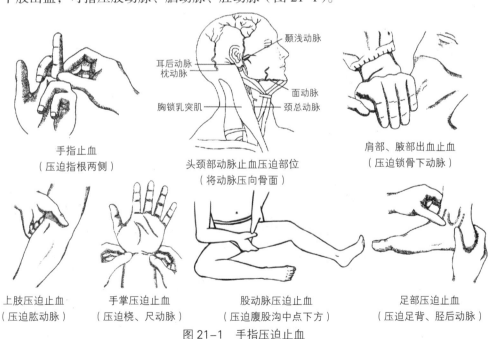

手指止血
（压迫指根两侧）

头颈部动脉止血压迫部位
（将动脉压向骨面）

颞浅动脉
耳后动脉
枕动脉
面动脉
胸锁乳突肌
颈总动脉

肩部、腋部出血止血
（压迫锁骨下动脉）

上肢压迫止血
（压迫肱动脉）

手掌压迫止血
（压迫桡、尺动脉）

股动脉压迫止血
（压迫腹股沟中点下方）

足部压迫止血
（压迫足背、胫后动脉）

图 21-1　手指压迫止血

（二）加压包扎止血

用厚敷料覆盖伤口后，外加绷带缠绕适度施压，以能适度控制出血而不影响伤部血运为度。四肢的小动脉或静脉出血、头皮下出血均可通过加压包扎获得止血目的（图21-2）。

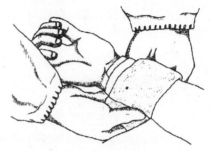

图21-2　加压包扎止血

（三）强屈关节止血

前臂和小腿动脉出血不能制止，如无合并骨折或脱位时，立即强屈肘关节或膝关节，并用绷带固定，即可控制出血，以利迅速转送医院进一步治疗。

（四）填塞止血

广泛而深层软组织创伤、腹股沟或腋窝等部位活动性出血，以及内脏破裂、持续性鼻出血等，都可用灭菌纱布条或子宫垫填塞伤口，外加包扎固定。在做好彻底止血的准备之前，不得将填入的纱布抽出，以免发生大出血时措手不及。

（五）止血带止血

用于四肢外伤广泛出血及动脉破裂大出血。

1. 选择止血带：避免用绳索、电线等作止血带，最好选用充气止血带；其次是用2 cm宽的帆布带或其他无弹性、结实的布带，以绞棒绞紧，使远端伤口停止渗血，动脉停止搏动，即可固定绞棒。止血带下应垫2～3层纱布。使用橡皮止血带时要防止过紧或过松，影响止血效果。

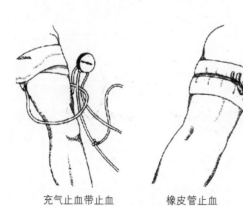

充气止血带止血　　　橡皮管止血

图21-3　止血带

2. 止血带绕扎部位：扎止血带的标准位置在上肢为上臂上1/3，下肢为股中、下1/3交界处。目前主张把止血带扎在紧靠伤口近侧的健康部位，有利于最大限度地保存肢体。上臂中、下1/3扎止血带容易损伤桡神经，应视为禁区。前臂和小腿由于存在骨间动脉，不适于运用止血带（图21-3）。

3. 扎止血带：止血带的松紧应

该以出血停止、远端不能摸到脉搏为度。过松时常只压住静脉，使静脉血液回流受阻，反而加重出血。使用充气止血带时，成人上肢需维持在 300 mmHg，下肢以 500 mmHg 为宜。止血带不可直接缠在皮肤上，扎止血带的相应部位要有衬垫，如三角巾、毛巾、衣服等均可。

4. 止血带持续时间：止血带应附有明显标志，并注明扎止血带的时间。原则上应尽量缩短扎止血带的时间，通常可允许 1 小时左右，最长不宜超过 3 小时，且每隔 1 小时应放松止血带 1～2 分钟。

5. 止血带的解除：在输液、输血和准备好有效的止血手段后，在密切观察下放松止血带。若止血带缠扎过久，组织已发生明显广泛坏死时，在截肢前不宜放松止血带。

（六）手术止血法

本法适用于大血管出血或内出血。创伤现场处理大出血时，可先用止血钳夹住喷血的大血管，然后包扎固定，再送到有条件的地方行手术止血。

此外，各种病理性大出血必要时也应手术止血。

►► 止血注意事项 ◄◄

1. 需要施行断肢（指）再植者不用止血带。
2. 特殊感染截肢不用止血带，如气性坏疽截肢。
3. 凡有动脉硬化症、糖尿病、慢性肾病、肾功能不全者，慎用止血带或休克裤。
4. 如遇异物如竹扦、刀、剑等插入体内，千万不可在现场拔出异物。例如钢筋从左前胸刺入，经过心脏，现场应将伤口与钢筋一起包扎固定。如不便移动，可锯断超长部分，送到医院开胸探查。

§21.2　包扎法

包扎的目的是保护伤口、减少污染、固定敷料、帮助止血。常用包扎物品为绷带和三角巾。现场急救可将衣裤、巾单等裁开作包扎用。战伤急救包扎多用三角巾包扎法。无论何种包扎，均要求包好后不移动，松紧适度。

▶▶ **包扎方法** ◀◀

1. 绷带包扎法：有环形包扎、螺旋反折包扎、"8"字形包扎和帽式包扎等。在许多情况下，各种绷带包扎法需联合使用，方能达到良好的包扎效果（图21-4、图21-5）。

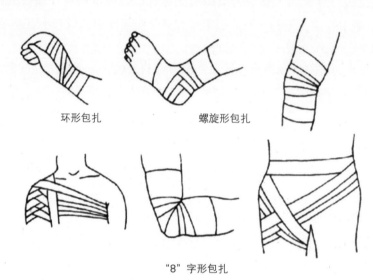

环形包扎　　　　　螺旋形包扎

"8"字形包扎

图21-4　环形、螺旋反折及"8"字形绷带包扎法

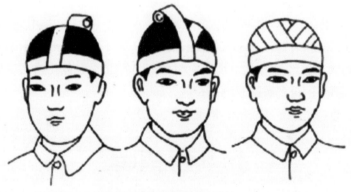

图21-5　帽式绷带包扎法

2. 三角巾包扎法：三角巾制作较方便，包扎时操作简捷，且能用过各个部位，但不便于加压，也不够牢固，多用于战伤急救和现场急救。必要时也可用毛

巾包扎，其方法与三角巾包扎类似。下以头部、胸部及肘部包扎为例介绍三角巾
包扎方法（图21-6）。

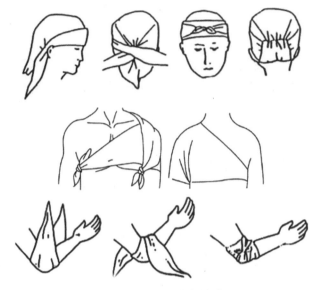

图21-6　三角巾包扎法

3．开放性气胸急救包扎法：原则是将伤口迅速封闭，再用绷带包扎，然后使
用简易排气装置，使胸腔内气体排出，恢复负压。具体方法是在注射器尾部套上
一指套，固定之，并在指套顶端扎一小孔；然后于第2肋间做胸腔穿刺，针尖进
入胸膜腔后，当病人呼气时胸膜腔压力增大，将指套吹大，气体通过孔排出；吸
气时，胸膜腔为负压，指套被"吸"瘪，孔缩小，外界空气不能进入胸膜腔，并
有利于肺泡扩张，胸膜腔内气体减少（图21-7、图21-8）。

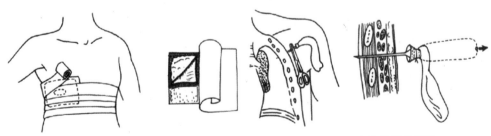

图21-7　开放性气胸急救包扎法　　　图21-8　胸腔简易排气法

4．穿透性腹部外伤包扎：如有肠管脱出，绝对不能将肠管还纳入腹腔，以

免造成腹腔感染。可用盆碗之类倒扣在肠管脱出部位，然后包扎。当脱出肠管较多、腹壁缺损较大时，可用清洁无毒塑料膜保护脱出肠管，然后覆盖无菌敷料包扎（图21-9）。

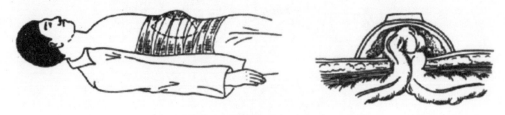

图 21-9　肠管膨出包扎法

§21.3　固定法

固定的目的是制动减轻疼痛，避免异物、骨折片再次损伤血管和神经等，以及帮助防治休克。

▶▶ 方法 ◀◀

1. 夹板固定：适用于四肢骨折，尤其是开放骨折合并出血，以减少搬运途中的震动和出血。股骨骨折固定前应先牵引伤肢矫正畸形，然后将肢体摆放在适当位置，固定于夹板上（图21-10）。

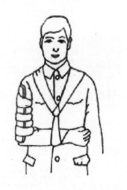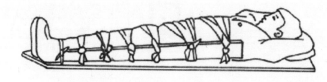

图 21-10　夹板固定

2．自体固定：将上臂缚在胸廓上，或将受伤下肢固定于健肢，或将患指固定于健指等（图 21-11）。

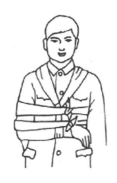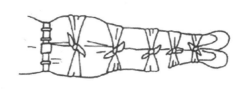

图 21-11　自体固定

3．颈托固定：颈椎骨折可应用颈托进行固定（图 21-12）。

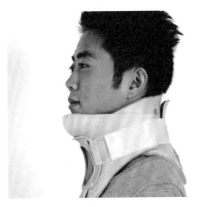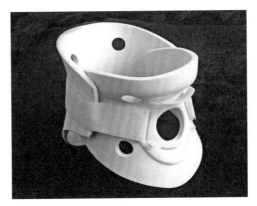

图 21-12　颈托固定

▶▶ 损伤固定注意事项 ◀◀

1．固定范围应包括或超过骨折远端和近端的关节，既要牢靠不移动，又不可过紧。

2．刺入体腔内的异物与钳夹深部血管断端的止血钳也应与伤口一起包扎固定，使异物在体内不发生移动。

3．手一般要固定于功能位（图 21-13）。

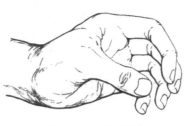

图 21-13　手功能位

§21.4 洗胃法

洗胃是指将一定成分的液体灌入胃腔内，混合胃内容物后再抽出，如此反复多次。其目的是为了清除胃内未被吸收的毒物或清洁胃腔，临床上用于胃部手术的术前准备等。对于急性中毒如吞服有机磷、无机磷、生物碱、巴比妥类药物等的病人，及时洗胃是一项重要的抢救措施。

►► 适应证 ◄◄

1. 清除胃内各种毒物。
2. 治疗完全或不完全性幽门梗阻。
3. 急、慢性胃扩张。
4. 为某些手术做术前准备。

►► 禁忌证 ◄◄

1. 腐蚀性胃炎如服入强酸或强碱者。
2. 食管或胃底静脉曲张。
3. 食管、贲门狭窄或梗阻。
4. 严重心肺疾患。
5. 消化性溃疡及胃癌应慎用。

►► 准备 ◄◄

（一）用物准备

1. 备洗胃液：最常用 37 ℃～40 ℃温开水，也可用生理盐水、1∶5000 高锰酸钾溶液、2% 碳酸氢钠溶液或茶水等。

2. 备洗胃盘：包括粗号胃管或漏斗式洗胃器，50 mL 或 100 mL 注射器、开口器、舌钳、液状石蜡、纱布、治疗巾及橡皮布等（图 21-14）。

3. 备洗胃机：根据实际情况，准备人工洗胃设备或自动洗胃机。

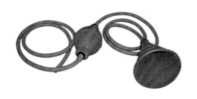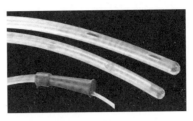

图 21-14 漏斗式洗胃器及洗胃管

（二）病人准备

病人应取下活动义齿，清理口腔，清醒病人应向其说明洗胃目的和简要程序，取得合作。

（三）人员准备

医护人员应详细询问病史，全面复习病历，认真确定适应证，特别要注意有无消化道溃疡、食管阻塞、食管静脉曲张、胃癌等病史。

▶▶ 实施 ◀◀

以下简要介绍人工洗胃法、洗胃机洗胃法和小儿洗胃法。

（一）人工洗胃法

人工洗胃是指利用插胃管和人工灌洗的方法进行洗胃。若病人清醒而合作，可先用棉签、手指或压舌板刺激咽喉催吐，以减轻洗胃的困难（图 21-15）。

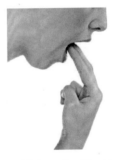

1. 插胃管：病人取坐位或半坐位，中毒较重者取左侧卧位。置橡胶围裙围于病人胸前，如有活动义齿应先取下，将盛水桶于近旁，置弯盘于病人口角处。按本书"插胃管"一节介绍的方法，插入胃管。

图 21-15 催吐

2. 洗胃：证实胃管已插入胃内后即可洗胃。举漏斗高过头部 30～50 cm，将 300～500 mL 洗胃液慢慢倒入漏斗，当漏斗内尚余少量溶液时，迅速将漏斗降低至低于胃的位置，并倒置于盛水桶，利用虹吸作用引出胃内灌洗液。若引流不畅时，可挤压橡胶球吸引，直至排尽灌洗液，然后再高举漏斗，注入溶液，如此反复灌洗，直至洗出液澄清无味为止（图 21-16）。

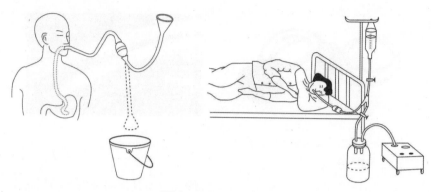

图 21-16 人工洗胃

3. 标本送检：取早期洗出液之标本，送毒物鉴定等检查。

（二）洗胃机洗胃法

1. 按常规方法插入胃管。

2. 安装洗胃机：将配好的胃灌洗液放入塑料桶（或玻璃瓶）内。将 3 根橡胶管分别与洗胃机的灌洗液管、胃管和污水管口连接。将灌洗液管的另一端放入灌洗液桶内（管口必须在液面以下），污水管的另一端放入空塑料桶（或玻璃瓶）内。胃管的一端和病人洗胃管相连接。调节好灌洗液用量大小（图 21-17）。

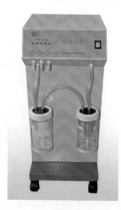
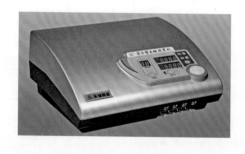

图 21-17 自动洗胃机

3. 自动洗胃机种类繁多，操作时首先接通自动洗胃机电源，然后根据该洗胃机的使用说明书进行操作即可。

4. 洗胃毕，将灌洗液管、胃管和污水管同时放入清水中自动清洗。清洗完毕后，将胃管、灌洗液管和污水管同时提出水面，待洗胃机内的水完全排净后关机。

（三）小儿洗胃法

1. 小儿常因误服有毒物质而需要洗胃，洗胃方法可采用人工洗胃和自动洗胃机洗胃，7岁以上病儿可采用洗胃机洗胃，其他小儿采用人工洗胃较为合适。

2. 小儿洗胃多选用经口放置胃管，根据小儿年龄可选用小儿导尿管、小儿胃管等，3岁以上小儿洗胃可采用22号～24号成人硅胶洗胃管。

3. 小儿洗胃方法：

（1）口服液体催吐法：适用于意识清楚、生命体征平稳、能配合的病儿。此法安全、经济、不易损伤胃黏膜。

（2）注射器洗胃法：适用于3岁以下病儿，用50 mL或100 mL注射器向胃内注入或抽出液体。此法操作简单、刺激性小、进出胃内液量准确（图21-18）。

（3）低压洗胃法：适用于3岁以上病儿。目前临床上使用的有灌肠袋低压吸引器洗胃法、吊袋低压吸引器洗胃法及一次性输液瓶和负压吸引器法等（图21-19）。

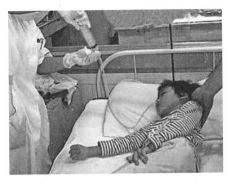
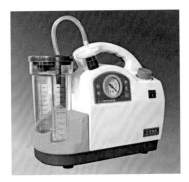

图21-18　注射器洗胃法　　　　图21-19　低负压洗胃机

（4）洗胃液用量：1岁小儿每次灌洗量不应超过100 mL。总灌洗量5岁以下病儿一般为1000～2000 mL，7～10岁一般为2000～3000 mL，且洗胃时间不宜过长。

▶▶ 洗胃注意事项 ◀◀

1. 插管时动作要轻快，切勿损伤食管黏膜或误入气管。

2. 当中毒物质不明时，应抽内容物送检。洗胃液选择温开水或等渗盐水，待毒物性质明确后，再用对抗剂洗胃。

3. 记录灌洗液名称及液量、洗出液的颜色和气味、病人目前情况，并及时送检标本。

4. 洗胃过程中要随时观察病人的血压、脉搏和呼吸的变化。如病人感到腹痛，洗出血性灌洗液或出现休克现象时，应立即停止操作，并通知医师，进行处理。

5. 注意观察灌入液与排出液量是否相等，灌入量明显多于排出量时可引起急性胃扩张。

6. 如有必要，可经胃管注入泻药或其他药物，然后拔出胃管。

7. 小儿洗胃时应特别注意防止胃黏膜损伤、胃穿孔、肺部感染、水中毒和窒息等。

§21.5　简易呼吸器及其应用

简易呼吸器又称复苏球，是结构简单、借助器械或人力加压的人工呼吸装置，适用于心肺复苏及需人工呼吸急救的场合；尤其是适用于窒息、呼吸困难或需要提高供氧量的病人。简易呼吸器具有使用方便、痛苦轻、并发症少、便于携带、有无氧源均可立即通气的特点。

▶▶ 适应证 ◀◀

1. 心肺复苏。
2. 各种中毒所致的呼吸抑制。
3. 神经、肌肉疾病所致的呼吸肌麻痹。
4. 各种电解质紊乱所致的呼吸抑制。
5. 各种大型的手术。
6. 配合氧疗做溶栓疗法。
7. 运送病员，适用于机械通气病人做特殊检查，进出手术室等情况。
8. 临时替代机械呼吸机：遇到呼吸机因障碍，停电等特殊情况时，可临时应用简易呼吸器替代。

▶▶ 设备

1. 简易呼吸器：包括呼吸囊、呼吸活瓣、大小合适的面罩、固定带及衔接管等（图 21-20）。

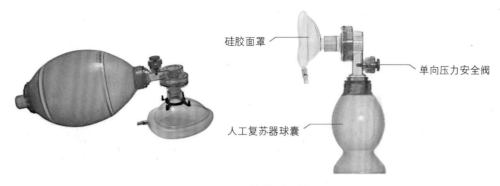

硅胶面罩

单向压力安全阀

人工复苏器球囊

图 21-20　简易呼吸器

2. 必要时备口咽通气导管。

▶▶ 简易呼吸器使用方法 ◀◀

1. 将病人安置为去枕仰卧位，清理口咽分泌物。

2. 选择长度和大小合适的口咽管。

3. 抢救者应位于病人头部的后方，将病人头部向后仰，并托牢下颌使其朝上，以保持呼吸道通畅，然后经口插入口咽进气导管，建立口咽通气道（图 21-21）。

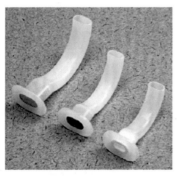 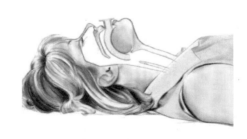

图 21-21　置入口咽管

4. 连接呼吸面罩：将面罩扣住口鼻，并用 EC 手法固定面罩。EC 手法是使用简易呼吸器时，左手拇指和示指成 C 形按住面罩，中指和环指托住病人下颌的手法（图 21-22）。

5. 挤压球囊：用另外一只手挤压球体，将气体送入肺中，成人挤压频率为每分钟 12~16 次，儿童为每分钟 14~20 次（图 21-23）。

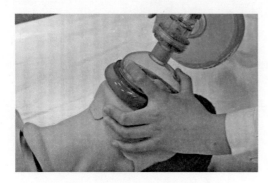
图 21-22　EC 手法固定面罩

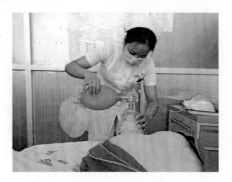
图 21-23　挤压球囊

6. 确认有效呼吸：

（1）注视病人胸部上升与下降，是否随着压缩球体而起伏。

（2）经由面罩透明部分观察病人嘴唇与面部颜色的变化。

（3）在呼气过程中，观察面罩内是否呈雾气状。

▶▶ 护理要点 ◀◀

1. 保持管道通畅：及时吸痰，清理呼吸道，防止误吸导致窒息。吸痰前后吸入高浓度氧。

2. 加强呼吸道湿化：口咽管外口盖一层生理盐水纱布，既可湿化呼吸道又防止吸入异物和灰尘。

3. 监测生命体征：严密观察病情变化，随时记录，并备好各种抢救物品和器械，必要时配合医师行气管内插管。

4. 口腔护理：每隔 4~6 小时清洁口腔及口咽管 1 次，防止痰痂堵塞。

▶▶ 简易呼吸器使用注意事项 ◀◀

1. 面罩要紧扣口鼻部，勿使发生漏气。

2. 若病人有自主呼吸，人工呼吸应与之同步，即病人吸气初顺势挤压呼吸囊，达到一定潮气量便完全松开气囊，让病人自行完成呼气动作。

3. 简易呼吸器抢救无效时，应将简易呼吸器与面罩分离，通过经口或经鼻插管建立人工呼吸道，并将呼吸机与面罩连接，利用呼吸机进行人工呼吸。

4. 病人如需气管内插管，应严格掌握其适应证和禁忌证，并由有经验的医务人员操作。

§21.6 人工呼吸机及其应用

人工呼吸机是利用机械装置产生通气，对无自主呼吸病人进行强迫通气，对通气障碍的病人进行辅助呼吸，达到增加通气量、改善换气功能的目的。

▶▶ 适应证 ◀◀

1. 严重通气不足：如慢性阻塞性肺疾病引起的呼吸衰竭、哮喘持续状态和各种原因引起的中枢性呼吸衰竭和呼吸肌麻痹等。

2. 严重换气功能障碍：急性呼吸窘迫综合征、严重的肺部感染或内科治疗无效的急性肺水肿。

3. 呼吸功能下降：胸部和心脏外科手术后、严重胸部创伤等均可导致呼吸功能下降。

4. 心肺复苏：在心肺复苏后的高级生命支持治疗中，应及时启动人工呼吸机施行人工通气。

▶▶ 应用呼吸机指征 ◀◀

1. 临床指征：呼吸浅、慢，呼吸不规则，极度呼吸困难，呼吸欲停或停止；意识障碍，呼吸频数，呼吸频率 >35 次 /min。

2. 血气分析指征：pH<7.20，$PaCO_2$ 为 70～80 mmHg（9.33～10.7 kPa）；PaO_2 在吸入 40% 浓度氧，30 分钟后仍 <50 mmHg（6.67 kPa）。

▶▶ 禁忌证 ◀◀

以下均为相对禁忌证。

1. 未经减压及引流的张力性气胸、纵隔气肿。

2. 中等量以上的活动性咯血。

3．重度肺囊肿或肺大疱。

4．大量胸腔积液。

5．低血容量性休克未补充血容量之前。

6．急性心肌梗死。

▶▶ 准备工作 ◀◀

（一）操作者准备

熟悉病人病情，掌握使用呼吸机的指征与禁忌证，熟悉呼吸机的性能和操作。

（二）病人准备

对清醒病人，应告知使用呼吸机的目的和意义，以缓解病人的紧张情绪并取得其主动配合。

（三）用物准备

1．备呼吸机：呼吸机种类繁多，包括定压型呼吸机、定容型呼吸机、多功能呼吸机和高频呼吸机等。目前具有多种功能的自动化或半自动化的呼吸机已广泛用于临床（图 21-24）。

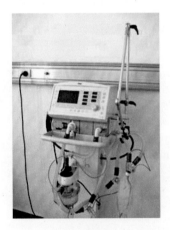

大型人工呼吸机

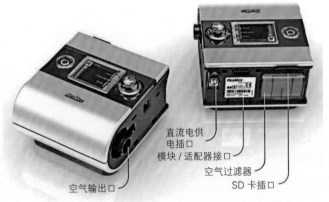

直流电供
电插口
模块 / 适配器接口
空气过滤器
空气输出口
SD 卡插口

小型全自动人工呼吸机

图 21-24　各型全自动人工呼吸机

2. 备其他必要用品：如氧气源、高压氧气管、加温器、湿化器、雾化器、无菌蒸馏水、无菌纱布等。

▶▶ 呼吸机的使用 ◀◀

（一）开机前准备

1. 设定通气方式：如自主呼吸（SPONT）、同步间歇指令通气（SIMV）、机械辅助呼吸（AMV）、机械控制呼吸（CMV）、持续气道正压（CPAP）、呼吸末正压（PEEP）。

2. 设定呼吸机主要参数：如表 21-1 所示。

表 21-1　呼吸机主要参数的设置

项　目	数　值
呼吸频率（R）	10～16 次 / min
每分钟通气量（VE）	8～10 L / min
潮气量（Vr）	10～15 mL / kg（通常在 600～800 mL）
呼吸比值（I/E）	1：（1.5～2.0）
呼气压力（EPAP）	0.147～1.96 kPa（一般应 < 2.94 kPa）
呼气末正压（PEEP）	0.49～0.98 kPa（渐增）
吸入氧浓度（FiO$_2$）	30%～40%（一般 < 60%）

3. 设置报警上下限范围：包括工作压力、每分通气量、呼吸道阻力等。

（二）开机

启动呼吸机开始工作。呼吸机与病人呼吸道紧密相连，开始用呼吸机进行呼吸。呼吸机与呼吸道的连接方法如下。

1. 面罩法：面罩盖住病人口、鼻后与呼吸机连接。

2. 气管内插管法：气管内插管后与呼吸机连接（图 21-25、图 21-26、图 21-27）。

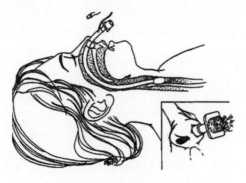

图 21-25　经鼻气管内插管

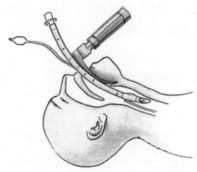

图 21-26　经口气管内插管

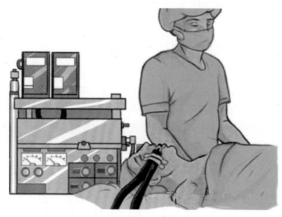

图 21-27　气管内插管连接呼吸机

3. 气管切开法：气管切开放置套管后与呼吸机连接（图 21-28）。

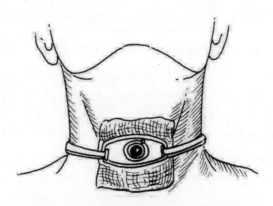

图 21-28　气管切开置管并与呼吸机相连

（三）观察与记录

上呼吸机后严密监测生命体征、皮肤颜色及血气分析结果，并做好记录。使用呼吸机时应特别注意以下事项。

1. 根据需要随时调节呼吸机各参数。

2. 湿化、排痰：采用加温湿化器将水加温后产生蒸汽，混进吸入气体，同时起到加温加湿作用。

（四）停机

1. 停机条件：自主呼吸恢复、缺氧症状改善后试停机；向病人解释，消除紧张心理，间断停机；严密观察病情，待病人症状缓解后停机。

2. 停机顺序：先关呼吸机，再关压缩机和关氧气，最后切断电源。

3. 清洁病人口鼻，清理用物，消毒备用。

▶▶ 使用呼吸机注意事项 ◀◀

1. 根据病情需要选择合适的呼吸机类型，熟练掌握呼吸机性能和操作方法。

2. 如需经口或经鼻气管内插管，应严格掌握其适应证和禁忌证，并由有经验的医务人员操作。

3. 上呼吸机期间严密观察生命体征，注意呼吸改善指征，定期进行血气分析监测。

4. 保持呼吸道通畅，及时清除分泌物，定期湿化雾化。

5. 严格无菌操作，预防感染。

6. 加强机器管理。

§22

心肺复苏（CPR）

心肺复苏（cardio-pulmonary resuscitation，CPR）是救治心搏骤停病人的基本手段，不仅医务人员应做到全员熟悉心肺复苏的方法，广大社会人群亦应普及心肺复苏知识，以挽救更多病人的生命。

▶▶ CPR 的发展历史 ◀◀

20 世纪 60 年代，心肺复苏技术在医学界引起广泛关注，并开展了大量的临床探索和研究，取得了一定进展。2000 年美国心脏协会（AHA）首次公布了《心肺复苏和心血管急救国际指南》，此后该指南每 5 年更新一次，最近的一次更新是在 2015 年 10 月（图 22-1）。

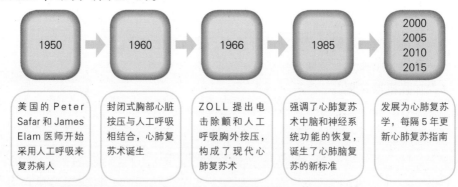

图 22-1　心肺复苏发展历史

▶▶ CPR 的基本概念 ◀◀

（一）心肺复苏（CPR）

心肺复苏是指对心搏骤停病人采取的恢复循环和呼吸功能的一系列措施，其目的是恢复和重建心脏和肺脏的有效功能，为心肺脑复苏打下基础。鉴于心搏、呼吸骤停的病例既可发生在医院内，也可发生在各类事故现场或病人发病的任何地点，因此必须在发病现场以最快的速度进行心肺复苏，才可能有效提高抢救的成活率。

（二）基础生命支持（basic life support，BLS）

基础生命支持又称现场心肺复苏，是指专业或非专业人员在病人发病现场和（或）致伤现场，对病人进行病情判断评估和采取的徒手心肺复苏措施，目的是使病人恢复自主循环和呼吸。

（三）高级生命支持（ACLS）

心肺脑复苏是指采用徒手和（或）辅助设备，维持心搏骤停病人基本的循环和呼吸功能；同时采用电除颤以及药物治疗、低温治疗等多种手段，尽快使自主循环恢复，最终达到脑功能良好保存的目的。

►► CPR 的主要内容 ◄◄

CPR 包括一系列提高心搏骤停病人生存机会的救命措施。

CPR 技术是一个连贯、系统的急救技术，各个环节均应紧密连接且不间断，包括基础生命支持（BLS）和高级生命支持（ACLS）两个阶段（图 22-2）。

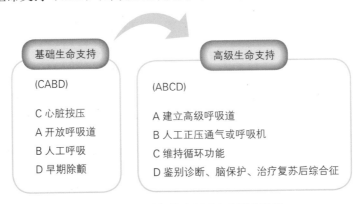

基础生命支持

(CABD)

C 心脏按压
A 开放呼吸道
B 人工呼吸
D 早期除颤

高级生命支持

(ABCD)

A 建立高级呼吸道
B 人工正压通气或呼吸机
C 维持循环功能
D 鉴别诊断、脑保护、治疗复苏后综合征

图 22-2　心肺复苏（CPR）的两个阶段

1. 基础生命支持：BLS 是心搏骤停后挽救生命的基础，主要是指徒手实施 CPR。BLS 的基本内容包括识别心搏骤停、呼叫急救系统、尽早开始 CPR、迅速使用除颤器 /AED 除颤。BLS 又可分为院内和院外两种情况。

2. 高级心血管生命支持（advanced cardiovascular life support，ACLS）：指由专业急救、医护人员应用急救器材和药品所实施的一系列复苏措施，主要包括人工气道的建立、机械通气、循环辅助仪器、药物和液体的应用、电除颤、病情和疗效评估、复苏后脏器功能的维持等。

§22.1　心搏骤停

心搏骤停、猝死和心脏停搏，是几个不同的概念，本节主要讨论的是心搏骤停（图 22-3）。

▶▶ 基本概念 ◀◀

1. 心搏骤停（sudden cardiac arrest，CA）：是指各种原因引起的心脏突然停止搏动，丧失泵血功能，导致全身各组织严重缺血、缺氧，若不及时处理，会导致死亡，是临床上最危急的情况。心搏骤停并不代表死亡，通过紧急的治疗干预有逆转的可能，甚至不遗留任何后遗症。

2. 猝死：猝死是指平时身体健康或似乎健康的人，在出乎预料的短时间内，因病突然死亡。世界卫生组织（WTO）界定发病后 6 小时内死亡为猝死，但多数学者仍将其定为 1 小时。

3. 心脏停搏：任何慢性病人在死亡前，心脏都要停搏，这就称为"心脏停搏"，而非"骤停"。如晚期肿瘤或各种慢性消耗性疾病致死的病人，心脏停搏是必然结果，这类病人不是心搏骤停急救的对象。

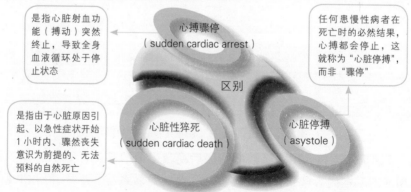

是指心脏射血功能（搏动）突然终止，导致全身血液循环处于停止状态

心搏骤停
（sudden cardiac arrest）

任何患慢性病者在死亡时的必然结果，心搏都会停止，这就称为"心脏停搏"，而非"骤停"

区别

是指由于心脏原因引起、以急性症状开始 1 小时内、骤然丧失意识为前提的、无法预料的自然死亡

心脏性猝死
（sudden cardiac death）

心脏停搏
（asystole）

图 22-3　心脏猝死、骤停与停搏的区别

▶▶ 心搏骤停的原因 ◀◀

（一）成人常见病因

1. 心脏疾病：以冠心病病人最多。
2. 其他疾病：如创伤、淹溺、药物过量、中毒、窒息、大出血等。

（二）小儿常见病因

多见于呼吸道梗阻、烟雾吸入、溺水、感染、中毒等。

▶▶ 心搏骤停的病理生理 ◀◀

心搏骤停后最主要的病理生理改变是全身组织急性缺氧，这会引起人体各系统的病理改变。大脑是对缺氧耐受力最差的组织，缺氧 30 秒后即可出现昏迷，1 分钟后脑细胞开始死亡；6 分钟后大部分脑细胞死亡，此时即便复苏成功，病人也会留下永久性的严重后遗症。因此，心肺复苏应于心脏停搏后尽快开始实施（图 22-4）。

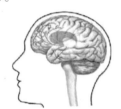

大脑
18 秒后——脑缺氧症状出现
30 秒后——意识障碍，昏迷
60 秒后——脑细胞开始死亡
6 分钟后——大部分脑细胞死亡
10 分钟脑组织发生不可逆转的损害

图 22-4　脑缺氧的病理生理

▶▶ 心搏骤停的临床表现 ◀◀

1. 病人意识突然丧失，对刺激无反应。
2. 心音消失，大动脉搏动消失。
3. 呼吸停止或濒死喘息样呼吸。
4. 瞳孔散大。
5. 面色苍白兼有青紫。

▶▶ 心搏骤停的心电图表现 ◀◀

心搏骤停是指心脏射血功能突然停止。心搏骤停的心电图表现可分为以下 4 类。

1. 心室颤动（VF）：此种病例最为常见，心肌纤维呈现不规则的快速蠕动状态，复苏成功率较高（图22-5）。

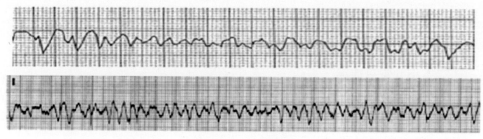

图22-5　心室颤动

2. 持续性室性心动过速：是一种无脉性室性心动过速，此种病例较少见，如抢救及时成功率可达50%以上（图22-6）。

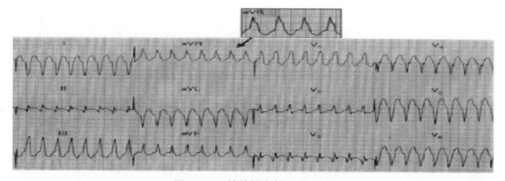

图22-6　持续性室性心动过速

3. 电机械分离：心脏有电活动而无有效的机械（泵）作用，此种病例较少，复苏成功率很低（图22-7）。

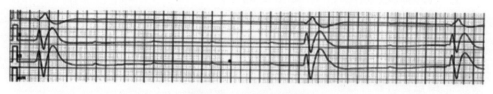

图22-7　电机械分离

4. 心脏停搏：心脏无电活动，心电图呈一直线，此类病例复苏成功率极低（图22-8）。

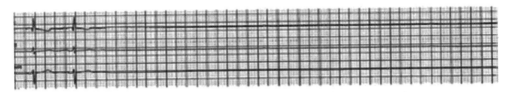

图 22-8　心脏停搏

§22.2　基础生命支持（BLS）

基础生命支持的基本措施是徒手心肺复苏，无论在院内或在院外发生的心搏骤停都应尽快开始实施 BLS。现场心肺复苏包括快速识别心搏骤停、启动急救系统、早期心肺复苏等生存链中的前 3 个环节。如果条件许可，应尽早给予心脏电除颤、呼吸机、药物等支持治疗措施，以期最终实现心肺脑复苏的目的。

▶▶ BLS 适应证 ◀◀

1. 病人突然倒地，意识丧失。

2. 呼吸停止或呈濒死喘息样呼吸。

3. 10 秒内未能扪及脉搏跳动。非专业人员不需要检查脉搏，如果发现病人突然倒下没有意识，且有上述呼吸变化，即可判定为心搏骤停，立即开始心脏按压。

▶▶ BLS 禁忌证 ◀◀

1. 胸壁开放性损伤。

2. 肋骨骨折。

3. 胸廓畸形或心脏压塞。

4. 凡已确诊心、肺、脑等重要器官功能衰竭无法逆转的病人，或晚期癌症心搏骤停病人。

▶▶ BLS 并发症 ◀◀

BLS 的并发症多数是可以避免的，施救者应尽量避免其发生。常见并发症如下。

1. 肋骨骨折：常发生于胸壁弹性差，骨质脆性大的老年人。主要原因是加压时着力点选择不当或骤用暴力所致。

2. 气胸或血气胸：主要是由于肋骨骨折或心脏及肺脏穿刺伤，可合并血胸，亦可发展为张力性气胸。

3. 腹腔脏器损伤出血：可由肋骨骨折端刺伤或按压着力点施于剑突上，致肝脏损伤出血，亦可损伤胃、脾、横结肠、主动脉等。

4. 肺脂肪、骨髓栓塞：胸壁受压后肋弓变形弯曲，造成肋骨和胸骨髓腔细小骨折和髓内压力过高，使脂肪和骨髓进入静脉，形成不同程度的肺脂肪或骨髓栓塞，造成通气血流比例失调，常使心肺复苏失败。

▶▶ 实施 BLS 的时机 ◀◀

BLS 是心搏骤停后挽救生命的基础，主要是指徒手实施心肺复苏。BLS 应于判定心搏骤停后尽早开始施行，因为 BLS 抢救的成功率与其开始时间密切相关，如果在心搏骤停 4 分钟内开始实施 BLS，抢救成功率可达 60% 左右（表 22-1）。

表 22-1　CPR 成功率与 CPR 开始时间的关系

CPR 开始的时间	CPR 成功率
1 分钟	>90%
4 分钟内	60%
6 分钟内	40%
8 分钟内	20%
10 分钟内	0%

▶▶ BLS 的生存链概念 ◀◀

心搏骤停可以发生在医院内，也可发生在医院外，因此现场心肺复苏（BLS）存在院内抢救和院外抢救两种情况。由于抢救条件的不同，具体操作步骤也必然存在一定差异，其实施流程被称为心搏骤停生存链，简要分述如下。

（一）院外心搏骤停生存链

不同于院内抢救的是，院外心搏骤停生存链抢救存在启动医疗急救服务系统、尽早启用心脏电除颤及病人转运等程序。

虽然在一些较发达国家自动体外心脏除颤器（AED）已广泛应用于现场心肺复苏并取得良好效果，但我国尚未推广使用。因此，在我国现场心肺复苏实施中仍难以获得心脏电除颤及其他支持治疗，其主要抢救手段就是进行徒手心肺复苏，本节主要介绍的也是院外徒手心肺复苏（图22-9）。

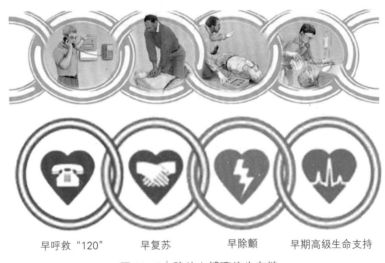

早呼救"120"　　早复苏　　早除颤　　早期高级生命支持

图22-9　院外心搏骤停生存链

（二）院内心搏骤停生存链

不同于院外抢救的是，院内心搏骤停生存链的实施应充分利用院内的有利条件，迅速启动早期预警系统、启动快速反应小组和紧急医疗团队系统，进行高效率、高质量的院内现场心肺复苏（图22-10）。

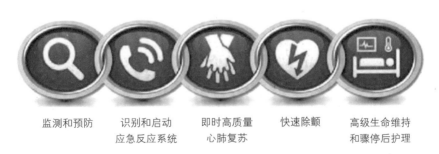

监测和预防　　识别和启动　　即时高质量　　快速除颤　　高级生命维持
　　　　　　　应急反应系统　心肺复苏　　　　　　　　和骤停后护理

图22-10　院内心搏骤停生存链

➤ BLS 的基本内容 ◀◀

根据 2015 年修订的《心肺复苏和心血管急救国际指南》，BLS 的基本内容是 CAB，即按顺序实施心脏按压（C）→开放呼吸道（A）→人工呼吸（B），同时还增加了尽快启动医疗急救服务系统和尽早实施心脏电复律的概念（图 22-11）。

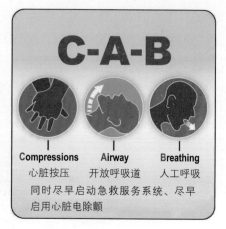

图 22-11　BLS 基本内容

➤ BLS 实施流程 ◀◀

BLS 实施流程如图 22-12、图 22-13 所示。

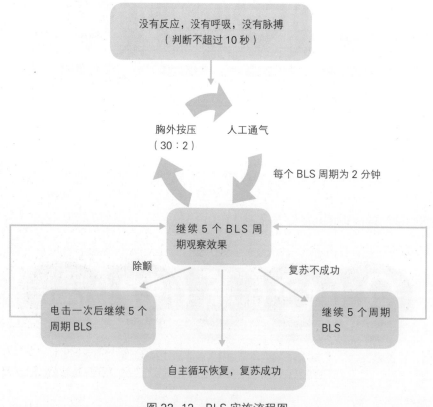

图 22-12　BLS 实施流程图

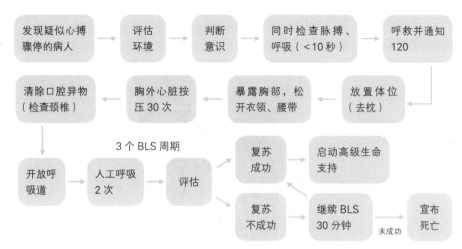

图 22-13　BLS 实施流程示意图

▶▶ **现场心肺复苏操作步骤** ◀◀

以下内容介绍的是院外现场心肺复苏的操作步骤。

（一）快速判断心搏骤停

符合下列各点即可判断为心搏骤停，判断时间为 10 秒。

1. 意识：轻拍、呼唤病人没有反应（图 22-14）。

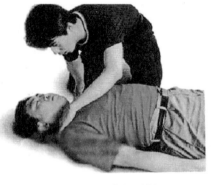

图 22-14　意识判断

2. 同时检查脉搏与呼吸：

（1）检查动脉搏动：触摸颈、股动脉有没有脉搏跳动，首推触摸颈动脉进行判断（图 22-15）。

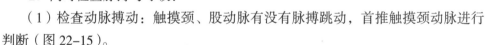

判断循环：触摸颈动脉搏动
1. 颈动脉位置：气管与颈部胸锁乳突肌之间的沟内
2. 方法：一手示指和中指并拢，置于病人气管正中部位，男性可先触及喉结然后向一旁滑移 2～3 cm，至胸锁乳突肌内侧缘凹陷处

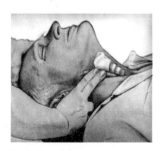

图 22-15　触摸颈动脉搏动

（2）判断呼吸：观察胸廓有没有起伏运动，探测口、鼻有没有气流，是否呈濒死样喘息式呼吸（图22-16）。

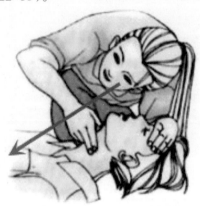

图22-16　判断呼吸（同时检查颈动脉）

（二）排除环境危险因素

判定事发地点环境中有无危险因素，如可能导致触电的电源、可能垮塌的建筑物及环境中是否存在有毒气体等，如有危险因素应予及时排除。

（三）启动医疗急救系统

1. 大声呼叫周围人群前来协助。如系在院内抢救，应迅速通知相关部门前来协助抢救（图22-17）。

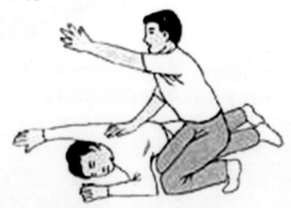

图22-17　大声呼叫周围人群

2. 启动急救医疗服务系统：在尽可能不影响抢救时间的前提下，设法尽早拨打急救电话（120），启动急救医疗服务系统，并告知病人具体人数、具体方位和已提供的急救措施等。

在已经设置了自动心脏除颤器（AED）的地区，应尽快设法取来 AED 设备进行心脏除颤。我国 AED 的应用尚处于起步阶段，只在少数城市地区进行了试点。

（四）安放病人体位

将病人摆放于坚实的平面处，平卧、摆正（图 22-18）。

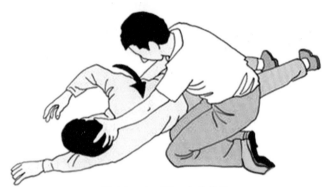

图 22-18 摆正病人体位

（五）早期开始徒手心肺复苏（CAB）

徒手心肺复苏应按心脏按压、开放呼吸道、人工呼吸的顺序进行，即按 CAB 的顺序进行，并应尽早开始。

1. 心脏按压（compressions，C）：确定心脏停搏后，立即开始以 100～120 次 /min 的频率连续心脏按压 30 次。

（1）按压部位：胸骨中下 1/3 交界处。男性或小儿按压部位为双侧乳头连线中心点，女性按压部位为双肋弓交汇处以上 2 横指（图 22-19）。

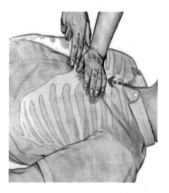
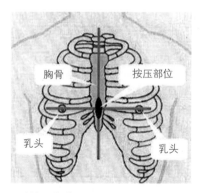

胸骨　　按压部位

乳头　　乳头

图 22-19 心脏按压部位

（2）按压方法：定位后，抢救者两手掌根重叠，双手叠扣，以掌根部压在按压区上。按压时，抢救者双臂应伸直，肘部不可弯曲，利用上半身体重垂直向下用力按压，按压要快而有力（图22-20）。

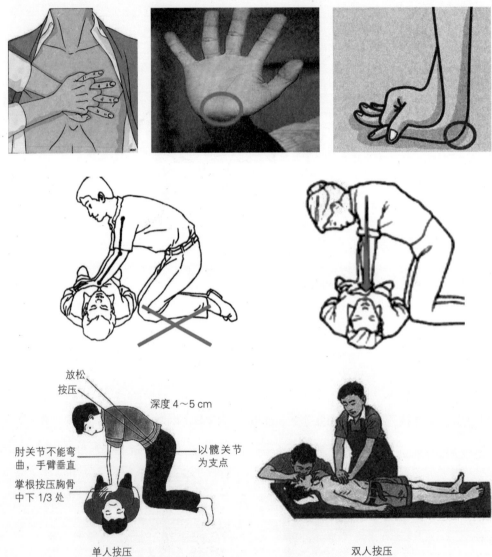

图 22-20　体外心脏按压

需注意的是每次按压后应让胸廓充分抬起，避免按压滞留，同时还要避免施救者依靠在病人身上（图22-21）。

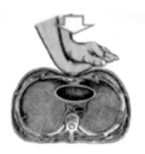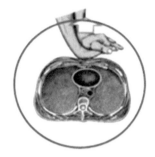

图 22-21　避免按压滞留

（3）按压频率与深度：按压频率为 100～120 次 /min，每 2 分钟换人进行按压；按压深度成人为 5～6 cm，儿童大约 5 cm，婴儿大约 4 cm（图 22-22）。

◆ 按压频率 100～120 次 / min
◆ 保证每次按压后胸部回弹
◆ 尽可能减少按压的中断
◆ 双人按压时，每 2 分钟换人
◆ 成人胸骨按下 5～6 cm
◆ 儿童和婴儿的按压幅度至少为胸部前后径的 1/3
◆ 儿童大约为 5 cm，婴儿大约为 4 cm

图 22-22　心脏按压频率与深度

2．开放呼吸道（airway，A）：畅通呼吸道是进行人工呼吸的重要步骤，为尽量减少胸外按压的中断时间，开放呼吸道速度要快。连续进行 30 次按压后迅速进行开放呼吸道的操作。先松解衣领及裤带，清除口中污物及呕吐物，并取出活动性义齿，然后取下列 3 种方法之一开通呼吸道（图 22-23）。

（1）仰头抬颏法：病人仰卧，抢救者一手放在病人颈后将颈部上抬，另一手以小鱼际侧下按前额，使病人头后仰，颈部抬起。此种手法禁用于头颈部外伤者（图 22-24）。

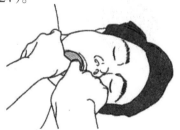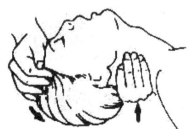

图 22-23　清理口腔　　　　图 22-24　仰头抬颏法

（2）仰头举颏法：是徒手开放呼吸道最常用的手法。病人仰卧，抢救者一手置于其前额，以手掌小鱼际侧用力向后压以使其头后仰，另一手的示指和中指放在下颏骨的下方，将颏部同时向前抬起（图22-25）。

（3）托下颌法：适用于头颈部外伤者。抢救者将双手放在病人头部两侧，紧握下颌角，用力向上托起下颌。此手法不伴头颈后仰，专业人员必须掌握（图22-26）。

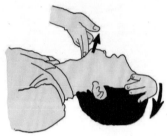 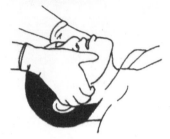

图 22-25　仰头举颏法　　　　　图 22-26　托下颌法

3. 人工呼吸（breathing，B）：呼吸道开通后，立即进行两次人工呼吸。以后每 30 次心脏按压接两次人工呼吸，循环进行，每周期时间为 2 分钟。人工呼吸具体可选用以下 2 种方法之一。

（1）口对口人工呼吸：是一种最常用的、能快速有效地向肺部供氧的急救措施。方法：开放呼吸道后，抢救者用放在病人额部手的拇指和示指将鼻孔捏紧，防止吹入的气体从鼻孔漏出；吸气后用嘴包住病人口部，口对口将气吹入（1 秒以上），此时应见胸廓抬起；然后松开病人鼻孔，让病人被动地呼出气体，此时应见胸廓回落。间隔 4 秒后，再进行第二次人工呼吸（图22-27）。

（2）口对鼻或口对口鼻人工呼吸：当病人牙关紧闭不能张口或口腔有严重损伤时，可改用口对鼻人工呼吸。抢救婴幼儿时，因婴幼儿口鼻开口较小，位置又很靠近，可行口对口鼻人工呼吸（图22-28）。

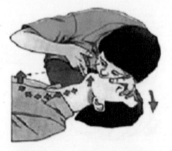 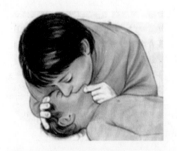

图 22-27　口对口人工呼吸　　　　　图 22-28　口对口鼻人工呼吸

（六）早期电除颤（defidrillation，D）

心室颤动约占全部心搏骤停的 2/3，终止室颤最有效的方法是电除颤，2015 年版《心肺复苏和心血管急救国际指南》强调除颤越早越好，要求力争在病人倒下后 3 分钟内进行电击除颤，一般使用的是自动体外心脏除颤器（AED）。有关 AED 的详细介绍，本书另设有专节，请读者自行参阅（图 22-29）。

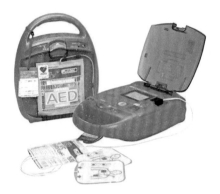

图 22-29　自动体外心脏除颤器（AED）

▶▶ 徒手心肺复苏（BLS）注意事项 ◀◀

BLS 的注意事项，主要包括胸外心脏按压、人工呼吸和体外心脏电除颤 3 个方面，分述于下。

（一）胸外心脏按压的注意事项

1. 按压部位要准确，按压力量应平稳，避免冲击式按压或猛压，避免出现胃内容物反流、肋骨骨折等并发症。

2. 病人头部应适当放低以避免按压时呕吐物反流入气管，也可防止因头部高于心脏水平而影响脑血流灌注。

3. 下压和放松的时间应大致相等，放松压力时应注意定位的手掌根部不得离开胸骨，以免按压位置移动。

4. 尽可能避免因分析心律、检查脉搏和其他治疗而中断胸外心脏按压，每次中断按压时间要 <10 秒。

5. 按压与通气比例是 30:2，每个周期为 5 组 CPR，时间为 2 分钟。

6. 按压期间要密切观察病情，判断复苏效果。按压有效的指标是按压时可触及颈动脉搏动、肱动脉收缩压 ≥ 60 mmHg、有知觉反射、散大的瞳孔开始缩小、呻吟或出现自主呼吸（表 22-2）。

表 22-2　徒手心肺复苏注意事项

施救者应该	施救者不应该
以 100～120 次 / min 的速率实施胸外按压	以 ＜100 次 / min 或 ＞120 次 / min 的速率按压
按压深度至少达到 5 cm	按压深度小于 5 cm 或大于 6 cm
每次按压后让胸部完全回弹	在按压间隙倚靠在病人胸部
尽可能减少按压中的停顿	按压中断时间大于 10 秒
给予病人足够的通气（30 次按压后 2 次人工呼吸，每次呼吸超过 1 秒，每次须使胸部隆起）	给予过量通气（即呼吸次数太多，或呼吸用力过度）

（二）人工呼吸的注意事项

1. 成人每次吹气量以病人胸廓有明显隆起为准，每次吹气时间约 1 秒，吹气频率在 8～10 次 / min。

2. 成人进行现场心肺复苏时，无论单人或双人实施抢救操作，心脏按压与呼吸比例均是 30∶2，即按压胸部 30 次，吹气 2 次；儿童进行现场心肺复苏时，如为单人进行抢救操作，心脏按压与呼吸比例是 30∶2；如为双人进行抢救操作，心脏按压与呼吸比例是 15∶2。

3. 吹气速度和压力均不宜过大，以防咽部气体压力超过食管内压而造成胃扩张。使用呼吸气囊进行人工呼吸时，一定要保证压力阀正常工作，按压气囊适度，防止给气过多。

4. 通气良好的标志是有胸部的扩张和听到呼气的声音。

（三）体外心脏电除颤的注意事项

1. 发生心搏骤停后，应尽早进行除颤器除颤。

2. 电击除颤时为避免触电，操作人员需脱离与病人的接触。

3. 除颤若未成功，应继续进行心脏按压和人工呼吸。

➤➤ BLS 效果判断 ◄◄

每个心肺复苏循环为 23～24 秒，连续完成 5 个 BLS 周期操作后，观察病人，判断复苏结果。心肺复苏成功的标志如下。

1. 恢复出现可触及的大动脉搏动（颈动脉）。
2. 恢复自主呼吸运动，出现吞咽、咳嗽等反射动作。
3. 瞳孔缩小，对光反射恢复。
4. 心电图出现窦性或房性心律。

➤➤ BLS 终止指征 ◄◄

1. 正确进行心肺复苏 30 分钟以上，仍无脉搏和自主呼吸。
2. 出现脑死亡表现，脑干反射消失。
3. 心电图和脑电图检查均无电活动。

➤➤ BLS 特殊情况处理 ◄◄

（一）婴幼儿复苏

1 岁以内为婴儿，1～3 岁为幼儿，婴儿、儿童与成人现场心肺复苏的内容虽然相同，但方法、位置、频率等有所不同（表 22-3）。

表 22-3　婴儿、儿童与成人现场心肺复苏比较

	婴儿（1 岁以内）	儿童（1～8 岁）	成 人
判断意识	拍击足跟或捏掐合谷穴看是否哭泣	轻拍是否哭泣	轻拍并呼喊看有无反应
开放呼吸道	头轻度后仰，不可过度后仰	仰头举颏法	仰头举颏法
吹气方法	口对口、鼻	口对口或口对鼻	口对口或口对鼻
吹气量	使胸廓起伏	使胸廓隆起	1000 mL 左右
吹气频率	20 次 / min	16 次 / min	12 次 / min
检查脉搏	肱动脉或股动脉	颈动脉	颈动脉

续表

	婴儿（1岁以内）	儿童（1～8岁）	成 人
胸外心脏按压部位	两乳头连线中点与胸骨中线交叉点下方一横指	胸骨中下 1/3	胸骨中下 1/3
按压方式	指压法	一只手掌根	双手掌根重叠
按压深度	2 cm 左右	3 cm 左右	4～5 cm
按压频率	>100 次 / min	80～100 次 / min	80 次 / min 左右
按压与吹气比例	5：1	5：1	单人 5：1，双人 15：2

1. 意识判断：婴幼儿对语言无法正确反应，术者可用手拍击其足跟部或压眼眶，如有哭泣，则为有意识。

2. 人工呼吸：以仰头举颏法畅通呼吸道。口对口鼻呼吸为主。可一手托颏，以保持呼吸道平直（图 22-30）。

3. 检查脉搏：婴幼儿颈部脂肪肥厚，颈动脉不易触及，可检查肱动脉。术者大拇指放在上臂外侧，示指和中指轻轻压在内侧即可感觉搏动与否（图 22-31）。

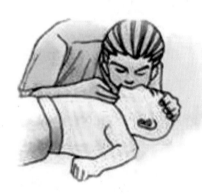

图 22-30　口对口鼻人工呼吸

4. 胸外按压部位及方法：婴幼儿按压部位应为两乳连续与胸骨正中线交界点下一横指处，多采用环抱（又称后托法）法，即双拇指重叠下压。下压深度至少为胸部前后径的 1/3（图 22-32）。

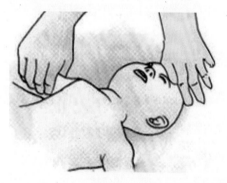

图 22-31　检查上臂的肱动脉

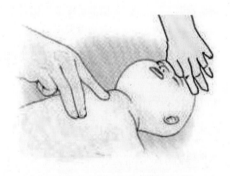

图 22-32　胸外按压部位与方法

5. 胸外按压频率与人工呼吸比例：婴儿胸外按压频率应 >100 次 /min，其比例为 15∶2（双人）或 30∶2（单人）。

（二）溺水复苏

由于心搏骤停不是即刻发生，自然界的水温降低了组织氧耗量，复苏时间要延长 40 分钟，这类病人有假死状态。

（三）电击伤复苏

电击伤有假死存在，于复苏同时加用降温措施，复苏时间也应适当延长，国内外均有超过 40 分钟复苏成功的报道。

（四）外伤病人复苏

创伤所致心脏停搏的存活率一般很差，有大量失血者应同时积极补充血容量，有开放伤口应局部止血。疑有颈椎骨折，应防止任何向前、向后、向一侧或转头活动。如必须转动，头、颈、胸和躯体应予以支持并作为一个整体翻动。对胸部贯穿性伤病人，应立即做开胸术并进行开胸按压，同时进行口对口人工呼吸。

§22.3　高级生命支持（ACLS）

高级生命支持（advanced cardiac life support，ACLS）是基础生命支持 BLS 的延伸，称为心肺复苏的第二阶段。ACLS 通常是在医院内进行，理想的是在医院的 ICU 病房进行，并应由具有较高能力的专业医护人员协作实施，争取使病人最终存活并保持正常或较好的生理功能。

▶▶ ACLS 的主要内容 ◀◀

ACLS 的主要内容包括组建复苏团队、对病人进行再评估、继续给予高质量的循环支持、建立高级气道（人工）并给予有效的呼吸支持，促进脑复苏和防治心肺复苏后的多器官再灌注损伤（心肺复苏后综合征）等。ACLS 的主要内容可以概括为 "ABCD"，即建立高级气道（人工）（A）、人工正压通气或呼吸机通气（B）、维持人工循环（C）、鉴别诊断及药物治疗（D）（图 22-33）。

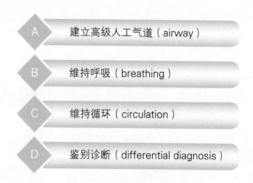

图 22-33　ACLS 的主要内容（ABCD）

▶▶ **组建复苏团队** ◀◀

　　无论是在医院内进行心肺复苏，或是院外心肺复苏病人送抵医院后，均应迅速组建复苏团队，并分工负责以下各项工作。

　　1. 负责呼吸道管理。

　　2. 负责循环管理。

　　3. 负责建立静脉通道及用药管理。

　　4. 负责除颤管理。

　　5. 负责记录管理。

▶▶ **重新评估病人** ◀◀

　　基础生命支持（BLS）成功后，应对病人进行再次评估，其内容如下。

　　1. 评估呼吸道：呼吸道是否开放，是否需要建立高级呼吸道。

　　2. 评估呼吸：氧合通气是否足够，是否需要机械正压呼吸。

　　3. 评估循环：尽快进行心电图评估，明确心脏功能。

　　4. 查找引起心搏骤停的原因。

▶▶ **ACLS 流程** ◀◀

　　高级生命支持应在心肺复苏成功后迅速进行，具体工作流程和救治措施如下（图 22-34）。

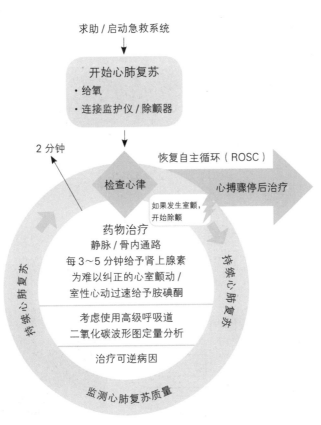

求助 / 启动急救系统

开始心肺复苏
· 给氧
· 连接监护仪 / 除颤器

2 分钟

恢复自主循环（ROSC）

检查心律

心搏骤停后治疗

如果发生室颤，开始除颤

药物治疗
静脉 / 骨内通路
每 3～5 分钟给予肾上腺素
为难以纠正的心室颤动 /
室性心动过速给予胺碘酮

考虑使用高级呼吸道
二氧化碳波形图定量分析

治疗可逆病因

监测心肺复苏质量

持续心肺复苏

图 22-34 ACLS 流程示意图

（一）建立人工气道（A）

根据病人不同情况，选择不同措施。

1. 氧气面罩：在呼吸道通畅的前提下，可暂时使用氧气面罩供氧，亦可使用球囊面罩手控正压通气（图 22-35）。

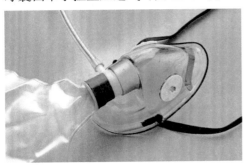
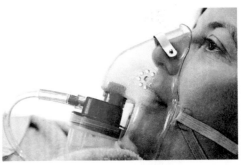

图 22-35 氧气面罩通气

2. 用口咽管或鼻咽管保持呼吸道通畅：此法只能作为建立高级人工气道前的过渡性措施（图 22-36）。

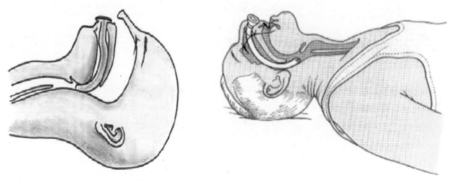

图 22-36　鼻咽与口咽通气管通气

3. 环甲膜穿刺或切开：只能作为建立人工气道的临时应急措施（图 22-37）。

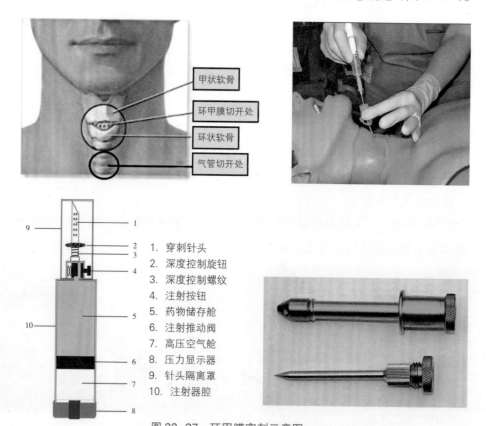

甲状软骨
环甲膜切开处
环状软骨
气管切开处

1. 穿刺针头
2. 深度控制旋钮
3. 深度控制螺纹
4. 注射按钮
5. 药物储存舱
6. 注射推动阀
7. 高压空气舱
8. 压力显示器
9. 针头隔离罩
10. 注射器腔

图 22-37　环甲膜穿刺示意图

4. 气管内插管：是最可靠的高级人工气道，也是高级生命支持开始的标志和象征（图 22-38）。

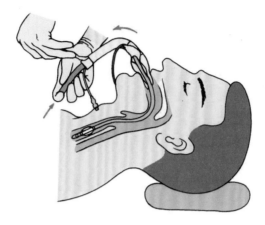

图 22-38　气管内插管示意图

（二）人工正压通气（B）

通过口咽管、气管内插管或气管切开，利用挤压气囊或呼吸机进行人工正压通气（图 22-39）。

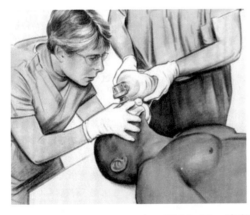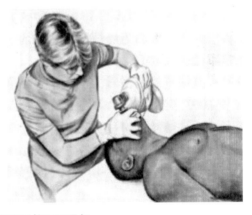

图 22-39　球囊面罩手控正压通气

（三）持续人工循环（C）

在实施 ACLS 的过程中，必须保持持续的有效血液循环。

1. 心脏已经复苏：此时应持续严密监测心律、心率和血压，必要时可继续进行心脏按压或电除颤。

行心脏按压或电除颤。

2．心脏未复苏：继续按基础生命支持进行心肺复苏，并尽快使用电除颤，必要时可实施开胸心脏按压或使用人工心肺机建立紧急体外循环。

（四）鉴别诊断与药物治疗（D）

复苏后的药物治疗主要包括复苏药物（肾上腺素等）、病因治疗药物、器官功能保护性药物和支持性药物（如葡萄糖等）的应用。

1．迅速建立静脉给药途径：最好施行经皮中心静脉置管。必要时也可施行骨髓内给药或气管内给药（图 22-40）。

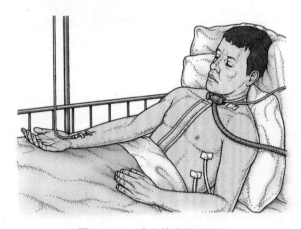

图 22-40　建立静脉给药途径

2．复苏药物应用：一般不主张一次大剂量给药，不主张联合用药，不主张心内注射给药。

（1）肾上腺素：为首选复苏药物，每 3～5 分钟使用 1 mg 肾上腺素静脉给药，必要时可用肾上腺素 2～2.5 mg 气管内给药（图22-41）。

（2）加压素：2015 年版《心肺复苏和心血管急救国际指南》已将使用加压素的内容删除。

> 经典用法：肾上腺素 1 mg，iv，每 3～5 分钟 1 次
> 中剂量：肾上腺素 2～5 mg，iv，每 3～5 分钟 1 次
> 递增量：肾上腺素 1 mg-3 mg-5 mg，iv，每 3～5 分钟一次
> 高剂量：肾上腺素 0.1 mg/kg，iv，每 3～5 分钟 1 次
> 注意：避免与碳酸氢钠同时同一静脉通道应用！
> （碳酸氢钠最好不与肾上腺素类药物混合，以免后者失活）

图 22-41　心肺复苏者肾上腺素用法

3．除颤药物应用：可选用胺碘酮、利多卡因、普鲁卡因酰胺、硫酸镁等药物（表22-4）。

表22-4　高级生命支持的除颤药物

药　物	剂　量	适应证
胺碘酮	最大剂量：24 小时内 2.2 g 10 分钟内静脉注射，150 mg 开始 随后 6 小时内静脉滴注，360 mg（1 mg/min） 随后 18 小时内静脉滴注，540 mg（0.5 mg/min）	CPR、电击无效的室颤 / 室速心搏骤停 致命心律失常
利多卡因	从 1～1.5 mg/kg 的剂量开始，每 5～10 分钟给予 0.5～0.75 mg/kg，共用 3 mg/kg，然后 1～4 mg/min 输注	室颤、室速造成的心搏骤停，可替代胺碘酮 心室功能稳定单形性室速 疑似扭转型室速
肾上腺素	静脉注射 3～5 分钟 1 mg	心搏骤停 有症状心动过速 严重低血压 过敏反应
碳酸氢钠	1 mmol/kg 静脉注射 / 静脉滴注	高钾血症 酸中毒
腺苷	1～3 秒初始剂量 6 mg 静脉注射，可在 1～2 分钟后给予第二剂 12 mg，可以 1～2 分钟后给予第三剂 12 mg	稳定窄 QRS 室上速的一线药物 当做好电复律准备时，可用于不稳定窄 QRS 折返性心动过速
多巴胺	每分钟 2～20 μg/kg，调整剂量至病人有反应，然后逐渐减慢速度	有症状心动过缓二线药物 出现休克症状和体征的低血压 开始用药时应当补充液体纠正低血容量 勿与碳酸氢钠混合

（五）输液治疗

血容量正常的病人补液过多会导致肺水肿，因此不推荐高级生命支持过程中常规补液；除非存在低血糖，否则不用葡萄糖溶液；复苏时如需补液应选用林格液生理盐水。

（六）病因治疗

心搏骤停的病因复杂而多样，治疗方法也随之而异，应根据病人的实际情况（如中毒、创伤、心肌梗死等）采取相应的治疗措施。

（七）亚低温治疗

亚低温治疗是指利用亚低温治疗仪将病人体温降至 30 ℃～35 ℃，用以治疗脑缺血、脑缺氧等疾病，取得良好疗效。该疗法也是促进脑复苏的治疗手段之一（图 22-42）。

（八）保护组织脏器功能

重点是保护脑组织、肝脏、肾脏和心脏药物的应用。

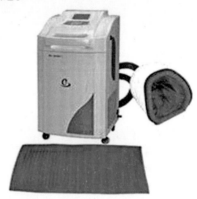

图 22-42　亚低温治疗仪

§22.4　心脏电除颤器及其应用

心脏电除颤器又称电复律机，通常是在医院内使用，现在有些 120 急救车上也配置了便携式简易心脏电除颤器。

▶▶ 设备与工作原理 ◀◀

心脏电除颤器主要由除颤电路、充电电路、放电电路、心电信号放大电路、心电信号显示电路、控制电路、心电图记录器、电源以及除颤电极板等组成，是目前临床上广泛使用的抢救设备之一。它用脉冲电流作用于心脏，实施电击治疗，消除心律失常，使心脏恢复窦性心律，它具有疗效高、作用快、操作简便，与药物相比较更为安全等优点。

　　现代多功能除颤器具有除颤、连续心电图监护、打印、存储、报警等功能，而且还能提供语音指导操作程序（图 22-43）。

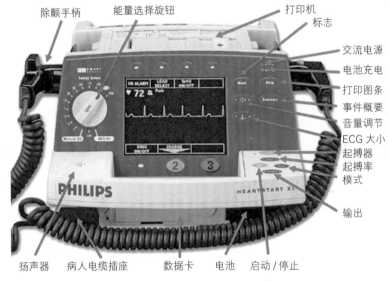

图 22-43　多功能体外心脏电除颤器

▶▶ 电除颤适应证 ◀◀

　　1. 心室颤动是电复律的绝对指征。

　　2. 慢性心房颤动（心房颤动史在 1～2 年以内）和持续心房扑动。

　　3. 阵发性室上性心动过速，经常规治疗无效，且伴有明显血流动力学障碍者或预激综合征并发室上性心动过速而用药困难者。

　　4. 呈 1:1 传导的心房扑动。

▶▶ 电除颤禁忌证 ◀◀

　　1. 缓慢心律失常，包括病态窦房结综合征。

　　2. 洋地黄过量引起的心律失常（除心室颤动外）。

　　3. 伴有高度或完全性传导阻滞的心房颤动、心房扑动、房性心动过速。

　　4. 严重的低血钾暂不宜作电复律。

　　5. 左心房巨大，心房颤动持续 1 年以上，长期心室率不快者。

▶▶ 除颤器操作程序 ◀◀

1. 迅速检查除颤器：确认各部位按键、旋钮、电极板完好，电源已连接。
2. 病人体位：病人取平卧位，去除病人身上的金属物品；操作者位于病人右侧（图 22-44、图 22-45）。

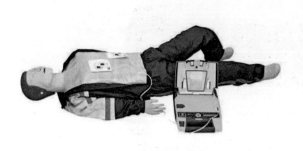
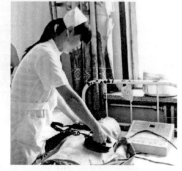

图 22-44　心脏除颤病人体位　　　　图 22-45　心脏除颤操作者位于病人右侧

3. 开启除颤仪：开启除颤仪，设置除颤器功能至监护位置，显示病人心律，证实病人心律状况适合心脏电除颤（图 22-46）。

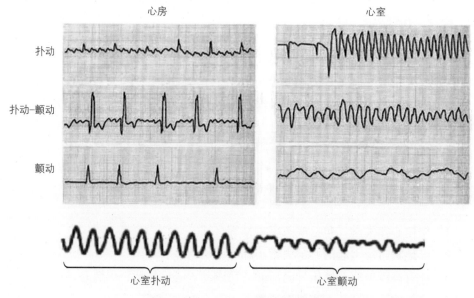

图 22-46　心房、心室扑动与颤动

4. 用干布迅速擦干病人胸部皮肤，将手控除颤电极板涂以专用导电胶。

5. 安放除颤器电极板：前电极板放在胸骨外缘上部右侧锁骨下方；外侧电极板放在左下胸乳头左侧，使电极板中心在腋前线上。观察心电波形，确定为心室颤动（图 22-47）。

6. 选择除颤能量：首次除颤用 200 J，第二次用 200～300 J，第三次为 360 J。

7. 充电：按压除颤充电按钮，使除颤器快速充电。

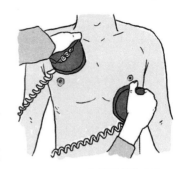

图 22-47　电极板摆放位置

8. 除颤电极板紧贴胸壁，适当加以压力，确定周围无人员直接或间接与病人接触（图 22-48）。

9. 电除颤：除颤仪显示可以除颤信号时，双手同时协调按压手控电极两个放电按钮进行电击。

10. 放电结束不移开电极，观察电击除颤后心律，若仍为心室颤动，则选择第二次除颤、第三次除颤，重复上述 6～10 步骤。

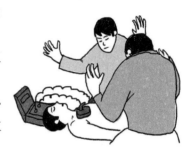

图 22-48　脱离与病人的接触

▶▶ 除颤后护理 ◀◀

1. 观察：继续观察心率、心律、呼吸、血压、面色、肢体情况及有无栓塞表现，随时做好记录。术前抗凝治疗者，术后仍需给药，并做抗凝血监护。

2. 休息与营养：卧床休息 1～2 天，给予高热量、高维生素、易消化饮食，保持大便通畅。

3. 保健指导：向病人说明注意事项，如避免劳累、情绪激动等。

▶▶ 电除颤的注意事项 ◀◀

1. 去除病人义齿及身上的金属物品。

2. 导电胶应涂抹均匀，避免局部皮肤灼伤。

3. 掌握好除颤器手柄压力。

4. 电击板应避开内置式起搏器部位，避开溃烂或伤口部位。

5. 尽量避免高氧环境。

6. 电除颤应在病人呼气终末时放电除颤。

§22.5　自动体外除颤器（AED）及其应用

　　自动体外除颤器（AED）又称公众体外除颤器，是一种放置在公共场所的、便携式的、可供社会公众使用的体外除颤器，现在许多国家已普遍推广应用，我国正逐步开始试点应用。AED 主要应用于现场心肺复苏。

　　心搏骤停可能在任何时间、任何地点发生，AED 为病人能得到及时的救治提供了可能。AED 是全自动的，只要稍加学习，一般人都能使用。如果 AED 能像灭火器一样得到广泛的使用，将对提高心搏骤停抢救存活率发挥极为重要的作用。

▶▶ AED 适应证 ◀◀

　　自动体外心脏除颤器是针对以下两种病人而设计的。

1. 心室颤动或心室扑动。
2. 无脉性室性心动过速。

　　以上两种病人和无心率一样不会有脉搏，此时心肌虽有一定的运动却无法有效地将血液送至全身。在发生心室颤动时，心脏的电活动处于严重混乱的状态，心室无法有效泵出血液；在心动过速时，心脏则是因为跳动太快而无法有效泵出充足的血液，通常心动过速最终会变成心室颤动。上述情况若不及时矫正，将导致脑部缺氧性损伤和死亡，每拖延一分钟，病人的生存率即降低 10%。

▶▶ AED 设备 ◀◀

　　AED 设备多种多样，但原理和使用方法基本相同，通常都设有语音和画面提示操作步骤的功能。

（一）AED 盒放置点

　　为了使自动除颤器易于看见，多以鲜红、鲜绿及鲜黄色来标示，且均有国际通用的 AED 标志。AED 多由坚固的外箱加以保护，标准的 AED 盒内除配有自动除颤器外，还配有脸罩，可以方便施救者对病人隔着脸罩进行人工呼吸。另外，有些盒内还配有橡胶手套、剪刀、毛巾及剃刀等急救工具（图 22-49、图 22-50）。

 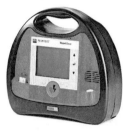 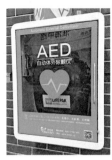 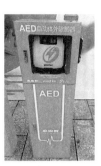

图 22-49 AED 通用标志与 AED 盒　　　图 22-50 公共场所放置 AED

（二）自动除颤仪结构与功能

自动除颤仪结构小巧紧凑，具有心电图显示和分析、操作提示、电击复律等功能（图 22-51）。

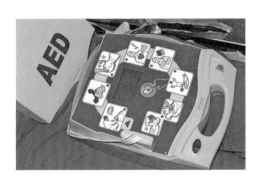 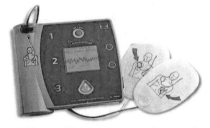

自动体外电除颤仪（AED）界面简单，一般根据机器提示音，按照"1、2、3"的步骤就能完成自动电除颤的操作

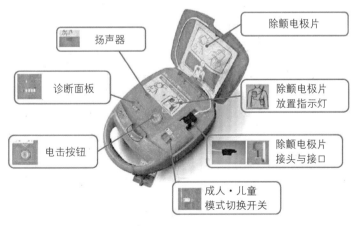

扬声器　　除颤电极片

诊断面板　　除颤电极片放置指示灯

电击按钮　　除颤电极片接头与接口

成人·儿童模式切换开关

图 22-51 自动体外除颤器（AED）结构与功能

375

▶▶ AED 除颤概念 ◀◀

AED 除颤的概念是 CPR 与 AED 结合循环实施，即确定病人心搏呼吸骤停（无意识、无呼吸、无脉搏）后，立即进行徒手心肺复苏（CPR）；取得 AED 除颤仪后暂停 CPR，立即实施 AED 除颤；如未复律成功，继续施行 5 个周期的 CPR；如此反复循环进行，直至复苏成功或急救人员到达（图 22-52）。

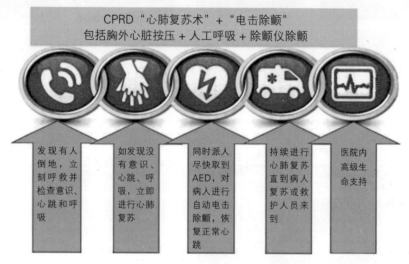

CPRD "心肺复苏术" + "电击除颤"
包括胸外心脏按压 + 人工呼吸 + 除颤仪除颤

| 发现有人倒地，立刻呼救并检查意识、心跳和呼吸 | 如发现没有意识、心跳、呼吸，立即进行心肺复苏 | 同时派人尽快取到 AED，对病人进行自动电击除颤，恢复正常心跳 | 持续进行心肺复苏直到病人复苏或救护人员来到 | 医院内高级生命支持 |

图 22-52　AED 使用程序（CPR+AED）

▶▶ AED 使用程序 ◀◀

1. 寻取 AED：派人从就近的地方寻取 AED 设备。自动除颤器通常配置于有大量人群聚集的地方，如购物中心、机场、车站、饭店、体育馆、学校等处，现在我国有些城市（如上海）已可在手机上查找 AED 放置的分布图（图 22-53）。

2. 开启 AED：打开 AED 的盖子，依据视觉和声音的提示操作（有些型号需要先按下电源）。

3. 给病人贴电极：两块电极板分别贴在右胸上部和左胸左乳头外侧，具体位

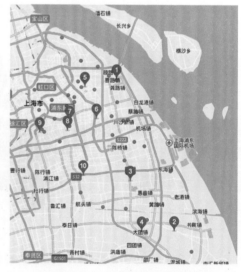

图 22-53　上海市 AED 分布地图

置可以参考 AED 机壳上的图样和电极板上的图片说明（图 22-54）。

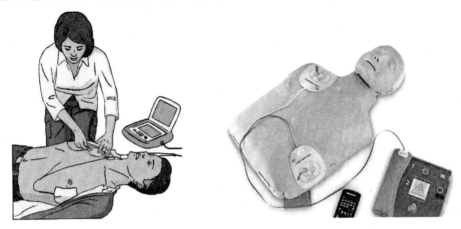

图 22-54　贴 AED 电极板

4．将电极板插头插入 AED 主机插孔。

5．分析心律和除颤：按下"分析"键（有些型号在插入电极板后会发出语音提示，并自动开始分析心率，在此过程中请不要接触病人，即使是轻微的触动都有可能影响 AED 的分析），AED 将会开始分析心率。分析完毕后，AED 将会发出是否进行除颤的建议，当有除颤指征时，不要与病人接触，同时告诉附近的其他任何人远离病人，由操作者按下"放电"键除颤（图 22-55）。

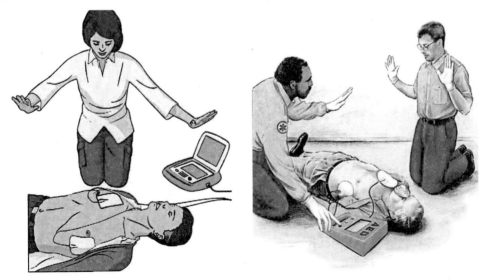

图 22-55　AED 电极除颤

6. 继续进行徒手心肺复苏（CPR）：如果一次除颤后未恢复有效心律，应立即进行 5 个周期 CPR，然后进行第二次除颤，除颤结束后 AED 会再次分析心律，如仍未恢复有效灌注心律，操作者应再进行 5 个周期 CPR，然后再次分析心律、除颤、CPR，如此反复进行，直至急救人员到来。

▶▶ 公众启动除颤计划 ◀◀

研究显示，如果能在心搏骤停发作后最初的 3～5 分钟实施治疗，那么生存率可高达 70% 以上。为达此目的，推广 AED 的使用是最关键的措施，目前在一些发达国家已经较广泛开展了公众启动除颤计划（PAD）。该计划的特点是在全国范围内的一些公共场所如学校、旅馆、饭店、超市、社区中心、商业建筑和家庭装备 AED，并对警察、社区管理人员及其他相关人员进行 AED 使用的培训，以期能在最短的时间内对心搏骤停病人进行除颤治疗。

我国 AED 工程在 2004 年启动，但进展速度较慢，目前已在北京、上海等多个城市开展了试点工作，希望我国 PAD 工程能尽快在全国推广普及。

§23

预防医学概述

预防医学是现代医学的组成部分之一，对预防社会人群疾病的发生、提高人群健康水平、改善人群生活质量和延长人群寿命具有重要意义。

▶▶ 现代医学的构成 ◀◀

现代医学主要包括基础医学、临床医学和预防医学三大领域（图23-1）。

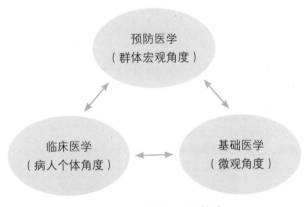

图 23-1　现代医学的构成

1. 基础医学：属于基础学科，是现代医学的基础，是研究人的生命和疾病现象的本质及其规律的自然科学。

2. 临床医学：是研究疾病的病因、诊断、治疗和预后，提高临床治疗水平，促进人体健康的科学。是直接面对疾病、病人，对病人直接实施治疗的科学。

3. 预防医学：以人群为研究对象，应用宏观与微观的技术手段，研究健康影响因素及其作用规律，阐明外界环境因素与人群健康的相互关系，制订公共卫生策略与措施，以预防疾病、增进健康、延长寿命和提高生命质量为目标的一门医学科学。

►► 预防医学定义 ◄◄

预防医学是医学的一门应用学科，它以个体和确定的群体为对象，目的是保护、促进和维护健康，预防疾病、失能和早逝。其工作模式是"环境-人群-健康"，这是一个"健康生态模型"，它强调环境与人群的相互依赖、相互作用和协调发展，并以人群健康为目的。

►► 预防医学的发展 ◄◄

18 世纪中晚期，欧洲的工业革命推动了科学的进步和发展。在医学方面，微生物学、生理学和病理学等逐步形成，同时开启了现代预防医学发展的新阶段。现代预防医学经历了 3 次公共卫生革命和个体预防、群体预防、社会预防和人类预防 4 个阶段（图 23-2）。

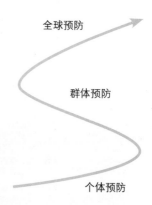

- 第一次公共卫生革命：以控制传染病为主的公共卫生措施
- 第二次公共卫生革命：以干预个人不良生活行为方式来控制慢性非传染性疾病的健康促进
- 第三次公共卫生革命：以生态学模型为指导的综合干预措施，来延长人群健康寿命和提高生活质量，又称"新公共卫生"（New Public Health）

全球预防

群体预防

个体预防

图 23-2 三次公共卫生革命示意图

1. 个体预防阶段：20 世纪以前，主要以个体为对象进行疾病的治疗和预防。
2. 群体预防阶段：从 19 世纪末到 20 世纪初，人类在与天花、霍乱、鼠疫、流行性感冒等劣性传染病斗争的过程中，逐步进入了群体预防的新阶段。此阶段被称为第一次公共卫生革命（图 23-3）。

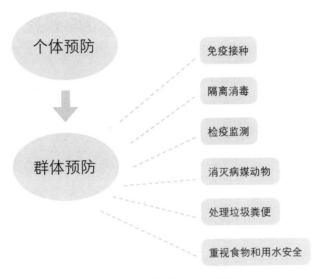

图 23-3　群体预防示意图

3．社会预防阶段：20世纪中期以后，人们开始将预防从个体防病（含传染病）扩展到社会性预防措施，逐渐认识到生活方式、社会环境和心理因素等对健康的重要影响，并采取相应的解决办法。此阶段被称为第二次公共卫生革命。

4．人类预防阶段：20世纪70年代以后，人们强调采用卫生政策、经济人口政策、卫生保健服务和环境保护等整体预防体系，对疾病进行区域性、国家性和全球性的整体社会预防，使预防医学进入以全人类为对象进行预防的时代，开始进行第三次公共卫生革命。

▶▶ 预防医学内容 ◀◀

1．探索影响健康的危险因素。
2．寻找危险因素的研究方法。
3．提出控制危险因素的策略与措施。

▶▶ 预防医学特点 ◀◀

预防医学与临床医学和公共卫生学关系密切，但是它们工作的内容和对象各有侧重。

预防医学与临床医学的区别在于以下几方面（图 23-4）。

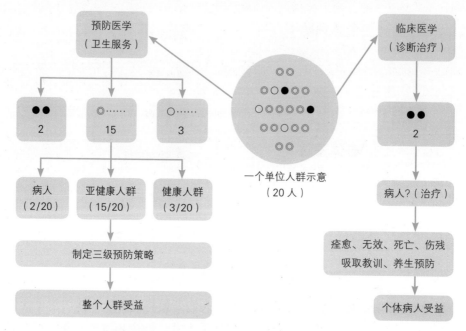

图中黑点代表病人，白点代表健康人，其余为亚健康者

图 23-4　预防医学与临床医学对人群健康效益的比较

1. 预防医学的工作对象包括个体及确定的群体，主要着眼于健康者和亚健康者。

2. 突出预防为主的观念，着眼环境（工作、生活、社会环境），面向群体，提倡标本兼顾的三级预防措施。

3. 采取的预防对策，具有较临床医学更大的人群健康效益。

4. 研究方法上注重微观和宏观相结合，但更侧重于影响健康的因素与人群健康的关系。

▶▶ 健康观与健康状况 ◀◀

（一）健康观

1. 传统健康观：长期以来传统的健康观，把健康单纯地理解为"无病、无残、无伤"。

2．当代健康观：1986年世界卫生组织（WHO）提出"健康是身体、心理和社会适应的完好状态，而不仅是没有疾病和虚弱。"

（二）健康状况

人的健康状况可以分为健康、亚健康和不健康（疾病）3种情况。据统计，良好的健康管理能减少50%的死亡率，人类1/3的疾病通过预防保健可以避免，1/3的疾病通过早期发现可以有效控制，1/3的疾病通过信息的有效沟通可以提高疗效。

1．健康：现代健康的含义是多元的、广泛的，包括生理、心理和社会适应性3个方面。世界卫生组织对健康的定义是："健康不仅是没有疾病或虚弱，而是要有一种健全的身心状态和良好的社会适应能力"，也就是说健康包括躯体健康、心理健康、道德健康和社会适应健康等诸多方面。维护健康的四大基石是合理膳食、适量运动、戒烟限酒、心理平衡（图23-5）。

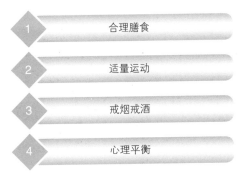

1	合理膳食
2	适量运动
3	戒烟戒酒
4	心理平衡

图 23-5　四大健康基石

2．亚健康：亚健康状态是健康与疾病之间的临界状态，各种仪器及检验结果为阴性，但人体有各种各样的不适感觉。这是新的医学理论、新概念，也是社会发展、科学与人类生活水平提高的产物，它与现代社会人们的不健康生活方式及所承受的社会压力不断增大有直接关系。

3．疾病：疾病是机体在外界和体内某些致病因素作用下，因自稳态调节紊乱而发生的生命活动异常，使机体组织、细胞产生病理变化，出现各种症状、体征及社会行为的异常。任何疾病的发生必须具备致病因子（物理、化学和生物因子）、宿主和环境（自然与社会环境）三项基本条件，又称三要素（图23-6）。

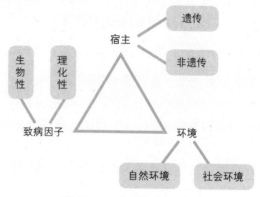

图 23-6　疾病发生三要素

▶▶ **影响健康的因素** ◀◀

　　影响健康的因素可归纳为 4 大类：社会经济环境、物质环境、个人因素以及卫生服务的可得性（图 23-7）。

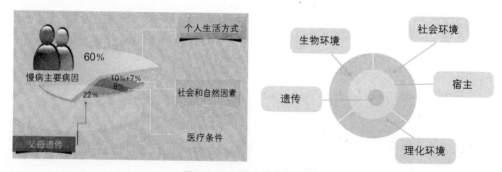

图 23-7　影响健康的因素

　　1. 社会经济环境影响：包括个人收入和社会地位、文化背景和社会支持状况、受教育程度及就业情况等。

　　2. 环境影响：一般而言，人类环境大致包括社会环境、自然环境、家庭环境、工作环境和心理环境等，他们通过不同的途径影响着人类的健康。例如贫穷饥饿、环境污染、职业危害、心理异常等均可导致人类发生不同的疾病（图 23-8、图 23-9）。

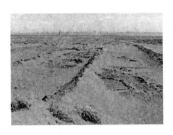

土地污染

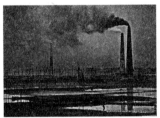

空气污染

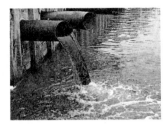

水污染

图 23-8 环境污染

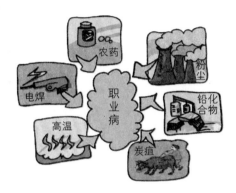

环境与职业病

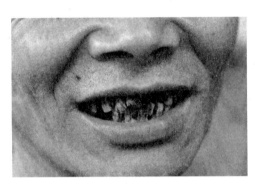

氟中毒（氟牙）

图 23-9 环境对健康的影响

3. 个人因素影响：包括遗传因素、婴幼儿发育状态、个人的生活行为方式和生活习惯，以及个人的能力和技能等（图 23-10）。

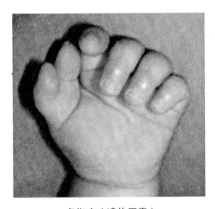

多指症（遗传因素）

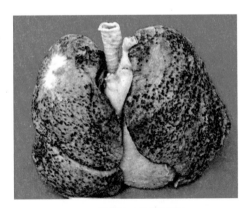

吸烟肺（生活习惯）

图 23-10 个人因素对健康的影响

（4）卫生服务的影响：包括促进健康、预防疾病、治疗疾病和康复等健全的卫生机构，公平合理的卫生资源配置，以及保证服务的可得性。

►► 三级预防策略 ◄◄

根据疾病发生发展过程以及健康决定因素的特点，把预防策略按等级分类，称为三级预防策略（表23-1）。

表23-1　三级预防的内容与特点

预防层次	特　点	主要内容	举　例
第一级预防 （病因预防）	促进健康	非特异性措施	卫生立法、保护环境、健康教育与促进、保健行为、合理营养和改变不良生活行为方式等
	范围广、工作艰巨、投资少、效益高	特异性措施	计划免疫、消除病因、职业预防、高危人群保护、婚前卫生工作、妊娠期和儿童的卫生保健
第二级预防 （临床前预防）	保护健康	早期发现、早期报告	定期筛查、自我检查
	控制疾病发展和恶化，防治疾病的复发	早期诊断、早期隔离	对高危人群定期进行体检早期治疗
		早期治疗	早期合理用药、防止恶化、转移、带菌蔓延、防止合并症
第三级预防 （临床预防）	恢复健康	防止病残	通过合理治疗，防止病情恶化、防止复发，防止合并症、后遗症和防止病残
	促使病人功能恢复，能参加社会活动	康复医疗	开展功能性康复及心理康复，使病人做到心理、生理和社会功能的恢复，提供适宜的康复机构和就业机会，社区康复、延长寿命、临终关怀

1．第一级预防：又称病因预防，是针对病因所采取的预防措施。它既包括针对健康个体的措施，也包括针对整个公众的社会措施。在第一级预防中，如果在

疾病的因子还没有进入环境之前就采取预防性措施，则称为根本性预防。一级预防措施主要包括卫生立法、健康教育、免疫接种、高危人群保护、职业病预防和环境保护等（图23-11）。

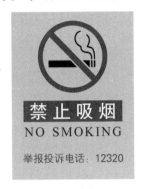

预防肺癌

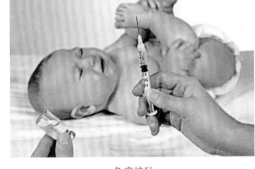

免疫接种

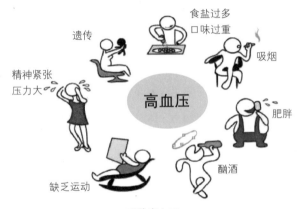

预防高血压

图 23-11　第一级预防（病因预防）

2．第二级预防：又称临床前预防，是在疾病的临床前期做好早期发现、早期诊断、早期治疗的"三早"预防工作。二级预防的主要措施包括病案发现、定期体检和自我检查等（图23-12）。

3．第三级预防：又称临床预防，是对已患某些疾病者，采取及时、有效的治疗和康复措施，最大限度改善病人

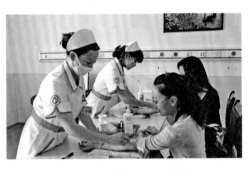

图 23-12　第二级预防（定期体检）

生活质量和劳动能力，能参加社会活动并延长寿命。三级预防的措施主要是对病人进行积极有效的治疗和功能训练等。

▶▶ 预防层次 ◀◀

三级预防策略的落实，可根据干预对象是个体、群体，还是社会或全球，采取分层次的预防措施，一般可分为个人、家庭、社区、国家和国际等层次，被称为"五层次预防"（表23-2）。

表23-2　五层次预防的主要内容

预防层次	主要内容	举 例
个人	定期体格检查和筛检	对高危人群和特殊人群进行定期体检
	计划免疫和药物预防	定期为儿童接种卡介苗以预防结核
	健康的行为和生活方式	合理膳食
家庭	居室环境	要经常保持居室干燥、通风良好
	饮食习惯	满足合理营养的基本要求
	文化娱乐活动	脑力、体力、娱乐均要适可而止，不要过度
社区	生活、生产环境	环境治理及监督
	风俗习惯	要尊重和弘扬有利于健康的习俗，改变不利于健康的陈规陋习
	行为生活方式	健康教育；扫除黄、赌、毒等社会丑恶现象
国家	卫生立法	对卫生违法行为依法追究其卫生行政责任、卫生民事责任和卫生刑事责任
	卫生监督	预防性卫生监督；经常性卫生监督；国境卫生检疫监督
国际	初级卫生保健	普及健康教育；改善食品和营养供给。提供安全饮用水；创造良好的生活环境；开展妇幼保健和计划生育；传染病的预防接种；预防与控制地方病，常见病伤的有效处理，提供基本药物

▶▶ 预防医学前景展望 ◀◀

（一）预防医学面临的问题

1. 传染病和寄生虫病的危险仍然存在：目前，不仅一些传统的传染病如流感、霍乱、伤寒、登革热等仍有不同范围的流行，而且一些新的恶性传染病如非典、人感染禽流感、埃博拉出血热等严重威胁人类健康（表23-3）。

表23-3　2013~2017年西非埃博拉出血热发病统计

国　家	病例数	死亡数	人口数（万人）	面积（km²）
塞拉利昂	810	348	610	71740
利比亚	786	413	715	1759541
几内亚	519	380	1120	245857
尼日利亚	12	4	18032	923768

2. 非传染性慢性病对人民健康的危害加剧：心血管疾病、糖尿病、肿瘤等非传染性疾病对人类健康的影响日益突出（图23-13、表23-4）。

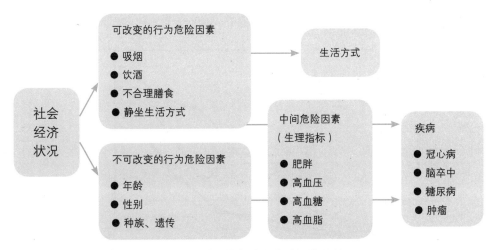

图23-13　常见慢性病与危险因素的关系

表 23-4　常见慢性病的共同危险因素

危险因素	慢性病			
	心脑血管疾病	糖尿病	肿瘤	呼吸道疾病
吸烟	√	√	√	√
饮酒	√		√	
营养	√	√	√	√
静坐生活方式	√	√	√	√
肥胖	√	√	√	√
高血压	√	√		
血糖	√	√	√	
血脂	√	√	√	

3. 地方病和职业病将长期存在，危害严重。

4. 精神卫生和心理健康问题日益突出：据国家卫计委统计，截至 2016 年底，我国在册严重精神障碍病人达 540 万例，抑郁症和睡眠障碍病人不断增加。

5. 意外伤害发生率不断提高：近年来，随着世界气候的变化，洪灾、海啸、地震等频发，造成人员重大伤亡；全球交通事故频发，世界每年死于车祸的人数为 25 万～30 万人。

6. 人口与环境面临巨大压力：世界人口老龄化趋势日益明显，我国 65 岁以上老龄人口已超过 2 亿，为人类保健工作提出了新课题（图 23-14）。

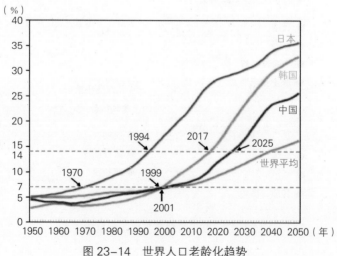

图 23-14　世界人口老龄化趋势

（二）预防医学发展趋势

1. 向社会预防为主的方向发展。

2. 向促进健康、提高生命质量和人口素质的方向发展。

3. 环境与健康问题将成为预防医学的热点。

4. 将更加重视心理和行为因素对健康的影响。

5. 预防保健政策和策略的发展。

图书在版编目（C I P）数据

医学临床"三基"训练技能图解.护士分册 : 全新彩版 / 吴钟琪
主编. -- 长沙 : 湖南科学技术出版社,2018.7
　　ISBN 978-7-5357-9839-8
　　医院分级管理参考用书
　　医学院校师生参考用书
　　医学继续教育参考用书
　　Ⅰ.①医… Ⅱ.①吴… Ⅲ.①临床医学－自学参考资料②护理学－自学
参考资料 Ⅳ.①R4

中国版本图书馆 CIP 数据核字(2018)第 138912 号

医院分级管理参考用书
医学院校师生参考用书
医学继续教育参考用书

YIXUE LINCHUANG "SANJI" XUNLIAN HUSHI FENCE QUANXIN CAIBAN

医学临床"三基"训练技能图解护士分册　全新彩版

主　　编：吴钟琪
主　　审：原卫生部医政司
策划编辑：李　忠　黄一九
文字编辑：唐艳辉
出版发行：湖南科学技术出版社
社　　址：长沙市湘雅路 276 号
网　　址：http://www.hnstp.com
湖南科学技术出版社天猫旗舰店网址：
　　　　　http://hnkjcbs.tmall.com
邮购联系：本社直销科　0731-84375808
印　　刷：湖南凌宇纸品有限公司
　　　　（印装质量问题请直接与本厂联系）
厂　　址：长沙市长沙县黄花镇黄花工业园
邮　　编：410137
版　　次：2018 年 7 月第 1 版
印　　次：2018 年 7 月第 1 次印刷
开　　本：740mm×1000mm　1/16
印　　张：25.5
书　　号：ISBN 978-7-5357-9839-8
定　　价：78.00 元